Dr. med. Ingfried Hobert
Svenja Zitzer

Die Ethno Health Apotheke

vianova
Verlag Via Nova

Dr. med. Ingfried Hobert
Svenja Zitzer

Die Ethno Health Apotheke

Die besten Heilpflanzenrezepturen unserer Erde

Indikationen, Anwendungen, Wirkungen

vianova
Verlag Via Nova

Hinweis:
Diese Informationen wurden nach bestem Wissen und Gewissen recherchiert. Ihre Nutzung geschieht auf eigene Verantwortung. Sie sind keinesfalls als Diagnose- oder Therapieanweisungen zu verstehen. Wir übernehmen keine Haftung für Schäden irgendeiner Art, die direkt oder indirekt aus der Nutzung der Informationen entstehen. Die Informationen ersetzen keinesfalls die Untersuchung oder Behandlung durch einen ganzheitlich orientierten Arzt oder fachkundigen Therapeuten.

---

5. Auflage 2024
Verlag Via Nova, Alte Landstr. 12, 36100 Petersberg
Telefon: (06 61) 6 29 73
Fax: (06 61) 96 79 560
E-Mail: info@verlag-vianova.de
Internet: www.verlag-vianova.de / www.transpersonale.de
Umschlaggestaltung: Guter Punkt, München
Bildnachweis (alle Bilder, außer Seite 78, 157, 158): www.shutterstock.com
Lektorat: Stella Danker
Satz/Layout: Sebastian Carl, Annette Wagner
Druck und Verarbeitung: Appel und Klinger, 96277 Schneckenlohe

ISBN 978-3-86616-398-0

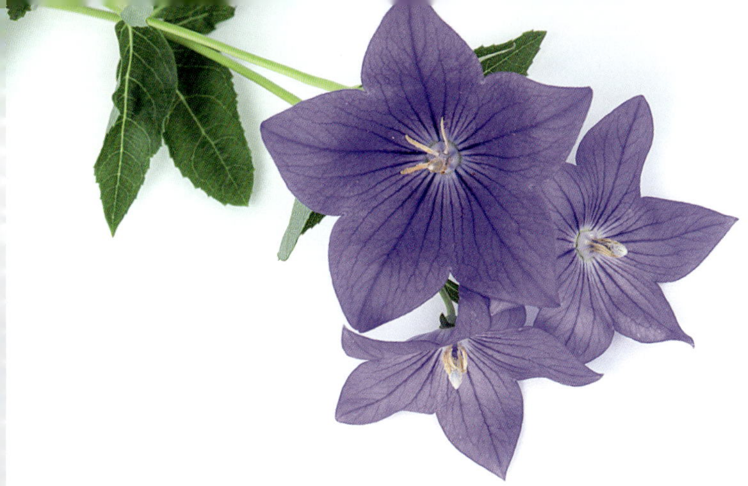

„Gehst du einen Schritt auf die Natur zu,
kommt sie dir zwei Schritte entgegen."
Gaboo, Aborigines Eldest

Inhaltsverzeichnis

Danksagung

Meinem langjährigen Freund und Wegbegleiter Remo Rittiner gilt mein besonderer Dank für die Anregung, dieses Buch zu schreiben, und für die vielen bereichernden Inspirationen. Dank gilt ebenso meiner Co-Autorin Svenja Zitzer, die mich in wunderbarer Weise bei der Recherche all der vielen Studien und Quellenangaben unterstützt hat und einen wertvollen Beitrag leistete, dieses Buch in die rechte Form zu bringen. Weiterer Dank gilt meinen Freunden Ruediger Dahlke, Franz Mühlbauer, Daniela Herzberg, Kai und Antje Tittelmeier und Lüder sowie Hauke Schulz für ihre Unterstützung in Form vielfältiger wichtiger Anregungen.

„Im Grunde sind es immer die Verbindungen mit Menschen, die dem Leben seinen Wert geben."

Wilhelm Freiherr von Humboldt

Vorwort

von Remo Rittiner

Auf dieses Buch sowie die großartigen Ethno Health Produkte gegen verschiedenste Krankheiten und Symptome habe ich über 20 Jahre gewartet. Welch eine Freude, jetzt das Buch von Dr. Ingfried Hobert in den Händen zu halten mit all dem wertvollen Wissen, das er darin zusammengefasst hat!

Seit über zehn Jahren kenne ich Dr. Ingfried Hobert und bin fasziniert von seinem ganzheitlichen Verständnis der Medizin, Psychosomatik und nachhaltigen Heilung von Symptomen und Krankheiten. Seine langjährige Erfahrung in der Schulmedizin und in den traditionellen Heilwissenschaften der tibetischen und chinesischen Medizin, aber auch der europäischen Heiltraditionen macht ihn zu einem einzigartigen Experten der Ethnomedizin. Seine profunden Kenntnisse über Psychosomatik sowie seine feine Gabe, sich in Menschen einfühlen zu können, haben mich von unserer ersten Begegnung an fasziniert und tief berührt. Dr. Hobert versteht es ausgezeichnet, den Menschen ganzheitlich zu sehen und zu erkennen, was dieser auf den einzelnen Ebenen braucht, um wieder ins Gleichgewicht zu kommen. Damit ermöglicht er Heilung und Transformation. In meinen Ayur-Yoga-Therapie-Ausbildungskursen in Deutschland, Österreich und der Schweiz begeistert Dr. Hobert zukünftige Yoga-TherapeutInnen mit seiner immensen Fachkompetenz und seiner weisen Art, Menschen zu inspirieren. Dabei lädt er stets dazu ein, die wichtigsten Fragen zu stellen und jene Antworten in sich zu finden, die jeden einzelnen auf eine höhere Bewusstseinsebene bringen und mit denen jeder Mensch alte, ungesunde Muster auflösen kann. Durch seine langjährige Erfahrung ist es dem Arzt und Autor gelungen, die besten Kräfte und Kräuter des Planeten in neuen wirksamen Rezepturen zusammenzubringen. Ich weiß, dass er neben seiner 30-jährigen Erfahrung als Arzt auch intensiv wissenschaftliche Studien sichtete, um über die Inhaltsstoffe von

Heilkräutern und deren für eine Heilwirkung notwendige Dosis, verlässliche Angaben zu finden. Unter anderem dadurch wurde es ihm möglich, die optimale Einnahmemenge für die Kräuter passender zu definieren. Diese sind jetzt in den hochwirksamen und einzigartigen Ethno Health Rezepturen erhältlich. Viele der Rezepturen aus diesem Buch habe ich bereits selber eingenommen und bin begeistert von ihrer nachhaltigen Wirkung. Beispielsweise hat mir der Wurzelkomplex einen kräftigen Energieschub und vor allem Standhaftigkeit verliehen. Vor einiger Zeit habe ich, erkältet und mit 39 Grad Fieber, OPC-Kraft eingenommen und war bereits am nächsten Tag wieder fit. Kunden berichten Ähnliches: schmerzfrei durch Bupleurum und Cythula, wieder motiviert und gestärkt durch Rehmannia, abwehrstärker durch Immunkraft, mehr Energie bei weniger Gewicht durch den Eiweiß-Vitalkomplex usw.

In diesem Buch führt uns Dr. Hobert auf eine spannende Reise durch die Welt der vielfältigen Ethnomedizin. Dabei lernen wir gleich zu Beginn von den verschiedenen Völkern und Kulturen, welche Maßnahmen und Mittel sich über Jahrtausende in der ganzheitlichen Medizin bewährt haben. Im Gegensatz dazu klärt uns der Autor im nächsten Kapitel darüber auf, welch irreparable Schäden die pharmazeutischen Dauerlutscher anrichten können. Dabei wird überdeutlich, wie sehr die Gefahren und Kontraindikationen im Spannungsfeld Chemie-Mensch noch immer unterschätzt werden. Dass diese Informationen von einem Schulmediziner kommen, wird es vielen Menschen erleichtern, sich kritisch mit den Risiken und Nebenwirkungen der pharmazeutischen Medizin zu befassen.

In einem weiteren Kapitel beschreibt Dr. Hobert ausführlich, wie Heilung möglich wird und dass es dabei immer um Selbstheilung geht. In jedem Selbstheilungsprozess sei es wesentlich, die eigenen Licht- und Schattenseiten zu erkennen und anzunehmen. Um diesen Zusammenhang verständlich zu machen, zeigt der Autor viele Beispiele auf, anhand derer er die Schritte zur Selbstheilung erklärt. Zusätzlich geben die passenden Affirmationen zu jedem Krankheitsbild eine klare Anleitung, wie jeder sich neu ausrichten kann und wessen es wirklich bedarf für eine ganzheitliche Heilung.

Im folgenden Kapitel fasst Dr. Hobert die Heilkräfte von Wurzeln, Beeren, Algen, Heilpilzen, Enzymen, Probiotika und OPC zusammen und erklärt die besten Rezepturen in ihrer vielfältigen Wirkung. Nachfolgend dokumentiert er ausführlich die wichtigsten erprobten Rezepte aus der

Traditionellen Chinesischen Medizin (TCM). Von Tibet bis in den eigenen Garten erläutert er die wirksamsten Kräuter und Heilpflanzen des Planeten, die wir in der heutigen Zeit nutzen können. Es ist faszinierend zu erkennen, dass die Natur für alle Krankheiten auch die passenden Heilkräuter für uns bereithält. An dieser Stelle wird überdeutlich, über welch ein fundiertes Wissen der besten Kräuter auf diesem Planeten Dr. Ingfried Hobert verfügt. Seine einzigartige Begabung, dieses alte Wissen in neuen Rezepturen den Menschen zur Verfügung zu stellen, beeindruckt sicher nicht nur mich zutiefst und ist sein großes Geschenk an uns alle. Die neuen Ethno Health Rezepturen beruhen auf seiner 30-jährigen Erfahrung als Ethno- und Schulmediziner.

Ich gratuliere meinem Freund Dr. Ingfried Hobert und seiner Co-Autorin Svenja Zitzer herzlich zu diesem Meisterwerk, das viele Menschen motivieren wird, sich mit Hilfe der besten Mittel aus der Natur zu heilen. In diesem Buch findet jeder Mensch das richtige Rezept für sich. Von Herzen und mit großer Begeisterung empfehle ich dieses unschätzbar wertvolle Buch weiter in einer Zeit, die uns zu oft von der Natur und unserem gesunden Gleichgewicht entfernt. Umso dankbarer bin ich, dass Dr. Hobert sein großes Wissen und seine Erfahrung mit uns allen teilt. In meinen Yoga-Therapie-Ausbildungen und bestimmt auch in vielen anderen Ausbildungen, die sich mit Gesundheit befassen, wird dieses Buch ein Lehrmittel sein. Möge das Ethno Health Buch vielen Menschen Heilung, Gesundheit und tiefe Transformation schenken.

Geleitwort

von Ruediger Dahlke

Die Heiler religiöser Traditionen und Kulturen, wie etwa tibetische Medizin-Lamas oder Schamanen, gingen gänzlich andere Weg als die westliche Schulmedizin, um Heilmittel zu finden. Anstatt zu versuchen, Gottes Schöpfung zu verbessern, sie in ihre Bestandteile zu zerlegen und dann nach eigenem Gutdünken wieder neu zusammenzumischen, vertrauten sie der Vollkommenheit Seiner Schöpfung. Sie gingen davon aus, dass in der Schöpfung bereits alles enthalten sei, was wir brauchen, um gesund zu bleiben beziehungsweise wieder zu gesunden. Ganz dem Denken eines Paracelsus entsprechend, der davon ausging, dass gegen jedes Leiden ein Kraut gewachsen ist, verließen sie sich darauf, die richtigen Kräuter – in einem Zustand tranceartiger Innenschau – zu finden und richtig zu mischen. So entstanden Mittel, die auf der Fülle natürlicher Pflanzen und ihrer Inhaltsstoffe beruhend über Jahrtausende ihre Wirksamkeit bewiesen.

Während die Halbwertzeit schulmedizinischen Wissens ausgesprochen kurz ist, kann die tibetische wie auch die indisch-ayurvedische oder die chinesische Medizin und auch die TEM, die Traditionelle Europäische Medizin, auf eine ungebrochene Tradition über die Jahrtausende zurückblicken.

Wem als Kind bei der Schuhanprobe die Füße geröntgt wurden oder wer zu seiner Schulzeit wiederholt vor Durchleuchtungsschirmen sekunden- bis minutenlang Röntgenstrahlen ausgesetzt wurde, wer weiß, dass die Fehler der Mediziner und die Nebenwirkungen ihrer Pharmaka heute in allen Industrienationen an dritter Stelle der Todesursachen steht, sollte vorsichtig mit Schulmedizin sein und sie auf absolute Notfälle beschränken, wo sie Leben retten kann. Vorsicht bei ihr zu üben ist allemal besser als das Nachsehen in Gestalt von Krankheitsbildern wie Krebs zu haben. Eine schwedische Studie hat offenbart, wie viel Krebs durch die unsäglichen Reihenuntersuchungen ausgelöst wurde. Auch über das Brustkrebs-Scanning mit Mammographien gibt es erschütternde Studien, und trotzdem geht es weiter.

Verglichen mit dem schnellen Verfall schulmedizinischer „Wahrheiten" sind die alten Medizin-Traditionen von beeindruckender Verlässlichkeit. So verstehe ich, wenn sich immer mehr Menschen von der Schulmedizin abwenden und verlässlichere Hilfe bei den alten Traditionen suchen, die die Schöpfung respektieren, anstatt sie verbessern zu wollen, und die mit der Natur statt gegen sie arbeiten. Insofern schaue ich mit Freude auf ein Projekt meines befreundeten Kollegen, des Ethnomediziners Dr. Ingfried Hobert, der mich auch in der Integralen Medizin-Ausbildung unterstützt, nämlich das Beste aus den alten Heilmittel-Traditionen unserer Erde zum Wohl moderner Patienten zu verbinden. In der heutigen modernen Zeit braucht es konkret ausgewählte Heilmittel, und zu unser aller Glück gibt es diese – und jetzt auch in dieser wundervollen Auswahl, Qualität und notwendigen Quantität.

Mit dem Autor Dr. Ingfried Hobert verbindet mich seit zwei Jahrzehnten auch eine Art medizinischer Freundschaft, wir sitzen viel in Booten und Bussen zusammen und denken über unsere Medizin nach. Wie ich ist er über 30 Jahre durch die Welt zu unterschiedlichsten Völkern gereist, gelenkt von dem Wunsch, mehr über deren Heilwissen zu erfahren. Dabei hat er sich einen großen Wissenschatz angeeignet. Diesen hat er in der Rezeptesammlung dieses Buches zusammengefasst, indem er das Beste aus den unterschiedlichen Kulturen unseres Planeten zusammengetragen hat. Anschließend hat er die Inhaltsstoffe dieser Heilpflanzen in amerikanischen Universitätsbibliotheken prüfen und mit modernen wissenschaftlichen Studien vergleichen lassen, um die entscheidende Frage der für Heilwirkungen nötigen Einnahmemenge zu klären.

So freue ich mich, wenn nun nach langer Vorbereitungszeit dieses Buch zur Ethno Health Apotheke erscheint. Auch, wenn die Mittel in dieser Zusammensetzung und Aufmachung neu sind, sind sie andererseits doch seit Urzeiten in TCM, TEM und indisch-ayurvedischer und tibtischer Tradition erprobt und nun auch in wirksamer, ausreichernder und geprüfter Qualität in Europa erhältlich. Ich wünsche mir, dass viele Ärzte und Therapeuten und auch Patienten selbst sich zukünftig aus dem Heilschatz der Natur die für sie passenden Mittel auswählen, um ihrer Mitte näher zu kommen.

Vorwort – Die Kraft der Neugierde und Begeisterung

Wenn ich mich heute frage, welche Leidenschaft ich von meinem Vater neben vielen anderen wundervollen Dingen am meisten „mitbekommen" habe, so ist dies sicher meine schwer zähmbare, oft überschießende Neugierde. Diese Sehnsucht, Neues zu sehen und zu erfahren, trieb mich mit nicht enden wollenden Fragen und einer nur schwer zu beschreibenden, aber sehr beglückenden Form der Abenteuerlust hinaus in die Welt zu anderen Völkern und Kulturen. Ich war neugierig und hungrig auf die Welt und ihre verborgenen Schätze. Gleichzeitig war und bin ich fasziniert und immer wieder aufs neue tief berührt von den unglaublichen Fähigkeiten unseres menschlichen Seins und nichts war für mich spannender als die Frage: Wie funktioniert diese Komposition aus Körper, Geist und Seele? Welche Kraft führt dazu, dass Wunden sich schließen und alles sich selbst immer wieder reorganisiert und nach Heilung und Gesundheit zu streben scheint? Welche „gute" Macht steckt dahinter? Will sie uns zu Höherem führen? Wohin geht die Reise, was ist das Ziel, der Sinn? Worin liegt das Glück und was ist das Geheimnis von Vitalität und Gesundheit? Welche Werkzeuge liegen in uns bereit, um dorthin zu kommen? Wie können wir diese und andere natürliche Kräfte nutzen, um unsere Talente und Potentiale zu erkennen und Stück um Stück zur Entfaltung zu bringen? Welche Hindernisse gibt es auf diesem Weg zu überwinden?

So bereiste ich schon während des Studiums, lange bevor ich meine Facharztausbildung mit den Fächern **Innere Medizin, Intensivmedizin und schließlich Kardiologie** abschloss, die Welt, um zunächst in den Bergen **Sri Lankas** in einem typischen Urwaldkrankenhaus am Rande von Kandy Basismedizin mit „bloßen Händen" zu lernen – und wie sich herausstellte – auch schon aktiv zu betreiben. Eine spannende Erfahrung, zumal meine Zeit dort in den Bürgerkrieg zwischen Singalesen und Tamilen fiel und ich dadurch ordentlich mit anpacken musste, obwohl ich noch gar nicht fertig ausgebildet war. Verletzte lagen zu zweit im Bett und mussten mit einfachsten Mitteln behandelt werden, überall war Not am Mann. Hier lernte ich, meine Sinne und Intuition zu nutzen und das Bestmögliche unter spärlichen Vorausetzungen zu tun, um Not zu lindern.

Später vertiefte ich meine Beziehungen zur Landbevölkerung Sri Lankas, indem ich umfangreiche Proben für meine Doktorarbeit mit nach Hause brachte. Es ging dabei um spezielle Bauspeicheldrüsenenzyme und den Zusammenhang zwischen ballaststoffreicher Ernährung und der Prävention von Dickdarmkrankheiten – insbesondere Darmkrebs. In einer anderen Studie forschte ich zu dieser Zeit für einen befreundeten Professor auch über den DDT-Gehalt der Muttermilch in diesem Teil der Welt.

Während des Studiums folgten Tätigkeiten in **Frankreich** und **Portugal**, wo mich der Erfahrungsschatz der damals recht einfachen Medizin der Landärzte faszinierte. Auch hier lernte ich, mit den damals zur Verfügung stehenden Mitteln Diagnostik zu betreiben, und beobachtete den Umgang der Ärzte mit ihren Patienten.

Nach Abschluss des Studiums arbeitete ich dann eine Saison als richtiger Landarzt in der **Algarve** im Süden Portugals, später auf **Abaco Island**, einer entlegenen, aber faszinierenden Bahamas-Insel, und schließlich in einer Naturheilkundeklinik auf **Gran Canaria**, bevor ich mich am **Steinhuder Meer** in eigener Praxis niederließ.

Doch auch hier packte mich die Neugierde nach dem Heilwissen anderer Kulturen schnell wieder. Zu voll war die Schatzkiste des über Jahrtausende gereiften Heilwissens anderer Völker, zu wertvoll der Inhalt, den ich erschließen wollte. So wurde ich, wie meine Freunde mich nannten, zu einer Art „Schamanenjäger“. Ich suchte Schamanen und Medizinmänner in allen Teilen der Welt auf und befragte sie nach dem Geheimnis des Glücks und der Gesundheit. Später nannte ich dies „Ethno Picking“. Gemeint ist damit das Erforschen der wichtigsten Heilpflanzen und Heilverfahren, um das, was sich wirklich als effektiv herausgestellt hat und auch bei uns im Westen anwendbar wäre, herauszuarbeiten.

Ein alter Traum von mir war es, endlich Australien zu bereisen und dort bei den Aborigines, den Menschen des Ursprungs, etwas über deren

Heilwissen zu erfahren. In **New South Wales im Süden Australiens** begegnete ich dem damals fast schon 90-jährigen Gaboo, einem Aborigines Eldest von hohem Bekanntheitsgrad, da er es war, der in den 80er-Jahren vom Ayers Rock das New Age ausrief und damit von diesem Teil der Erde eine Welle auslöste. Noch kurz vor seinem Tod hatte ich die große Ehre, von ihm persönlich und seiner Tochter eine Initiation zu erfahren. In einem nächtlichen Ritual wurde ich unter Gesängen mit den unterschiedlichsten Ocker- und Erdfarben von Kopf bis Fuß mit Totemtieren bemalt. Es geschah an einem alten Kraftplatz am Fuße der den Aborigines heiligen Gulaga Mountains. In der folgenden Nacht ging ich auf eine Traumreise, die mich in den tiefsten Schichten meines Seins berührte. Ich erlebte eine tiefe Verbundenheit mit der Natur beziehungsweise tauchte für kurze Zeit tief in die Weltenseele ein. Diese Erlebnisse veränderten mein Leben erstmals nachhaltig und ich konnte mich öffnen für Dinge um mich herum, die ich vorher nicht sehen konnte.

Von Gaboos Ehefrau, einer bekannten Nakaris-Kräuterheilerin, und Juta Stepanovs, einer ihrer Schülerinnen, wurde ich in das alte Wissen rund um die Heilpflanzen des australischen Outbacks eingeweiht. Hier entdeckte ich meine Liebe zu den besonderen Heilpflanzen dieses Kontinents und der Art, wie sie für medizinische Zwecke genutzt werden, ohne sie zu zerstören. Das öffnete mich noch mehr für die wunderbaren Heilpflanzen des Outbacks, über die ich gleich drei Bücher veröffentlichte. Meine Reise in diesen Teil der Welt führte mich abschließend noch auf die **Nordinsel Neuseelands** zu einem Nachfahren der Maoris, der dortigen Ureinwohner, deren Art, abgeschieden auf der Spitze eines Berges zu leben, mich beeindruckte. Er brachte mir eine unvergessliche Meditationstechnik bei.

Als Windsurfer und Wellenreiter zog es mich in den folgenden Jahren gleich zweimal nach **Hawaii**, einmal nach Oahu und Maui zum Surfen und einmal nach Kauai, die eigentliche Schamaneninsel. Dort suchte und fand ich Salomon Kauai, einen Kahuna-Schamanen (Hüter des verborgenen Wissens). Er weihte mich in unvergesslicher Weise in das Heilwissen der Huna-Medizin und des „Aloha Spirit“ ein. Von ihm erfuhr ich auch erstmals etwas über das berühmte „Hooponopono Ritual“, das bis heute meine tägliche Arbeit begleitet.

Meine Reisen gingen weiter nach Mittel- und Südamerika, wo ich mich in **Brasilien** in die Region nördlich von Rio (Armação dos Búzios) sowie auf die Halbinsel Yukatan in **Mexiko** begab und mich mit Heilpflanzen der dortigen Curanderos auseinandersetzte. Später, in **Patagonien und Feuerland**, traf ich einige der letzten Mapuche-Schamaninnen, die mir einiges Überraschende von den dortigen Heilpflanzen am Ende der Welt offenbarten.

In den 90er-Jahren geschah es, dass ich mein Lachen verlor. Zu sehr belastete mich das Korsett der Schulmedizin, insbesondere die Bürokratie und vielerlei damit zusammenhängender Unfug. Diesmal zog es mich zu den Marabus, den Wüstendoktoren **Westafrikas**. In **Gambia** hatte ich interessante Begegnungen mit verschiedenen Wüstenschamanen und ihrem Voodoo-Zauber. Während ich zunächst von zwei Kleinstmeistern (Scharlatanen) verführt wurde, landete ich dann doch bei einem richtigen, weithin sehr verehrten Marabu. Seine mit Gris-Gris- und Ju-Ju-Talismännern und -Amuletten verbundenen Heilungsrituale und eine letztlich besondere Zeremonie, bei der ich mitten in einem Wüstendorf einen Vogel fangen musste, halfen mir letztendlich, mein Lachen unversehrt wiederzufinden… unvergessliche Erlebnisse.

Ein anderes Mal zog es mich nach Japan, nach Tokio und in die südjapanische Inselwelt zu den Izu-Inseln, insbesondere nach Niijima. Dort erlernte ich die Tradition der Zen-Meditation und die japanische Teezeremonie kennen. Außerdem hatte ich ausreichend Möglichkeiten, verschiedene Algensorten als Salat und Sushibeilage zu probieren. Rotalgen, Nori und vor allem Wakame weckten mein Interesse so sehr, dass ich mich in die Algentherapie vertiefte und später Algenfarmen in der Bretagne besuchte, ebenso wie eine Algenfabrik und Algenkosmetikfirma in Südfrankreich. Die Algen wurden fester Bestandteil meines Therapiekonzeptes. Aus den Erfahrungen mit den Algen entstanden zwei Bücher.

Meine intensivsten Reisen führten mich um die Jahrtausendwende nach Nepal, Indien und Tibet. Zunächst jedoch zu den tibetischen Exilkolonien **in Zentralindien** (Mundgod und Hunsur) und nach **Dharamsala**, wo ich mich im Men-Tsee-Khang-Krankenhaus intensiv mit den Wurzeln der Traditionellen Tibetischen Medizin beschäftigte. Wie durch ein Wunder bekam ich im heiligen Palast des Dalai Lama eine 90-minütige

Privataudienz bei seiner Heiligkeit. Sein Lachen und sein unbeschreiblich herzlicher und warmer Händedruck lassen mich noch heute freudig erschauern. Nicht zuletzt diese für mich tiefgreifende Begegnung führte dazu, dass er mich 14 Jahre später in Steinhude besuchte und hier auf einer Insel im Steinhuder Meer vor 4000 Menschen einen unvergesslichen Auftritt hatte. Sein Auftreten und seine Rede lösten unbeschreibliche Glückgefühle in all denen aus, die sich von seiner Präsenz anstecken ließen. Diese Verbindung zu ihm und den Menschen um ihn herum führte dazu, dass mich über zwölf Jahre einmal im Jahr fünf tibetische Mönche, darunter meist auch ein Amchi-Arzt, meist für gleich vier Wochen in Steinhude besuchten. Zusammen mit meinem tibetischen Freund Geshe Gendun Yonten brachten sie uns ihre Kultur, Entspannungsrituale und ihr Wissen rund um das Menschsein und um Heilkräuter nahe. Sie lehrten mich ihr Wissen und ich wendete es mehr und mehr an. Aus diesen Erfahrungen wurden ebenfalls drei weitere Bücher.

Später reiste ich dann auch direkt nach Tibet. Mit dem Jeep ging es durch das **tibetische Hochland nach Lhasa**, wo ich unter anderem die 1916 gebaute und heute noch blühende Keimzelle der tibetischen Medizin, das dortige „Men-Tsee-Khang“-Krankenhaus für tibetische Medizin besuchte. Der Chefarzt persönlich gab mir eine Einführung in die Essenz dieser 2300 Jahre alten Medizin.

Eine tiefe persönliche Berührung der besonderen Art erfuhr ich auf einer dieser Reisen bei einem Tulku, einem hohen weisen Würdenträger in der Exilkolonie **Mundgod in Zentralindien**. Nach jahrelanger Gefangenschaft in einem chinesischen Verließ lebte er abgesondert in der Dunkelheit einer tiefen Höhle. Als Orakel wurde er hoch verehrt und auch der Dalai Lama besuchte ihn, so sagte man, regelmäßig einmal im Jahr. Diese Berührung veränderte mein Leben grundlegend. Es geschah wenige Monate später genau das, was er vorausgesagt hatte: Ich traf eine Frau, verliebte mich und bekam zwei wunderbare Töchter…

Nach der Jahrtausendwende ließ ich es etwas ruhiger angehen. Mich faszinierten die Wärme und das Meer und so richtete sich meine Neugierde auf die Inselwelt des Indischen Ozeans. Dort bereiste ich mehrfach mit meiner Familie eine **Inselgruppe nordöstlich von Madagaskar** (meine Kinder besuchten während dieser Zeit eine örtliche Schule auf der Insel Mahe). Hier kartographierte ich mit Unterstützung zweier „Bonne hommes du bois" (Kräuterheiler des Waldes) über die Jahre etwa 60 verschiedene Heilpflanzen und veröffentlichte auch dazu mehrere Abhandlungen.

Spätere Reisen gingen **ins Königreich Oman** und auf die Arabische Halbinsel, wo ich mich mit der traditionellen Medizin aus 1001 Nacht beschäftigte. Diese teilt sich in die Beduinenmedizin und die Medizin des Propheten Mohamed. In Muskat besuchte ich das Royal Hospital of Oman des dortigen Herrschers Sultan Qaboos bin Said und gewann weitere inspirierende Eindrücke in die dortige, damals erstaunlich moderne Medizin. Ein ähnliches Krankenhaus besuchte ich nur wenige Jahre später im **Sultanat Brunei auf Borneo**, das Jerudong Park Medical Center des Sultans Hassanal Bolkiah, wo modernste Medizin vom Allerfeinsten praktiziert wurde. Diese damals sehr spezielle „Ethno"-Reise führte mich unter anderem auch durch Kräuterapotheken in Ho-Chi-Minh-Stadt (Saigon) in **Vietnam**, ebenso wie zu den dichten Mangrovenflüssen nördlich von Sihanouk in **Kambodscha** und schließlich auch nach **Bali**, die Insel der Götter und Dämonen, auf der ich einen kleinen Eindruck von dem Zauber der Insel und ihren außergewöhnlichen Regenwaldpflanzen bekam.

Erstaunlicherweise hatte ich erst viele Jahre später das Glück, dass mich zwei Freunde, Michel und Vasanti, auf Korfu daran erinnerten, das ein Buch über Heilpflanzen nicht geschrieben werden kann, ohne eine Erfahrung mit der „Geisterwelt" der Heilpflanzen Amazoniens, kurzum mit **Ayahuasca und San Pedro**, gemacht zu haben. Wie das Schicksal so spielte, begegnete ich bereits wenige Wochen später auf einer fernen Insel „Rachel" einer balinesische Schamanin, die mir zu einer tiefgreifenden Erfahrung mit **Ayahuasca und San Pedro** verhalf. Im Rahmen einer achtstündigen Zeremonie, die bei Vollmond von heiligen Gesängen sehr achtsam und liebevoll begleitet wurde, während im Hintergrund die Brandung des Meeres zu hören war. So durfte ich mit den Auszügen dieser beiden Pflanzen eine weitreichende Berührung mit meinem Sein machen und ein unbeschreibliches „Ankommen in meinem Körper" feiern…

Kapitel 1: Einführung – Die vitale Essenz des Lebens

Wunderbare Kräfte und Möglichkeiten

Wie wäre es, morgens endlich mal wieder ohne Schmerzen, ohne steife Gelenke, ohne Luftnot oder Sorgen um Zucker oder Blutdruck aufzuwachen? Wie wäre es, ohne starke Medikamente und ohne medizinische Abhängigkeiten zu leben? Wie wäre es, wenn der erste Gedanke nach dem Aufwachen lautet: Ich bin gesund, ich kann frei und leicht das Geschenk eines neuen Tages mit Lebendigkeit erfüllen?

Kennen Sie das? Sie haben tolle Ideen und Inspirationen und wollen viele Dinge unbedingt, möglichst sofort, ändern. Aber nach wenigen Tagen stellen Sie schon fest, dass Sie sich zu müde, antriebsarm und träge fühlen und Sie einfach nicht den ersten Schritt hinbekommen. Können Sie sich vorstellen, plötzlich wieder Lust und Frische zu empfinden und, mit neuer Antriebskraft ausgestattet, zu beginnen, Neues zu wagen? Vielleicht sogar einen ganz neuen Lebensstil einzuüben? Was wir uns vorstellen und vorempfinden können, können wir auch erreichen. Welch wunderbare Aussicht!

Ich möchte Sie einladen, mit mir eine Reise durch eine großartige Welt voller Möglichkeiten zu wagen. Auf Schätze zu schauen, die unser Leben gesünder und vitaler machen können. Schätze, die uns helfen können, mit frischer Lebenskraft und einem freien Geist zu einem erfüllten Herzen zu finden. Sicher haben Sie schon eine Idee davon, wie ein glückliches und erfülltes Leben aussehen könnte, vielleicht sogar schon eine Vision, einen Plan oder ein ganz konkretes Vorhaben. Egal, ob es gesünder, kraftvoller, erfüllender oder glücklicher sein sollte, Sie haben die Kraft, es zu verändern. Sie können in einen Transformationprozess einsteigen und die Hindernisse zwischen Ihnen und dem Glück überwinden. Um diese Kraft zu wecken und zu stärken und um Hindernisse auf dem Weg der Entfaltung Ihrer Möglichkeiten und Potentiale auszuschalten, gibt es überlieferte hochdosierte Naturmedizinrezepturen aus allen Teilen unseres Planeten. Sie können als Werkzeuge dienen, um den Prozess der Transformation hin zu einem neuen erfüllenderen Leben gelingen zu lassen. Stabile Gesundheit ist möglich. Heilung auch chronischer Krankheiten kann gelingen. Es liegt in unserer Hand, eine neue Lebenlust zu entdecken, die mehr Gesundheit und Erfüllung spürbar werden lässt, und das alte Heilwissen anderer Kulturen kann uns dabei sehr nützlich sein.

Wir verfügen heute über ein nie dagewesenes Wissen, um bei körperlicher wie psychischer Schwäche Hilfe und Unterstützung zu bekommen.

Das überlieferte und bewährte Heilwissen gleicht einer Schatztruhe voll mit spannenden Erfahrungen, die Menschsein erleichtern können: Erfahrungswissen, das über die Jahrtausende in allen Kulturen von Medizinmännern, Kräuterfrauen und Schamanen zum Wohle ihrer sozialen Gemeinschaft zusammengetragen und an die folgenden Generationen weitergegeben wurde. Sie hatten ein Ziel vor Augen: das Leben der Menschen um sie herum zu erleichtern und zu bereichern. Das Bewährte wurde bewahrt und weitergegeben. Dieses in den einzelnen Kulturen Bewährte möchte ich in diesem Buch vorstellen.

Dabei möchte ich die Fragen in den Mittelpunkt stellen:

Wir können Gesundheit, Wohlbefinden und Lebenskraft zu jeder Zeit nachhaltig stärken und Heilungsprozesse auf ganz natürlichem Weg anregen, ohne uns von Chemie mit ihren Gefahren abhängig machen zu müssen.

Was hält die Natur für mich bereit, wenn ich

... lange und gesund leben möchte?
... einen klaren wachen Geist haben möchte?
... jugendliche Kraft und Vitalität in mir wieder spüren möchte?
... vorbeugend Abwehrkraft und Immunstärke auf hohem Level halten möchte?
... meine volle Schöpferkraft und wahre Erfüllung finden möchte?

Wie kann ich Kräfte mobilisieren,
um meine Potentiale voll zu entfalten, wenn

... ich erschöpft und ausgebrannt bin?
... ich unter akuten oder chronischen Beschwerden und Krankheiten leide?
... ich mit mir unzufrieden bin und Traurigkeit oder Ängste mein Leben überschatten?
... mir Lebensfreude, Lebensmut und Lebenswille fehlen?
... ich vor Stress einfach nicht Ruhe und Regeneration finde?

Was brauchen wir wirklich, um lange und gesund zu leben – und wie viel davon brauchen wir?

Kurzum: Was können wir aus der Schatzkiste der Natur sinnvoll einsetzen, um zu mehr Kraft zu kommen, um in der nötigen Weise so zu regenerieren, dass uns wieder unser volles Potential zur Verfügung steht? Wo überhaupt liegen die Quellen der Kraft, wie können wir sie nutzen und was liegt eigentlich zwischen uns und der Kraft, die uns zur Verfügung stehen könnte? Vitamine sind dazu kaum in der Lage, ebenso wie die vielen Nahrungsergänzungmittel, die unkontrolliert, überteuert und in ihren Dosierungsempfehlungen hoffnungslos unterdosiert den Markt überschwemmen.

Es gibt hochdosierte Naturmedizinrezepturen, die unser Bewusstsein erweitern können, Wurzelextrakte, die uns inneren Halt und Stabilität geben können, Beerenextrakte, die uns auf allen Ebenen widerstandsfähiger machen, Algen, die unser Vertrauen in das Leben stärken, Heilpilze, die Loslassprozesse anregen, und Enzyme und OPC, die innere Feuer anfachen.

Beeren statt ß-Blocker – Es muss nicht immer Chemie sein

Nachdem ich nach meiner Krankenhauszeit Zweifel an der Kraft von Heilkräutern hatte, steht für mich nach vielen Jahren der Beobachtung heute fest: Es gibt eine starke Naturmedizin. Hochdosierte Naturmedizinrezepturen aus aller Welt halten einer wissenschaftlichen Überprüfung stand. Die Heilwirkungen sind verblüffend, wenn Dosis und Komposition stimmen. Noch stärkere Heilkraft können hochdosierte Naturmedizinrezepturen entfalten, wenn die Rahmenbedingungen, unter denen die Medizin eingenommen wird, stimmen. Wenn der Patient aktiv die Rahmenbedingungen günstig gestaltet, können hochdosierte Naturmedizinrezepturen ihre volle Wirkpotenz entfalten und Heilung kann gelingen. So können chemische Pharmazeutika in vielen Fällen sogar abgesetzt werden. Besonders bei Magen-Darm-Erkrankungen, Rheuma, Fettstoffwechselstörungen, Diabetes, Angststörungen und Depressionen und bei vielen Herzerkrankungen, auch Bluthochdruck, können Medikamente unter fachmännischer Anleitung abgesetzt oder deutlich reduziert werden, ohne dabei ein Risiko einzugehen.

Altes Heilwissen neu entdeckt

Auf meiner Suche nach den Quellen der Lebenskraft, des Glücks und der Gesundheit haben mich meine Reisen zu den hintersten Winkeln unserer Erde geführt. Ich habe viele Klein- und Großmeister kennengelernt. Darunter waren Verführer, die viel Unsinn von sich gaben, und andere, die ohne Worte zu mir sprachen und mich tief berührten. Ihnen allen bin ich zu großem Dank verpflichtet. Sie alle haben meinen Horizont erweitert und mich mit ihrem Sein reich beschenkt.

Von jeder Reise habe ich Inspirationen und neues Wissen mitgebracht und in meiner Praxis angewandt. Das, was wirklich wirkt, habe ich hier zusammengefasst. Es sind die aus meiner Sicht bewährtesten Heilpflanzenkompositionen, die Menschen entdeckt und als wirksam erfahren haben. Sie kommen aus den unterschiedlichsten Regionen unseres Planeten, aus den Tiefen des Outback Australiens ebenso wie aus dem hintersten Ural, den Hochtälern Tibets und Nepals, den Wüsten Arabiens und Westafrikas, der Pampa Südamerikas oder den tropischen Urwäldern Südostasiens, um nur einige zu nennen.

Rezepturen, die sich seit Jahrtausenden bewährt haben und auf Grund ihrer Wirksamkeit von Generation zu Generation weitergegeben worden sind.

Um sicherzugehen, dass auch die Dosis stimmt, haben wir die Inhaltsstoffe der wichtigsten Heilpflanzen in speziellen amerikanischen Universitätsdatenbanken (u. a. ncbi/pubmed) überprüft, um auch die entscheidende Frage nach der für die Heilwirkung erforderlichen Einnahmemenge zu klären. Hier konnten wir erstaunlich viele Studien über die Inhaltsstoffe der Heilpflanzen und ihre wissenschaftlich nachgewiesene Wirkungsweise erfahren. Dabei konnten wir feststellen, dass die Medizinmänner selbst im tiefsten Outback einen unglaublich guten Instinkt bei der Auswahl und Dosierung ihrer Heilpflanzen bewiesen haben. Studien bestätigen immer wieder das, was die Schamanen durch ihre „Verbindung mit…“ auch so schon wussten. Die Heiler von damals hatten keine Namen für die Inhaltsstoffe, sie fanden durch Beobachtung heraus, wofür sie helfen, und lagen damit erstaunlich richtig. Es ist Naturmedizin, die in der Regel sehr gut verträglich ist, keine Nebenwirkungen aufweist und reich an natürlichen, oft sehr potenten Wirkstoffen ist.

Ich werde mich konkret auf das beschränken, was sich in 25 Jahren in meiner Arztpraxis bewährt hat. Dies umfasst grundsätzlich drei Segmente:

- **Modernste Diagnose** (inkl. Pulsreading und Labordiagnostik)
- **Anwendung traditioneller Heilverfahren** (Heilkräuterrezepturen aus allen Teilen der Welt)
- **Psychotherapie** (Grundlage ayurvedische/spirituelle Psychotherapie)

Da Naturmedizin Rahmenbedingungen braucht, unter denen sie besser wirken kann, habe ich auch einige Kapitel über Regeneration, optimale Ernährung, Sport, Meditation und Energielehre mit aufgenommen. Weiterführende ausführlichere Details finden Sie in meinen früheren Büchern.

Egal, welcher Therapierichtung Ihre Leidenschaft gilt, ob Sie Yoga- oder Taijilehrer, Coach, Regenerationstrainer, Psychotherapeut, Osteopath, Physiotherapeut, Sporttrainer, Reikimeister, Arzt, Zahnarzt, Tierarzt oder Apotheker sind, es spielt keine Rolle. Lassen Sie sich inspirieren und öffnen für die wunderbaren Schätze dieser sehr vielfältigen Naturmedizin.

Gleichgewicht, Wachstum und Weiterentwicklung – ein Plan der Natur

Ein Lebewesen zu sein bedeutet, in Entwicklung zu sein.

Entwicklung bedeutet, dass etwas latent Vorhandenes sich entwickeln und unter hoffentlich günstigen Bedingungen wachsen kann. Kommt dieses Wachstum durch innere oder äußere Faktoren ins Stocken, kann der Körper dies in Form von Befindungsstörungen oder gar Symptomen zeigen. So, als wollte er uns darauf aufmerksam machen und uns motivieren, Schritte zu unternehmen, um die Umstände zu ändern und Dinge wieder ins Gleichgewicht, in die Mitte zu bringen. So war es in der Frühzeit der Medizin immer das Bestreben der Ärzte, die richtige „Medi-zin“ zu finden, das „Re-medie“, um die gesunde Mitte wiederherzustellen, die verlorengegangen war. Den gleichen Ansatz verfolgt natürlich auch die „Medi-tation“.

Bei meiner täglichen Arbeit bin ich immer wieder tief berührt, wenn ich beobachte, welche wunderbaren Kräfte aus Menschen heraus wirken, wie sich Wunden von selbst verschließen, Knochenbrüche heilen und alles immer wieder aus dem Chaos zu neuer Ordnung = Heilung strebt. So ist für mich Heilung immer Ausdruck von Selbstheilungsprozessen. Sie geschieht von innen heraus.

Ayurveda, die indische Lehre vom gesunden Leben im Einklang mit der Natur, geht davon aus, dass in jedem Individuum ein Potential für Gesundheit schlummert, eine innere Kraft, die zu höherer Ordnung und optimaler Weiterentwicklung strebt, eine Quelle von Lebensenergie, die uns zur Verfügung steht und der wir uns jederzeit anschließen können, um aus ihr zu schöpfen. Selbstheilung ist möglich, wenn wir uns dazu entscheiden. Doch wie können wir dieses Potential realisieren? Zunächst natürlich, indem wir in Einklang mit den Gesetzen der Natur leben, unserer Wahrnehmung und Intuition folgen und sie nicht missachten. Viele Faktoren aus der Natur, wie z. B. Licht, Wärme, Frische, Klima, Wasser, Nahrung, Kräuter und natürlich Heilpflanzen können uns helfen, unser Gleichgewicht aufrechtzuerhalten. Arzneien und chemische Präparate können in besonderen Fällen, insbesondere Notfällen hilfreich, lebensrettend und für uns alle ein Segen sein. In vielen Fällen stören sie jedoch natürliche Regelmechanismen und Selbstheilungsprozesse. Mit ihren vielen, oft unüberschaubaren Nebenwirkungen können sie neues Unheil anrichten und unser Leben damit einschränken.

Wir sind vom Leben eingeladen, das uns geschenkte Sein so auszurichten, dass wir der eigenen individuellen Konstitution entsprechend und dabei immer mehr im Einklang mit unserer eigenen, ganz individuellen Grundschwingung leben, und dies in einer Form, dass daraus Wachstum stattfinden kann. Die Intelligenz unseres Körpers, unsere Fähigkeit, uns zu spüren und unsere Bedürfnisse wahrzunehmen, hilft uns dabei, unseren ganz eigenen Rhythmus und Stil zu finden und selbstbewusst authentisch zu leben.

Wir haben alles in uns, was wir brauchen, um gesund und kraftvoll leben zu können.

Mutter Erde – ein Organismus, der niemals schläft

Jeden Tag aufs Neue verleihen die verschiedensten Naturschauspiele unserem Planeten ein neues Gesicht: ein riesiger Organismus, der niemals schläft und einem eigenen Rhythmus folgt. Was für eine atemberaubende Schönheit und Vielfalt eröffnet sich uns, wenn wir von Bergen in die Weite schauen oder ihn von oben aus einem Flugzeug bestaunen können: eine eindrucksvolle Komposition aus Wäldern, Bächen, Flüssen, Seen, Ozeanen, Inseln, Gebirgen, Wüsten und Packeis. Alles ist in Bewegung, fließt und entwickelt sich fortwährend weiter. Die Erde sorgt für uns, wir trinken ihr Wasser und nutzen ihre Pflanzen und Früchte, um uns zu ernähren. Die Blätter der Bäume schenken uns frische Luft zum Atmen, in ihrem Schatten ruhen wir uns aus und an ihren Stamm können wir uns jederzeit anlehnen. Im Gleichgewicht der Natur hat alles einen Sinn, jedes noch so kleine und bescheidene Lebewesen hat seine ganz eigene Aufgabe. Und so dient auch jede Pflanze in besonderer Weise ihrer näheren oder ferneren Umgebung, indem sie einen Beitrag leistet, das Gleichgewicht innerhalb spezieller Gesetzmäßigkeiten zu erhalten.

Überall gibt es Leben, alles scheint so wunderbar verwoben und miteinander verbunden und sich gegenseitig zu unterstützen.

Wenn wir bereit sind, ganz bewusst zu sehen, zu hören, zu riechen, zu tasten, zu schmecken, zu empfinden, zu atmen, zu reden, zu singen, zu essen, uns zu berühren, uns zu bewegen und auf unseren Füßen vorwärtszuschreiten, eröffnet sich uns eine ganz besondere Fülle.

Dann erfahren wir die wunderbare Kraft all der Geschenke, die sich uns offenbaren und die uns zur Verfügung stehen, wenn wir sie nutzen wollen. Heilpflanzen und Heilfrüchte sind ein wertvoller Teil all der Geschenke, die allen Lebewesen aus gutem Grund zur Verfügung stehen.

Wodurch zeichnet sich Lebensqualität aus?

Wäre es nicht wunderbar, wenn unser Tun von **frischer Lebenskraft** durchdrungen wäre, wenn uns ein freier Geist leicht und beschwingt durch den Tag gehen ließe, wenn uns Gefühle von Fülle und Dankbarkeit ein erfülltes Herz bescherten? All dies wäre so wichtig, und doch überwiegen meist die äußeren Reize und übertönen das wirklich Wesentliche. Viele von uns nehmen nicht wirklich wahr, was sie für sich brauchen und was ihr Herz wirklich zum Lachen bringt. „Wann hatte ich zuletzt ein „Juchhu"-Gefühl? Warum fällt es mir so schwer, mein Leben auf all die herzöffnenden Momente auszurichten? Stattdessen lassen wir zu, dass Unzufriedenheit und daraus resultierende Müdigkeit, Antriebslosigkeit und Verspannungen unseren Alltag bestimmen. Wie schön wäre es doch einfach zu atmen und zu sein! Zu sein, zu genießen, ohne zu denken und zu werten! Doch dazu brauche ich eine Wahrnehmung für das, was mir guttut, was mich belebt und mir ein gutes Gefühl beschert.

Auf dem Weg zu mehr Erdung, Mut und Durchsetzungskraft können uns Heilpflanzenrezepturen in sehr besonderer Form unterstützen.

Wir sind eingeladen, mehr auf uns selbst zu hören und in der Konfrontation mit den Anforderungen der Außenwelt das eigene Gewahrsein mit mehr Aufmerksamkeit zu belegen. Dazu braucht es eine gute Erdung, eine innere Standfestigkeit.

Leuchtende Augen – strömende Kräfte

Aus asiatischer Sicht ist jedes irdische Leben Ausdruck einer allumfassenden Kraft, einer dynamischen Energie, die alles durchdringt und zum Leuchten bringt.

Täglich erlebe ich, welch wunderbare Kräfte aus Menschen heraus wirken. Eine unsichtbare, wissenschaftlich schwer nachweisbare Lebenskraft durchflutet unseren Körper und ist für uns spürbar – mal mehr und mal weniger. Sie kann stark oder auch schwach zum Ausdruck kommen. Mal sprudelt diese Quelle, mal nicht. Aus dieser Quelle heraus entsteht mit dem Eintritt in das Leben die Polarität von Yin und Yang, aus denen sich das Zusammenspiel der 5-Elemente und daraus dann alle anderen Dinge entwickeln. Aus dieser inneren Mitte heraus nährt sich unsere Lebenskraft Tag für Tag.

Ein ehrliches, offenes Lächeln im Gesicht – kann es ein Zeichen von Fülle, Dankbarkeit und Einverstandensein mit dem, was ist, sein? Oft sprudelt unsere Energiequelle, weil wir uns unserer Fülle bewusst sind und spüren, dass wir eins und im Fluss sind, dass wir in unserem „Element", in unserer Kraft sind.

Lebendigkeit, Ausstrahlung, Frohsinn, Gelassenheit, innere Stärke, Mut, Freude, Begeisterung und Leidenschaft weisen auf einen gleichmäßigen Fluss dieser Lebensenergie hin.

Ein Mensch, dessen Lebensenergie so fließt, hat einen klaren, festen Blick, leuchtende Augen, eine starke, deutliche Stimme, einen festen Händedruck und ein bestimmtes, präsentes Auftreten. Seine Aura ist ebenso wie sein Abwehrschild bzw. sein Immunsystem intakt. Er ist lebensbejahend, authentisch und mit sich und der Welt im Einklang, kann über sich und seine eigenen Unzulänglichkeiten schmunzeln. Mit seinem Selbstvertrauen geht er offenen Herzens auf die Menschen zu, ohne sich vor ihnen zu verstecken. Wo er auftritt, erfreut er durch seine Lebendigkeit die Herzen und ist dementsprechend gern gesehen. Sein Charisma versprüht Energie und jeder möchte unbewusst (oder bewusst) gerne etwas davon abhaben.

Das Geheimnis des Shen: die Kraft hinter dem Bewusstsein

Das Herz spielt im Gleichgewicht der Kräfte eine entscheidende Rolle. Es ist aus chinesischer Sicht Mittler und Nahtstelle zwischen dem universellen Geist und dem irdischen Dasein. Hier spiegelt sich das höhere Bewusstsein. Das menschliche Bewusstsein als kleiner Ausschnitt aus dem universellen kosmischen Bewusstsein ist wie eine Welle, die sich aus dem Ozean des „Dao" (alles, was ist) erhebt. Das Bewusstsein des Herzens ist weit mehr als Verstand und Denken. Es handelt sich eher um eine Wahrnehmung jenseits des Verstandes.

Wir können viel sehen, wenn wir einfach hinschauen.

Das Bewusstsein, das mit dem Herzen assoziiert ist, bezeichnen die Chinesen als „Shen". Shen ist eine äußerst feine und nichtmaterielle Form des Qi. Mit dem Qi befindet es sich in einem unaufhörlichen Wechselspiel. Shen ist reines Bewusstsein. Es nährt sich aus sich selbst, es ist Wahrnehmung, Bewusstsein und Einsicht zugleich. Es ist die Stimme des Herzens, die uns den Weg weist, sodass wir genau wissen und spüren, was zu tun ist.

Shen ist sozusagen die feine Qualität von Leben: das Blühen und Funkeln. Der Blick eines Menschen mit starkem Shen ist auffallend klar als Ausdruck eines wachen Geistes. Seine Körperhaltung ist aufrecht, was seinem „inneren Aufgerichtetsein" entspricht. Auch seine starken ge-

Das Shen entspringt dem Punkt, wo Himmel und Erde sich küssen. Es ist Quelle der Inspiration und steht in direkter Verbindung mit der universellen Schöpferkraft.

sprochenen Worte sind berührend, anziehend und überzeugend. Der Zustand des Shen hängt ab von der Essenz und dem Qi. Während die Essenz (das, was wir größtenteils von unseren Eltern mitbringen) unseren dichtesten und das Qi unseren verfeinerten Zustand darstellen, ist das Shen unser allerfeinster Zustand und Wesensanteil.

Was wir als Nächstes sagen, wird unsere Welt verändern.

Sind Essenz und Qi stark und in ihrer Blüte, so ist Shen wach, klar und ausgeglichen. Ist das Qi oder die Essenz erschöpft, leidet das Shen und wird unklar und benebelt. Besonders emotionaler Stress und alle Formen der Überanstrengung schwächen Essenz und Qi. Shen hat den engsten Bezug zum Herzen. Dort haust es und von dort wirkt es auf jede Zelle des Körpers. Daher wurde es auch als Herz-Geist bezeichnet. Umgekehrt führt eine feine Wahrnehmung über die Sinnesorgane zu einer Stärkung des Shen.

Shen ist Ausdruck von Bewusstheit und Wahrnehmung. Je mehr unser Shen blüht und funkelt, desto feiner ist unsere Wahrnehmung.

Wenn wir voll bei Bewusstsein sind, ist der Herz-Geist klar. Ist er hingegen benebelt oder plötzlich erschöpft, so verlieren wir an Bewusstsein. Es ist letztlich das Herz-Geist-Shen, der Emotionen und Empfindungen aus einer beobachtenden Distanz „fühlen“ kann. Ist Shen stark, dann sind Bewusstsein und Wahrnehmung wach und klar. Stimuli können aufgenommen und vergegenwärtigt werden. Eine adäquate Reaktion wird eingeleitet. Je stärker das Shen, desto höher ist die Übereinstimmung mit der natürlichen Welt so, wie sie ist. Weisheit und Intelligenz entspringen einem starken Herzen.

Wann immer wir das Herz nähren, sodass es leidenschaftlich schlägt und Luftsprünge macht, haben wir ein starkes Shen.

Das Wachbewusstsein wendet sich nach außen, um mit der Umwelt Kontakt aufzunehmen. Wenn ich meine Aufmerksamkeit auf die Natur oder einen Menschen richte, dann benutze ich Shen. Schlaf ist ebenfalls eine Äußerung von Shen. Nachts stellt Shen seine Aktivitäten in der Außenwelt ein und zieht sich ins Herz zurück. Das Bewusstsein ist nach innen gerichtet und der Mensch schläft. Da Shen auch der Hüter unserer Träume ist, weisen unruhige Träume auf eine Störung des Herz-Qi hin (Blut- oder Yin-Leere des Herzens), ebenso wie Schlafstörungen allgemein darauf hinweisen, dass der Fluss der Herzensenergie gestört ist. Auch unsere Räume des Unterbewusstseins sind von Shen durchdrungen. Es ist eine reiche Welt von archetypischen Bildern, aus denen die Mythen, Symbole und Riten der Menschheit gewebt sind. Tiefe Weisheiten, die unserem Leben dienlich sein können, es aber auch zerstören können, sind hier verborgen.

Ausdruckformen eines starken Shen:

- Visionen, Träume und Ideen, die unserem Leben einen Sinn geben
- Weisheit, Intelligenz, schnelles Denken, gutes Gedächtnis
- Bewusstsein, Wahrnehmung, Einsicht, Gegenwärtigkeit
- Präsenz, Charisma, klarer Blick, aufrechte Haltung
- aktiv, lebendig, intuitiv, zielstrebig, gesammelt sein

Ausdruckformen eines schwachen Shen:

- Müdigkeit, getrübtes Bewusstsein
- pausenloses Denken, schlechtes Gedächtnis, Zerstreutheit
- mangelnde Einsicht, wenig Verständnis
- Unruhe, Unordnung, ungeordnete Vorstellungen
- unvernünftiges und planloses Handeln, Rastlosigkeit
- Bewusstsein und Wahrnehmungsfähigkeit sind herabgesetzt.
- Die Übereinstimmung mit der natürlichen Welt ist gering.

Welche Faktoren für die Schwächung, Blockade oder Vernebelung des feinen Shen-Qi verantwortlich sind, zeigt eine ausführliche Anamnese mit Pulsdiagnose, Zungen-, Augen- und Urinbetrachtung. Die Therapie besteht, je nach Ursache, in Entgiftung, Nahrungsumstellung, Kräutereinnahme, Meditation und Atemübungen. Im Mittelpunkt der Behandlung steht eine alte tibetische Akupunkturbehandlung, deren Wurzeln bis zum „Gelben Kaiser" im alten China zurückreicht. Das Wissen und der Umgang mit dem Shen ist eines der am besten gehüteten Geheimnisse des Alten Tibet gewesen. Dass wir heute mit dem Shen arbeiten können, eröffnet uns ungeahnte Quellen der Kraft.

Hochdosierte Naturmedizinrezepturen wie Wurzelkraft und Herzkraft sowie Schisandra 13 sind in der Lage, das Shen zu stärken.

Lebenssaft – 8 edle Tropfen

Aus Sicht der Ayurveda-Lehre stehen uns Menschen als Lebensenergie 8 edle Tropfen zur Verfügung. Wenn die 8 Tropfen verbraucht sind, geht der letzte Hauch Energie aus uns heraus und das Leben ist beendet. Es liegt an uns, wie sorgsam wir mit dieser Energie umgehen.

Vergleichen wir die uns zur Verfügung stehende Energie mit dem Inhalt einer Flasche, so können wir unser Verhalten einteilen in Dinge, die uns nähren und damit die Flasche mit Energie füllen, und Dingen, die an uns zehren und so Energie verbrauchen. Nehmen wir mehr Energie aus der Flasche, als wir durch Regeneration wieder nachtanken, so sinkt

Die Botschaft der Symptome lautet: „Bleib stehen und schau hin."

der Pegel, bis der Reservebereich berührt wird. Nun beginnt das System mit Warnsignalen auf die bedrohlich werdende Situation aufmerksam zu machen. Schau, wo du mehr Energie verbrauchst, als dein System in der Lage ist, auszuhalten. Hör auf damit oder kümmere dich mehr um deine Tankstellen, indem du Dinge tust, die dich wirklich erfüllen.

Die immer deutlicheren Botschaften eskalieren zu stärkeren Symptomen, die die Not zur Wende immer deutlicher werden lassen. Was mit einem unguten Gefühl beginnt, kann über Unwohlsein, Unruhe, Schlaflosigkeit, Appetitlosigkeit hin zu immer deutlicheren Schmerzen führen. Das Körpersystem will mit diesen Aufforderungen verhindern, dass der unterste Reservebereich erreicht oder gar unterschritten wird. Passiert dies, gibt es einen „Kurzschluss" im System. Zellen werden zerstört, eine ernste schulmedizinisch nun messbare und benennbare Krankheit ist entstanden.

Quellen der Kraft

Unsere Lebenskraft (Prana, Qi), der symbolische Inhalt unserer Energiebatterie, nährt sich aus zwei grundlegenden Quellen: 1. die ererbte Konstitutionsenergie, die sich aus unseren Genen heraus manifestiert. Hier hat sich das persönliche Karma zusammen mit den Familien (Sippen) als Genstruktur verdichtet. 2. die erworbene Energie, auf die wir in jedem Moment aktiv Einfluss nehmen können. Diese setzt sich in erster Linie zusammen aus:

- Energie aus Atmung und Sauerstoffversorgung
- Energie aus lebensfördernder und naturgemäßer Nahrung
- Energie aus der Familienstruktur und sozialen Verbindungen
- Energie aus Verbindung und Kontakt zur Natur
- Energie aus dem Rhythmus von Ruhe, Entspannung und Bewegung
- Energie aus dem Vertrauen in das Leben
- Energie aus Liebe zu sich selbst und zum Leben im Allgemeinen
- Energie aus Leidenschaft, Begeisterung und Freude für das, was man fühlt und tut
- Energie aus der Kraft der Gegenwärtigkeit, dem Jetzt
- Energie aus Gewahrsein, Selbsteinfühlung und Verbindung mit sich selbst

- Energie aus der Gewissheit, auf dem passenden Lebensweg zu sein (Sinn-Erfüllung)
- Energie aus Dankbarkeit und Akzeptanz von Gegenwart und Vergangenheit
- Energie aus Mitgefühl und der Lust, Beitrag zu leisten, das Leben anderer zu bereichern
- Energie aus Visionen und vorausschauenden kreativen und schöpferischen Aspekten
- Energie aus der Befriedigung unserer körperlichen und psychoemotionalen Grundbedürfnisse (Weiteres s. u.)
- Energie aus dem Gefühl von Sicherheit, Geborgenheit und Zugehörigkeit
- Energie aus persönlicher Authentizität, Wahrhaftigkeit und Ehrlichkeit

Es liegt in unserer Hand, uns dieser Quellen bewusst zu werden und sich ihnen ausreichend zuzuwenden.

Die Lust, lebendig zu sein, tatsächlich spüren

Das Gefühl, lebendig zu sein, ist Ausdruck einer tiefen Begegnung mit dem, was gerade ist. Es ist eine Berührung mit der Wirklichkeit, mit dem, was gerade wirkt. Wir sind umso glücklicher, je mehr wir das Glück in uns gerade im Augenblick mitbekommen: der perfekte Augenblick, der Moment, dem nichts hinzuzufügen und nichts zu nehmen ist, der Ausdruck und Verwirklichung des ganzen Kosmos im Jetzt ist. Was für ein grandioses Gefühl! Wer es kennt, will mehr davon. Unser Körper selbst kann uns dienen, um diesen Moment mit all den zur Verfügung stehenden Werkzeugen zu erfassen. Daher ist unser Körper mit seinen Sinnesorganen ein vielfach unterschätztes Instrument, die Frische des Raumes tatsächlich zu erleben. Wir sind in jedem Moment eingeladen, die wunderbare Chance des Augenblicks zu erleben. Dies gelingt umso einfacher, je weniger wir werten und urteilen. In jedem Augenblick sind wir eingeladen, Akzeptanz und Vertrauen in die Wahrheit und Richtigkeit dessen, was jetzt gerade ist, zu üben, Vertrauen, dass alles im Fluss ist und dass es richtig so ist.

Kraft durch staunende Hingabe an das Leben

„Frag dich nicht, was die Welt braucht. Frag dich, was dich aufleben lässt, und dann mache dich auf, es zu tun. Denn die Welt braucht Menschen, die zum Leben erwacht sind."
Harold Whitman

Die meisten Meditationstechniken und Rituale lehren uns, mit dem Augenblick in Verbindung zu gehen und die Kraft der Stille zu spüren und zu üben. Wir halten inne, um Inhalt in uns selbst zu spüren und unsere Sinne nach innen wie außen zu schärfen. So lassen wir uns ein auf ein Üben und Beobachten dessen, was sich da aus uns heraus entfaltet. Eine Hingabe, in der wir „seinlassen", ein Loslassen, das Körper, Gefühle und Gedanken in der pulsierenden Präsenz des Augenblicks freien Lauf lässt. Es ist ein Weg zur Erfahrung, eigener Wahrheit, der einfach alles mit einbezieht und die Welt in ihrer Gesamtheit berührt.

Kraft durch Begeisterung, Entzücken und Erschauern

Viele spirituelle Praktiken sind eine Einladung an uns, Sehnsüchte und Begierden nicht zu unterdrücken, sondern sie mit Bewusstheit zu erfüllen, damit sie zu jenem Treibstoff werden, der uns schließlich mit den wahren Grundlagen des Seins in Berührung bringt. Es ist ein bewusstes Einlassen auf das Leben, ohne sich dabei an den Vorstellungen anderer zu orientieren. Es ist aber auch ein Sicheinlassen auf den eigenen Schatten, auf Ängste und Projektionen, die sich zwischen uns und die Wirklichkeit stellen. Schatten, die durchleuchtet und ins Licht geführt werden, damit wir freier und letztlich voller Lust und Leidenschaft in das Jetzt, das wir Leben nennen, staunend eintauchen können. Dieses Staunen und die Begeisterung sind die stärksten Kraftquellen, die wir haben.

Gefühle als Wegweiser zur Kraft

Gefühle verbinden uns mit unseren Bedürfnissen. Sie helfen uns, unser Leben zu erhalten, unser Wohlbefinden zu fördern und letztlich glücklich zu werden. Wann immer ein Gefühl wahrgenommen und gewürdigt wird, stellt sich Erleichterung ein. Angenehme Gefühle, wie Freude, Zufriedenheit oder Gelassenheit, deuten darauf hin, dass Bedürfnisse befriedigt sind und unsere Energien ungehindert fließen können. Unangenehme Gefühle, wie Zweifel, Verwirrung, Neid oder Angst, äußern sich schnell in Befindungsstörungen, Symptomen oder gar Schmerzen. Sie zeigen an, dass unser Leben eingeschränkt ist, und deuten darauf hin, dass Bedürfnisse nicht befriedigt sind. Es kommt zu Blockaden im

Energiefluss, die sich immer deutlicher bemerkbar machen. Sie können bis zu handfesten Krankheiten eskalieren. Sie helfen uns, unser Leben zu erhalten und unsere Bestimmung zu erfüllen.

Bemerkenswert ist, dass oft schon die Wahrnehmung und Würdigung eines Gefühls Erleichterung schafft. Wenn wir jedoch z. B. durch Erziehungsmuster verlernen, unsere Gefühle wahrzunehmen und auszudrücken, entfremden wir uns von uns selbst. Es kommt zu einem Gefühlsstau (Qi-Stauung = Krankheit). Rationalität und Orientierung an Normen und Verhaltensmustern, die von außen kommen, Gewohnheiten und Glaubenssätze verhindern Verbindung. Die Selbstwahrnehmung ist reduziert. Dies schränkt das Leben ein. Wahrnehmung der Außenwelt schafft Verbindung. In dem Austausch und der Verbindung mit der Umwelt entsteht Fülle. Dies generiert Kraft und fördert damit das Leben. Reduzierte Wahrnehmung schränkt Leben ein und richtet sich gegen die Evolution. Ist das Bewusstsein dafür reduziert, ist der Drang nach Ersatzbefriedigungen groß. Im Außen wird verstärkt gesucht, wenn im Innern der Halt bzw. die Verbindung fehlt. In der heutigen Kultur fühlen sich immer mehr Menschen von ihren Gefühlen abgeschnitten. Gefühle sind oft haltlos und verzerrt. Eigentlich wollen viele auch gar nicht mehr fühlen. Lieber sich „taub" fühlen, als das Risiko einzugehen, einmal unangenehme Gefühle aushalten zu müssen.

Je mehr wir mit unseren Gefühlen verbunden sind, desto gleichmäßiger fließen die Energieströme unserer Lebenskraft (unser Qi) und umso lebendiger sind wir.

Verbindung zu sich selbst, Verbindung zur Natur und Verbindung zu den Mitmenschen sind die drei größten Kraftquellen, die uns zur Verfügung stehen.

Bedürfnisse und ihre Kräfte

Wie präsent und achtsam wir auf unserem spirituellen Weg sind, zeigt sich besonders in unserer Sprache. Diese drückt unsere innere Haltung aus. Sie lässt erkennen, wie weit wir uns in uns selbst und in den anderen hineinfühlen können. Sie zeigt unseren Grad an Mitgefühl und Empathie. Je nachdem, wie weit wir unsere und die Bedürfnisse und Gefühle unseres Gegenübers im Auge behalten, gehen wir in Verbindung oder in Trennung. Empathie ist dabei eine Grundhaltung, die Wohlwollen und den Wunsch, den anderen zu bereichern, zum Ausdruck bringt. Um sich jedoch in einen anderen hineinfühlen zu können, ist es sehr hilfreich, wenn ich meine eigenen Gefühle wahrnehmen kann. Meine Gefühle sind mein Wegweiser zu meinen Bedürfnissen. Schlechte Gefühle zeigen mir, dass mir etwas fehlt, dass ein Bedürfnis unbefriedigt ist. Da alles, was wir tagtäglich tun, dem Zweck dient, eines unserer Bedürfnisse zu erfüllen, ist es hilfreich, zu verstehen, welche Bedürfnisse wir als Menschen eigentlich haben. Sie alle verbinden uns Menschen miteinander.

„Heilung geschieht über das Reden über das, was im Moment gerade geschieht, im Jetzt." M. Rosenberg

7 Gruppen von elementaren Grundbedürfnissen bestimmen unser aller Denken, Handeln und damit unser Leben.

1. Körperliche Versorgung:
Diese körperlichen Bedürfnisse melden sich mit verschiedenen Signalen und Symptomen recht schnell, wenn sie längere Zeit unbefriedigt sind. Das Bedürfnis nach Luft und Atmung ist dabei so essenziell, dass bereits wenige Minuten Mangel ausreichen, um das gesamte Dasein zu beenden. Luft zum Atmen ist damit Lebenskraftquelle Nr. 1

Weitere Kraftquellen: Luft, Wasser, Nahrung, Bewegung, Gesundheit, Unterkunft (Schutz, Wärme etc.), Ruhe/Entspannung, Schlaf, körperliche Nähe, Sexualität (Eros)

2. Verbindung/Anerkennung:
Vom ersten Moment seines Lebens an sehnt sich ein Baby nach Verbindung durch Hautkontakt, Berührung und Wahrnehmung des Vertrauten (Geruch, Herzschlag usw.). Verbindung und Kommunikation auf den unterschiedlichsten Ebenen dienen in der Folge als die kraftvollsten Energiequellen überhaupt.

Weitere Kraftquellen: Geborgenheit, Vertrauen, menschliche Wärme und Zärtlichkeit, harmonische Beziehungen, Verbundenheit, Verständnis, Respekt, Zugehörigkeit/Gemeinschaftlichkeit, ehrliches Feedback, Zuwendung und Geliebtwerden, Unterstützung, Ordnung, Struktur

3. Selbstbestimmung:
Jegliche Form von Unterdrückung und Einengung in menschengemachte Strukturen und Ordnungen schränkt menschliches Potenzial ein. Wenn ein Mensch seine Gefühle nicht leben darf, wird er krank. Viele traditionelle Überzeugungen und Vorstellungen tragen (genauso wie auch religiöse „Zwangsjacken") ein hohes Krankheitspotenzial in sich. Das

Bedürfnis nach Freiheit, Selbstbestimmung und Selbstverwirklichung wurde nicht umsonst als menschliches Grundrecht in allen aufgeklärten Staaten in die jeweilige Verfassung aufgenommen.

Weitere Kraftquellen: Freiheit, Unabhängigkeit, Selbstbestimmung, Menschenwürde.

4. Integrität und Wahrhaftigkeit:

Ein sehr hohes Krankheitspotenzial schlummert in überangepasstem (normopathischem) Verhalten. Wenn Menschen immer „ja" sagen, obwohl sie „nein" meinen, entsteht ein innerer Widerspruch, der der Seele nicht guttut und enorme Kräfte verschlingt. Wenn Menschen „gute Miene zum bösen Spiel" machen und nicht aufhören, weiter gegen die eigene Überzeugung zu handeln, dann schleicht sich „Wut" als Energieräuber ein, Wut auf sich selbst – Selbstzweifel, Selbstvorwürfe. Unser tiefes inneres Verlangen nach Authentizität ist gestört und der Körper macht uns darauf aufmerksam. Das System „erwartet" von uns, dass wir unsere Möglichkeiten kreativ und schöpferisch und vor allem mutig aus uns heraus zur Entfaltung bringen. Wachsen wir nicht auf geistig spiritueller Ebene, kann stattdessen schnell etwas auf körperlicher Ebene wachsen (z. B. Krebs).

Weitere Kraftquellen: Authentizität, Kreativität, schöpferische Entfaltung, Selbstannahme, Selbstvertrauen, Wachstum und Weiterentwicklung

5. Lachen/Spielen/Feiern:

Wann immer wir Lust und Freude an unserer Lebendigkeit finden und dies zum Ausdruck bringen, erfüllt uns dies und nährt unser Leben. Aber auch Lebensübergänge unterschiedlichster Form wollen gefeiert bzw. gewürdigt werden.

Weitere Kraftquellen: Siege, Erfolge, Träume und Lebensübergänge feiern, Entspannung und Feierabend, Sonntag und Feiertag, Abwechslung, Abenteuer, Spielen, aber auch Verluste oder Abschiede, (Pubertäts- oder Wechseljahrsrituale)

6. Beitrag leisten:

Auf dem Boden von Mitgefühl und Empathie einen Beitrag leisten, um das Leben anderer zu erleichtern oder zu bereichern, indem man sich um das Wohl anderer kümmert oder hilft, das Überleben anderer zu sichern.

Weitere Kraftquellen: helfen, kümmern, Nachhaltigkeit, soziale Verantwortung für Kranke, Leidende, Kinder und Alte mittragen, Unterstützung gewähren, Interesse an anderen zeigen

7. Spiritualität:

Tief in jedem von uns schlummert ein Motor der Evolution, eine Kraft, die auf Weiterentwicklung programmiert ist. Neugierde, Wissbegierde und ein Gespür für Wachstum sind treibende Kräfte. Ein weiterer Motor sind auch unsere intellektuellen fragenden Aspekte. Woher kommen wir? Wohin gehen wir? Was steuert uns bzw. das Leben? Was ist der Sinn meiner Existenz?

„Du wirst andere Menschen mehr mögen, wenn du auf ihr Herz und nicht auf ihren Kopf hörst."
M. Rosenberg

Weitere Kraftquellen: Bewusstseinsentwicklung, Wahrnehmung über alle Sinne, magisch-mystische Kräfte in uns, Sinnhaftigkeit, Frieden, Klarheit, geistige Orientierung, Schönheit, Harmonie, Inspiration

Das Spiel des Lebens – ein Tanz der Elementekräfte (Die 5-Elementekräfte)

„Wirklich zu leben erfordert ein großes Maß an Liebe, ein tiefes Gefühl für Schweigen, eine große Einfachheit mit einer Fülle an Erfahrung. Es erfordert einen Geist, der fähig ist, klar zu denken, der nicht durch Vorurteile oder Aberglauben, durch Hoffnung oder Furcht gebunden ist."
Jiddu Krishnamurti

Vor über 5.000 Jahren entwickelten chinesische Ärzte mit dem Ordnungssystem der 5-Elemente einen philosophisch fundierten und außerordentlich praktischen Heilungsansatz. Dieses einzigartige Ordnungs- und Diagnosesystem sollte den Menschen helfen zu verstehen, wer sie waren, warum sie sich auf bestimmte Weise verhielten und welchen Einfluss dies wiederum auf ihre Umwelt hatte. Sie sollten erkennen, wie untrennbar Innen- und Außenwelt miteinander verbunden waren, wie sich die Welt des Inneren im Äußeren spiegelte. Mithilfe der 5-Elementekräfte können wir lernen, Ungleichgewichtszustände in unserem System zu erkennen und zu beheben, bevor Krankheiten entstehen.

Nach der alten, bis heute gültigen Lehre steuern die 5-Elementekräfte unsere physische, emotionale und spirituelle Existenz ebenso wie die Zyklen des Wachstums und der Veränderung in uns und in der äußeren Welt. Das System überrascht immer wieder durch seine Klarheit und Präzision bei der Beschreibung aller Vorgänge des Lebens. Es erklärt Ursache und Wirkung der Naturenergien und ihrer Grundbausteine.

Das Wissen um die Elementekräfte Holz, Feuer, Erde, Metall und Wasser, ihre Qualitäten und Eigenschaften sowie ihre gegenseitigen dynamischen Wechselwirkungen sind der Schlüssel zum Verständnis aller natürlichen Ereignisse.

Die 5-Elemente interagieren in einzigartigen Mustern und Zyklen. Durch die Art, wie sie in jedem von uns in ganz individueller Weise zum Ausdruck kommen, entsteht unsere ganz eigene Persönlichkeit mit all ihren emotionalen Reaktionen, spirituellen Sehnsüchten sowie körperlichen Stärken und Schwächen.

Ist eine der Elementekräfte übermäßig stark oder schwach ausgeprägt, kommt es zu Störungen im Energiefluss, die die Emotionen, das Verhalten und schließlich das körperliche Befinden beeinträchtigen. Das tiefgreifende Verständnis der Beziehungen dieser inneren Kräfte zur Welt um uns herum ermöglicht es, sie gezielt einzusetzen und dadurch unser Leben zu verändern.

Der Kreislauf der Kräfte

Jede der 5 Elementekräfte fordert Gleichgewicht.

Wasser befeuchtet die Natur und lässt die Bäume wachsen, gibt dem Holz Kraft. Je mehr Holzenergie fließt, desto mehr Wasser wird benötigt. Übergießt man eine Pflanze jedoch mit zu viel Wasser, kann sie auch schnell vermodern.

Holz nährt das **Feuer**. Ohne Brennholz kann es kein Feuer geben. Stärke und Qualität des Holzes entscheiden darüber, wie stark und wie lange das Feuer brennen kann. Legt man zu viel Holz auf einmal auf das Feuer, erlischt die Flamme.

Das Holz wird vom Feuer zu Asche verbrannt. Diese nährt die **Erde** und gibt ihr Kraft. Bekommt sie nicht genügend Dünger, bleibt sie unfruchtbar. Zu viel Asche bzw. Dünger würde sie zudecken und ersticken.

Die Erde gibt ihre Kraft an das **Metallelement** weiter. Eine schwache Erde bringt keine Bodenschätze hervor. Ist die Erde jedoch zu übermächtig stark, kommt man an das wertvolle Metall nicht heran.

Metalle, Mineralien und Gesteine bilden den Grund, auf denen sich das **Wasser** bewegt. Sie geben ihm Richtung und nähren es mit Mineralien und Spurenelementen. Ist das Metall schwach, dann ist das Wasser ohne Lebenskraft. Zu viel Metall wiederum macht es ungenießbar. Auch können Ablagerungen entstehen, die den Fluss stören.

Der Tageskreislauf

Das Gleiche erleben wir bei den 24 Stunden des Tages. Dem frühen Morgen, wenn sich die Blüten öffnen, ist die Holzphase zugeordnet. Es folgt der Mittag, wenn die Sonne am höchsten steht, als Feuerphase. Der Mensch läuft zur Hochform auf und nutzt die Energie des Feuers, um sein Tagwerk zum Gelingen zu bringen. Dann kommt der Nachmittag als Erdphase und schließlich der Abend, die Metallphase, wo sich die Natur für die Nacht zurückzieht. Das Tagwerk ist getan, und man kann sich auf die Dinge konzentrieren, die einem persönlich wichtig sind. Es folgt die Nacht, die Wasserphase, die Zeit der Ruhe und des Auftankens. Jetzt ist es dunkel und die meisten Menschen schlafen, um Energie für den neuen Tag zu sammeln.

Der Kreislauf der Jahreszeiten

Die Elementekräfte spiegeln sich auch in den Jahreszeiten wider. Im Frühling, wenn die Bäume anfangen zu sprießen, ist die Holzenergie am stärksten. Entfaltet im März das Samenkorn des Krokus seine Holzenergie, verleiht ihm die Holzenergie die Kraft, den gefrorenen, vielleicht noch schneebedeckten Boden punktuell zum Schmelzen zu bringen und hindurchzustoßen. Wenn die Sonne im Sommer die Erde aufheizt, ist die Feuerenergie am stärksten. Jetzt ist die Natur in ihrer feurigsten, leidenschaftlichsten Entfaltung. Blumenduft, Farbenpracht, tanzende Schmetterlinge und zwitschernde Vögel kennzeichnen den Höhepunkt des natürlichen Ausdrucks. Die Natur steht in voller Blüte und spielt ihre Kraft leidenschaftlich aus. Sie wandelt sich im Spätsommer in die Energie des Erdelements. Mutter Erde gibt nun ihre Schätze preis: Korn und alles, was ihr entspringt, kann geerntet werden. Im Herbst beginnt die Natur, sich langsam zurückzuziehen. Dies ist die Zeit des Metalls. Die Natur lässt los. Blätter fallen von den Bäumen und die Tier- und Pflanzenwelt bereitet sich auf den Winter vor. Wenn die Natur sich in den Winterschlaf zurückzieht, herrscht die Zeit der Wasserenergie. Einkehr und Rückzug, aber auch Ruhe und Sammlung stehen im Vordergrund. Im Winter schließt sich der Kreislauf der Elemente.

Die Lebensphasen und ihre Kräfte

In den einzelnen Lebensphasen stehen uns die energetischen Kräfte des jeweiligen Lebensabschnitts in besonderer Form zur Verfügung.

Holzkraft

So wie im Frühjahr unsere Kreativität und Tatkraft am größten sind, weil uns eine starke, dynamische Holz- und später die Feuerenergie zur Seite stehen, ist die Phase der Jugend und des jungen Erwachsenenalters in erster Linie dazu geeignet, den Weg der Handlung zu beschreiten. Lebenshunger und -durst sind groß und wollen befriedigt werden. Wachsen durch Herausforderung, mutig neue Wege beschreiten – das ist jetzt angesagt. Es ist nicht die Zeit für den Weg der Meditation, der Versenkung oder des Zen. Jetzt darf man sich die Naturgesetze zu eigen machen und Absichten, Intentionen formulieren, die eine Realität schaffen, wie sie der jugendlichen Schöpferkraft entsprechen.

Die Rezeptur Immunkraft stärkt das Holzelement.

Geburt, Wachstum, Entdeckergeist, grenzenloses Denken und Handeln bestimmen diesen Lebensabschnitt. In keiner Phase entwickeln wir uns so schnell und ungestüm wie in unseren ersten beiden Lebensjahrzehnten. Jungfräulich schmieden wir Pläne, folgen vorbehaltlos den Sehnsüchten. Täglich nehmen wir Herausforderungen an, und jede Niederlage trägt gleichzeitig die Motivation für einen neuen Versuch in sich. In dieser Phase folgen wir mutig den Naturgesetzen, bevor später konditionierte Überzeugungen und überflüssige Ängste die Wachstumsbereitschaft deckeln und meist zunehmend lähmen.

Mit hochdosierten Naturmedizinrezepturen lassen sich geschwächte Elemente stärken.

Feuerkraft

Die sich anschließende Feuerphase ist die Krönung des Mutes und der Sehnsucht, Neues auszuprobieren. Das wilde Feuer von Begeisterung, Liebe und Leidenschaft lodert auf. Der Weg zum Du und damit zu tieferer Kommunikation nimmt Formen an. Gefühle werden bewusster wahrgenommen und auf verschiedenen Ebenen reflektiert. Das Bewusstsein gewinnt an Breite.

Die Rezepturen Enzymkraft und OPC-Kraft stärken das Feuerelement.

Erdkraft

Die Rezeptur Wurzelkomplex stärkt das Erdelement.

Aus chinesischer Sicht folgt in der Lebensmitte der Wendepunkt vom Yang zum Yin. Die Zeit der materiellen Expansion und Eroberung ist vorbei. Nun gilt es, Schwerpunkte neu zu setzen, sich zu zentrieren und den Fokus nach innen zu richten. Mit dem Eintritt in das Erdelement beginnen wir, einen sicheren Rahmen für uns und unsere Familie zu schaffen. Jetzt wird viel vom Selbst aufgegeben, eine Zeit des Dienens beginnt. Dies ist nicht mehr die Zeit für große Ziele und unermüdliche Anstrengungen, sondern die Phase der Fürsorge, der liebevollen Zuwendung und des Mitgefühls. Beobachten und mitfühlen heißt nun die Devise. Viele Erkenntnisse können wir auf diese Weise erfahren, ohne sie im Außen suchen zu müssen. Unsere Kinder lehren uns alles, was wir wissen müssen. Es ist der Weg der Liebe, des Mitgefühls und der Erkenntnis durch Beobachtung und Reflexion.

Die Geburt ist nicht ein augenblickliches Ereignis, sondern ein dauernder Vorgang. Das Ziel des Lebens ist es, ganz geboren zu werden, und seine Tragödie besteht darin, dass die meisten von uns sterben, bevor sie ganz geboren sind.

Erich Fromm

Wird die notwendige Neuorientierung dieser Erd-Lebensphase ignoriert und verdrängt, dann baut sich ein Ungleichgewicht auf. Die Dinge geraten aus dem natürlichen Fluss. Die sogenannte Midlife-Crisis, eigentlich nur ein Rückzug zur Neubesinnung, wird unterdrückt, und man versucht verzweifelt, den Rest des Lebens so zu tun, als wäre man ewig jung und müsste noch immer Dinge tun, die der Feuerphase entsprechen. Dadurch entstehen verstärkt Galle-Krankheiten und auch der Herzinfarkt stellt eine Gefahr dar.

Metallkraft

Die Rezeptur Pilzkraft stärkt das Metallelement.

In dem nun folgenden Herbst des Lebens (Metallphase, Zuordnung Lunge) ist es Zeit, die Ernte des Lebens einzubringen. Das, was im Frühjahr ausgesät wurde, im Sommer zur Blüte herangewachsen ist und im Spätsommer Frucht getragen hat, kann geerntet werden. Genuss, Reife, Weisheit, Sinnsuche, Wahrnehmung feiner Gefühle, Achtsamkeit, Bewusstheit und heitere Gelassenheit dürfen diesen Lebensabschnitt prägen. Man kann sich jetzt endlich auf das konzentrieren, was wirklich Bestand hat, darf sich rückbesinnen und über die gemachten Erfahrungen, über Siege und Niederlagen und die daraus gezogenen Erkenntnisse reflektieren.

Zu allen Zeiten und in allen Kulturen wurden die Menschen in dieser Lebensphase mit Würde und Hochachtung bedacht und ihr Erfahrungsschatz sehr geschätzt. Sie hatten einen Ehrenplatz in der sozialen Gemeinschaft und waren oft z. B. im Ältestenrat diejenigen, die letztlich die Geschicke der Gemeinschaft in ihren Händen trugen.

Es ist die Phase von Verfeinerung und Neubesinnung. Die Kinder los und ziehen zu lassen schafft wieder Raum, um sich nach innen zu wenden. Dieser Raum, für den über Jahrzehnte oft die Zeit fehlte, will nun ausgefüllt werden. Ein größeres Verständnis für die tieferen Zusammenhänge reift. Die inneren Schätze wollen zutage gefördert, bislang brachliegende Talente und Potenziale erinnert und ausgelebt werden. Spätestens jetzt ist Gelegenheit, das Leben einer grundlegenden Wandlung zu unterziehen.

Wasserkraft

Weisheit, Einsicht, Bescheidenheit und widerstandslose Gelassenheit kennzeichnen die Phase des Wassers. In Reflexion und Zusammenschau gewinnt man neue Haltungen und Bewertungen. Jetzt wird über das Leben philosophiert. Die genutzten Möglichkeiten, gelebte Liebe und Leidenschaften, der Respekt und die Dankbarkeit gegenüber dem, was war und ist, aber auch die Essenz dessen, was man für das große Ganze und das Miteinander getan hat, bestimmen die Qualität des Rückblicks.

Die Rezeptur Algenkraft stärkt das Wasserelement.

In diesem Lebenszyklus bereiten wir uns darauf vor, unseren Körper loszulassen, um uns wieder mit der Einheit zu verbinden, aus der wir gekommen sind. Das Leben zieht sich aus dem Körper zurück, um in einer anderen Zeit an einem anderen Ort neugeboren zu werden und dort den Kreislauf von Neuem zu durchlaufen.

Dies ist die Phase der Kontemplation und Askese, der Weg der Weisheit und der Suche nach der Verbindung mit dem Göttlichen, der Weg des Zen. Nichts muss mehr erledigt werden. Hunger und Durst lassen nach. Die Bereitschaft für den letzten Wandel nimmt in dem Maße zu, wie man das Gefühl hat, die Dinge erledigt zu haben. Wird das Falsche zum verkehrten Zeitpunkt mit inadäquater Kraftanstrengung versucht, kann man schnell die Mitte verlieren. Letztlich kommt es darauf an, wie beim Bogenschießen in der entsprechenden Lebensphase die richtige Spannung zu finden, um im richtigen Moment loszulassen.

Alles ist gut, wie es ist. So hat alles im Leben seinen Zeitpunkt.

Prozesse der Selbstheilung (Salutogenese)

Wir sind Glückspilze. Wie alle lebenden Systeme sind wir in der Lage, Selbstorganisationsprozesse in Gang zu setzen. Dies ist für uns alle ein großes Glück, denn das bedeutet, dass Heilung von innen heraus geschieht und eine Kraft dahinterstehen muss.

Selbstorganisationsprozesse hängen in sehr hohem Maße von den Bedingungen ab, in denen die Selbstorganisation stattfindet. Medizin, die wir bei Störungen anwenden, kann diesen Prozess der Selbstheilung günstig oder ungünstig begleiten. Sie kann ihn unterstützen und fördern oder blockieren. Welche Bedingungen brauchen wir Menschen, damit Selbstheilungskräfte aktiviert werden können? Welche Voraussetzungen können wir aktiv gestalten, damit Selbstheilung besser gelingen kann?

Günstige Rahmenbedingungen, unter denen Selbstheilung besser gelingen kann, herrschen vor, wenn der Patient

- sich klar ist, gesund werden (oder bleiben) zu wollen
- durch Rückzug Ruhe und Raum für Heilung schafft
- das Gefühl hat, wirksam am Prozess teilhaben zu können
- versteht, was im Heilungsprozess passiert
- Vertrauen hat in die eigenen Selbstheilkräfte, die von innen heraus wirken
- Vertrauen hat in den, der ihm helfen will
- Gefühl für das Ziel hat, wie stabile Gesundheit sich wieder anfühlen würde
- Verständnis und Einsicht (Demut?) gewinnt gegenüber den ursächlichen Zusammenhängen im Sinne von Krankheit als Symbol bzw. Chance oder den klaren Ursachen im Sinne von Fehlern der Lebensgestaltung (falsche Nahrung, zu wenig Bewegung usw.)

Wie kann es ein Organismus aus wissenschaftlicher Sicht schaffen, gesund zu wachsen, sich zu entwickeln und zu vermehren? Salutogenese als Wissenschaft der Grundlagen gesunder menschlicher Entwicklung beschäftigt sich im Gegensatz zur Pathogenese (Lehre der Krankheitsentstehung) mit den Prozessen und äußeren Bedingungen, die eine gesunde Entwicklung ermöglichen. Aus dieser salutogenetischen Sichtweise erscheint die Entstehung einer Erkrankung in einem anderen Licht, als wenn man von vornherein ausschließlich von einer Vermeidung und Bekämpfung ausgeht. Wenn man sein Denken, Forschen und Handeln allerdings ausschließlich pathogenetisch orientiert und die Grundlagen gesunder menschlicher Entwicklung gänzlich aus den Augen verliert, wie es zur Zeit bei großen Teilen der Schulmedizin der Fall ist, dann besteht die Gefahr, dass man sich gegen die gesunde Entwicklung der Menschen richtet und selbst Krankheiten produziert.

Salutogenese: Die Wissenschaft rund um die Prozesse, die Gesundheit fördern

In Bezug auf die Prozesse, die Gesundheitsprozesse unterstützen, beschreibt der Wissenschaftler Andronow, Begründer der Salutogeneseforschung, Kriterien, die den Prozess der Selbstheilung fördern:

1. **Innere Stimmigkeit,** Authentizität und Gefühle der Verbundenheit stärken den Gesundungsprozess ebenso wie eine aufbauende zwischenmenschliche Kommunikation. Das Streben nach innerer Stimmigkeit (Kohärenz) ist ein übergeordnetes, wahrscheinlich allen Lebewesen innewohnendes Prinzip, das dafür sorgt, dass sich Lebewesen aus dem Chaos entgegen den physikalischen Gesetzen der Entropie komplex und gesund organisieren können.
2. **Attraktive Ziele** und Vorstellungen, die sich ausrichten an Wohlbefinden, Sicherheit, Lust, Lebensqualität, Freude, Fitness, Sinnerfüllung, Weisheit und Ähnlichem, sind hilfreicher als eine Arbeit, die sich primär am Kampf gegen Krankheiten und Risikofaktoren ausrichtet.
3. **Ressourcenorientiertes Denken und Handeln**, das sich orientiert an den eigenen Fähigkeiten und Potentialen und dabei die Quellen von Wohlbefinden und der Weiterentwicklung in den Mittelpunkt stellt, statt sich primär an Defiziten, Störungen, Blockaden zu orientieren.
4. **Wertschätzung** der Selbstwahrnehmung und individuelle Deutungen und Bewertungen der eigenen Wahrnehmung.
5. **Dynamisches, lösungsorientiertes Handeln**, das auf Entwicklung, (Selbst-) Regulation und Regeneration ausgerichtet ist.
6. **Die Selbstregulation und Selbstheilungsfähigkeit** eines Menschen wird mehrdimensional in seinen familiären, gemeinschaftlichen, kulturellen, globalen sowie auch universellen Bezügen gesehen. Soziokulturelle Prozesse werden als selbstregulativ-gesundheitsfördernd verstanden.
7. **Gesundheit und Krankheit** – Im Lebensprozess ist immer beides vorhanden: sowohl Krankheit als auch Gesundheit (kein Entweder-oder).

Zwei Seiten der Wirklichkeit

Mit unserem üblichen naturwissenschaftlichen Denken und „Beweisenwollen und -müssen" erfassen wir nur einen Teil der Wirklichkeit.

Es wäre sehr überheblich, ausschließlich das wissenschaftlich Bewiesene als vertrauenerweckende Wirklichkeit zu bezeichnen. Ich mache immer wieder die Erfahrung, dass es ein feinstoffliches, intuitives Wissen gibt, das über das beweisbare Wissen hinausgeht und auf Erfahrung beruht. Oft kommt mir die Wissenschaft so vor, als würde man mit einem 5-cm-Maschennetz das Meer durchkämmen und anschließend sagen: „Alle Fische sind nun aus dem Meer gefischt". Hier haben wir nach unseren Definitionen eine materielle greif- und wissenschaftlich beweisbare Welt und daneben existiert eine immaterielle, feinstoffliche Welt, die oft nur intuitiv wahrnehmbar ist, in der aber doch wirksame Prozesse ablaufen. So ist letztlich der Glaube an die Absolutheit der Wissenschaft nur ein weiterer Glaube unter vielen.

Wir können die ganze Wirklichkeit nur erfassen, wenn wir den Blickwinkel ausdehnen auf beide Welten.

Dazu müssen wir die Welt des objekthaft Realen und die Welt des unsichtbaren Potentials zur Kenntnis nehmen und die eine Sicht um eine zweite ergänzen. Diese feinstoffliche Ebene wird durch unsere innere Haltung und unser persönliches Verhalten in Wechselwirkungen mit unserem sozialen Umfeld bewusst oder unbewusst günstig oder ungünstig beeinflusst.

Auf dieser Ebene wirken viele der alten spirituellen Techniken sowie auch einige der traditionellen, besonders die indischen und chinesischen Heilkräuterrezepturen. Die uralte indische Philosophie hat diese Entdeckungen bereits in den Veden beschrieben und im Ayurveda praktisch umgesetzt, lange bevor die Quantenphysik nun auf genau die gleichen Resultate gestoßen ist. So liegt aus Sicht des Ayurveda das verborgenste, tiefste und wirksamste Potential als das wahre Selbst in uns, nicht außerhalb von uns. Wir sind eingeladen, uns zu entscheiden, ob wir die Spur aufnehmen wollen und uns diesem Kern, dieser Quelle unserer Kraft auf natürliche Weise nähern wollen.

Kapitel 2: Störungen im Energiehaushalt

Vor lauter Dringendem geht das Wichtige verloren

Das Drama für uns alle in der heutigen Zeit besteht darin, dass unsere Sinne von außen angezogen und überreizt werden, automatisch von einem Störfeuer an Ablenkungen, Gedanken und einem Gewirr von überflutenden Reizen. Dabei ist es nicht die Lautstärke des hektischen Alltags, sondern auch die dauernde Fremdbestimmung, derer wir uns gar nicht mehr wirklich bewusst sind. Dinge, die unbedingt und sofort erledigt werden müssen, bauen Druck auf und führen oft in den Zwang, mehreres gleichzeitig zu tun. So können wir unser Bewusstsein nicht mehr ganz auf eine Sache ausrichten, wir denken Gedanken nicht ganz zu Ende, werden vergesslich, oberflächlich, sprunghaft und produzieren Fehler. Viel Energie muss bei dem Jonglieren mit all den inneren und äußeren Notwendigkeiten aufgewendet werden. Das Funktionieren in der hektischen und anspruchsvollen äußeren Welt lässt das eigentliche Selbst in Vergessenheit geraten. Wir geraten außer uns, stehen neben uns. Das ist ungesund und kostet zusätzlich Energie, weil wir nicht mehr verbunden sind. Wir haben ein Energieproblem. Ursache ist der Verlust des Kontaktes zur Intuition, der Schnittstelle zu unserer natürlichen Intelligenz. Meldet sich die innere Stimme ab, weil sie im Lärm des Alltags nicht mehr beachtet wird, geraten wir aus dem Gleichgewicht und damit von einem Schlamassel in den nächsten. Das führt dazu, dass wir den anderen nicht mehr als Partner und Verbündeten, sondern als Gegner und Konkurrenten sehen, demgegenüber gilt, sich Vorteile zu verschaffen. Das versetzt in Stress und kostet ebenfalls Kraft. Dieses ständige

Sind wir getrennt von uns, so sind wir nicht mehr Teil des Ganzen.

Gegeneinander widerspricht der tiefen Einsicht unserer natürlichen Intelligenz, dass alles miteinander untrennbar verbunden ist.

Kraft entsteht aus der Verbindung mit der Natur.

Jeder ist ein Teil des Ganzen und das Ganze ist ein Teil von einem selbst. Genau das spüren Menschen, die sich für ein Leben in abgeschiedenen Gegenden entschieden haben. Sie richten ihr Bewusstsein nach innen und stellen auf ganz natürliche Weise fest, was sie brauchen. Sie sind im Hier und Jetzt mit dem Unmittelbaren beschäftigt und damit in Verbindung mit sich und ihrem Umfeld. Aus dieser Verbindung ziehen sie ihre Kraft – ein Leben in Zufriedenheit. Währenddessen verwenden die meisten Überflussmenschen einen Großteil ihrer Lebenszeit darauf, ihren Geist permanent in eine andere Zeit oder an einen anderen Ort zu schicken. Sie schwirren mental in der Raumzeit umher, indem sie der Vergangenheit nachtrauern oder sich um die Zukunft sorgen. Das Ganze ist fast immer mit dem Irrglauben behaftet, dass mit der Zukunft alles automatisch besser wird. Dies wird nicht der Fall sein! Es gilt, jetzt sofort im Hier und Jetzt zu handeln oder gar nicht.

Burnout – Wenn nichts mehr brennt

Wir erleben heute eine Art Burnout-Epidemie. „Ausgebranntsein“ ist zu einem gesellschaftlichen Phänomen der modernen Leistungsgesellschaft geworden. Eine einheitliche Diagnose lässt sich nicht finden, sehr wohl aber eine Reihe von Erschöpfungs-Symptomen auf physischer, psychischer, geistiger und sozialer Ebene. Als Begründer des Begriffs „Burnout“ wird der Psychoanalytiker Freudenberger genannt. Er beschrieb 1974 als einer der ersten die heute vielzitierten Symptome wie:

Erschöpfung, Kraftlosigkeit, Müdigkeit, Antriebsarmut, schwere Glieder, Schulter-/Nackenverspannungen, Schwindel, Ohrgeräusche, Schlafstörungen, Konzentrationsstörungen, Vergesslichkeit, Traurigkeit, Gereiztheit, zu viel Denken und Grübeln, innerer Widerstand, rigides Denken, Ichbezogenheit, Bluthochdruck, Hoffnungslosigkeit

Grundlegende Ursache für Burnout ist ein Kontrollverlust des Betroffenen in seiner Interaktion mit sich selbst und dem psychosozialen Umfeld.

Phase 1 – Der Zwang, sich zu beweisen: Diese Phase ist durch übersteigerten Ehrgeiz und Perfektionismus gekennzeichnet. Der Betroffene möchte seine Sache besonders gut machen, beinahe zwanghaft, fast angstbesetzt ist die Vorstellung, mindestens 100 % zu geben.

Phase 2 – Verstärkter Einsatz: Das Gefühl aus Phase 1 baut sich weiter auf, häufig verknüpft mit dem Gefühl, alles selbst und insbesondere dringlich machen zu müssen. Aufgaben werden besonders rasch erledigt. Etwas zu delegieren fällt schwer. „Ich muss noch…" beherrscht das tägliche Denken und Handeln.

Phase 3 – Vernachlässigung der eigenen Bedürfnisse: Betroffene empfinden diesen beruflich „toughen" Zustand als normal und beschreiben ihn sogar als angenehm. Soziale Bedürfnisse werden sekundär empfunden. ArbeitskollegInnen, die diesen Bedürfnissen nachgehen, werden manchmal sogar abgewertet. Der Lebensstil wird zunehmend ungesünder und es treten erste kleinere Fehleinschätzungen und Fehler auf.

Phase 4 – Verdrängung von Konflikten und Bedürfnissen: Zunehmende Konflikte mit ArbeitskollegInnen, der Partnerin/dem Partner werden ebenso wenig wahrgenommen wie Schlafmangel und erste körperliche Symptome. Außerdem mehren sich deutlichere Fehlleistungen wie vergessene Termine, Terminkumulationen, Unpünktlichkeit, sonstige Fehler etc.

Phase 5 – Umdeutung von Werten: Die Wahrnehmung verändert sich, die Betroffenen stumpfen ab, werden oft hart und berechnend. Der Zeitbegriff ist gestört, es gibt nur mehr die Gegenwart. Personen und Dinge, die den Betroffenen vormals wichtig waren, treten hinter der Arbeit zurück. Der persönliche Horizont verengt sich.

Phase 6 – Verleugnung der Probleme: Betroffene begegnen ihrer Umwelt zunehmend zynisch, verbittert und mit Härte, in weiterer Folge beginnen sie sich abzukapseln. Ungeduld, Intoleranz, latente und/oder overte Aggressivität prägen den Umgangston. Die Leistungseinbußen sind deutlich merkbar, neben Müdigkeit und Schlafstörungen kommen weitere körperliche Beschwerden dazu.

Phase 7 – Rückzug: PartnerIn, Familie und Freunde werden jetzt als Belastung, oft sogar als feindlich erlebt. Kritik wird nicht mehr ertragen; die Betroffenen beschreiben sich als orientierungslos und ihren Zustand als hoffnungslos. Um sich eine Freude zu machen, stürzt man sich in Ersatzbefriedigungen. Beruflich leisten Betroffene oft nur noch Dienst nach Vorschrift.

Phase 8 – Verhaltensänderung: Den Betroffenen wird zunehmend alles egal, sie werden möglicherweise apathisch und häufig zeigen sich jetzt auch paranoide Tendenzen; alles wird als Angriff erlebt. Jede zusätzliche Arbeitsanforderung empfindet man als Belastung; die Betroffenen greifen auf Ausflüchte zurück.

Phase 9 – Depersonalisation: Menschen in dieser Phase haben das Gefühl, nicht mehr sie selbst zu sein; sie beschreiben sich als „Maschinen, die funktionieren (müssen)", und sehen ihr Leben als sinnlos und unentrinnbar. Sie vernachlässigen ihre eigene Gesundheit.

Phase 10 – Innere Leere: In dieser Phase sind die Betroffenen bereits völlig mutlos, leer, nutzlos, ausgezehrt, ängstlich bis panisch. Phobien und Panikattacken sind möglich. Ruhephasen, Schlaf und Regeneration werden kaum noch möglich.

Phase 11 – Depression: Das Stadium der Depression ist von tiefer Verzweiflung, Selbsthass, Erschöpfung, dem Wunsch, nicht mehr aufwachen zu müssen und Suizidgedanken geprägt. Apathie und immer größere Trägheit und Lustlosigkeit bestimmen den Tag.

Phase 12 – Völlige Erschöpfung – In dieser Phase kommt es zum körperlichen (Krankheit), psychischen und emotionalen Zusammenbruch; es handelt sich nun um einen absoluten Notfall. (12-Phasen-Modell von Herbert Freudenberger und Gail North)

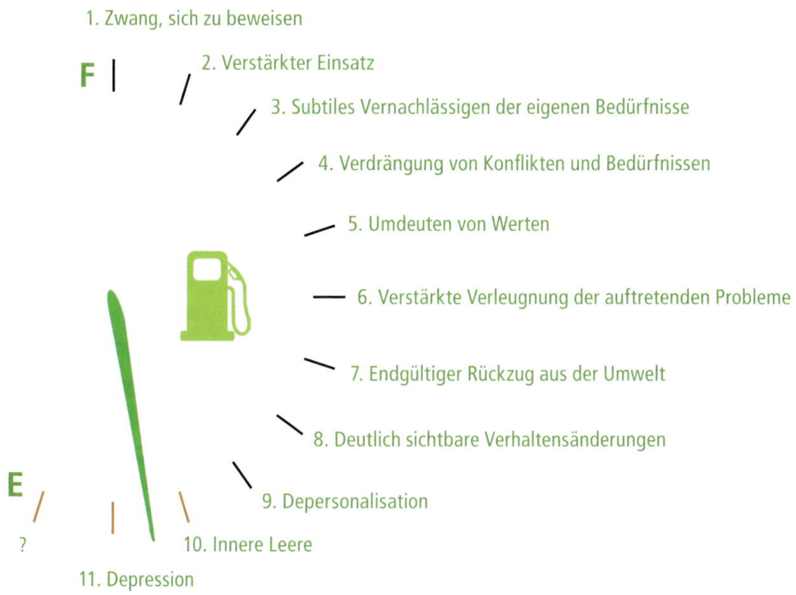
1. Zwang, sich zu beweisen
F
2. Verstärkter Einsatz
3. Subtiles Vernachlässigen der eigenen Bedürfnisse
4. Verdrängung von Konflikten und Bedürfnissen
5. Umdeuten von Werten
6. Verstärkte Verleugnung der auftretenden Probleme
7. Endgültiger Rückzug aus der Umwelt
8. Deutlich sichtbare Verhaltensänderungen
E
9. Depersonalisation
?
10. Innere Leere
11. Depression

Beispiele von Risikofaktoren für das Entstehen eines Burnouts, die in den Prägungen und Veranlagungen der Persönlichkeit verankert liegen können:

- Hohe Leistungsbereitschaft und Identifikationsbereitschaft
- Perfektionismus
- Ehrgeiz
- Nicht nein sagen können
- Mangelnder Ausgleich – keine Stressbewältigungsstrategien

Beispiele frühkindlicher Prägungen (Chitta)

- Wenn du Leistung bringst, bist du toll und liebenswert.
- Du musst immer alles fehlerfrei und perfekt machen.
- Wenn du alles richtig machst, haben wir dich lieb.
- Wer nein sagt, macht sich unbeliebt.
- Alle müssen mich gern haben.
- Ich muss es allen recht machen.

Erworbenes, überstark trainiertes Ego (Ahamkara)

- Ich will der Beste sein.
- Ich darf keine Schwäche zeigen.
- Ich will mehr haben.

- Ich mache gute Miene zum besonderen Spiel, weil ich will.
- Wer das meiste Spielzeug hat, gewinnt.

Der Umgang mit diesen Prägungen und Glaubenssätzen kann nur durch Bewusstsein und Einübung neuer Verhaltensweisen gelingen.

Krankheitsursachen aus der Sichtweise der tibetischen Medizin

Aus Sicht der tibetischen Medizin sind Krankheitsursachen genau definiert. Hier wird zwischen inneren und äußeren Faktoren, die Krankheit auslösen, unterschieden. Auf die ausführliche Erklärung der Krankheitsursachen habe ich an dieser Stelle verzichtet und verweise auf mein Buch „Heilgeheimnisse aus Tibet“.

Innere Faktoren

1. Verlangen, Gier (Mangeldenken), zu viel und Trennendes = lebenseinschränkendes Denken
2. Emotionen: Wut (Hass, Neid, Eifersucht), Freude (zu wenig), Sorgen, Trauer, Angst
3. „Unwissenheit" (Verblendung, Ignoranz)
   - Nichtwahrnehmung oder Nichtachtung körperlicher, psychischer und spiritueller Grundbedürfnisse
   - Ignoranz, Trägheit: Wissen, was zu tun wäre, aber es dennoch nicht tun
4. falsches (ungünstiges) Verhalten
5. Die Lebenszyklen und das Alter
6. Persönlich ererbte Konstitution und das angeborene Struktivpotential
7. Karma (Missbildungen, „genetische" Defekte etc.)
8. Störung im Familiensystem (auch transgenerationale Weitergabe)

Äußere Faktoren

1. Falsche Nahrungsmittel
2. Gifte aus Umwelt und Nahrung
3. Jahreszeiten und Klima (Wind, Hitze, Kälte, Feuchtigkeit, Trockenheit)
4. Biologische Faktoren (Bakterien etc.)
5. Besessenheit durch „böse Geister" (z. B. Psychosen, Neurosen)
6. kosmische (auch astrologische) Einflüsse, Zeitqualität

Hindernisse, die unsere Wahrnehmung trüben und Kraft kosten

Betrachten wir aus der Sichtweise des Ayurveda das Entstehen von Krankheiten, so sind es innere Haltungen, die unser System stören können und damit Blockaden im Energiefluss auslösen, wie das Wetter.

Zweifel: wie das Aprilwetter – auf nichts kann man sich verlassen
Unruhe: wie ein starker Wind, der aus wechselnden Richtungen kommt
Trägheit: wie von dichtem Nebel umhüllt
Verlangen: wie ein himmlischer Sommertag mit unendlichen Möglichkeiten
Widerwille: wie ein dahinbrausender Gewittersturm

Es sind vor allem Widerwille und Verlangen, die uns unser ganzes Leben begleiten. Wir sind jedoch nicht verantwortlich für die vielen Hindernisse, die unseren Geist plagen. Aber unsere Verantwortung besteht darin, dass wir die Wahl haben, wie wir mit den Hindernissen umgehen.

Was können wir tun – üben, immer wieder aufs Neue:
Zweifel: benennen und Vertrauen entwickeln
Unruhe: erfahren und Inseln der Ruhe finden
Trägheit: erleben und Begeisterung wecken
Verlangen: Unersättlichkeit erkennen und ausgleichen – das Gleichgewicht wahren und Großzügigkeit üben
Widerwille: Wurzeln des Unwillens ergründen, die Gedanken dahinter erkennen und ersetzen, Akzeptanz und Mitgefühl entwickeln

Der Puls des Lebens – die Pulsdiagnose

Neben den verschiedenen traditionellen Diagnosemethoden wie Zungen- oder Irisdiagnose möchte ich an dieser Stelle kurz die Pulsdiagnose erwähnen, die mir in meiner täglichen Arbeit ein unverzichtbares Werkzeug zur Früherkennung von Krankheiten geworden ist.

Die Pulsdiagnose ist der Kern aller asiatischen Diagnosesysteme. Nicht selten wird sie von erfahrenen Ärzten als einzige Diagnosemethode verwendet, da sie die energetische Situation des Patienten in seiner Ganzheit erfasst. Zungendiagnose, Urinbetrachtung und Befragung dienen dann nur noch der Bestätigung dessen, was bereits in den Pulsen diagnostiziert wurde. Sie ist daher das Erste, was den fernöstlich denkenden Arzt interessiert, und steht noch vor der Befragung.

Es handelt sich bei dieser Methode um ein Diagnoseverfahren erstaunlicher Präzision, das neben langjähriger Erfahrung ein hohes Maß an Intuition und sehr viel Fingerspitzengefühl, Tastsinn und Einfühlungsvermögen erfordert, besonders dann, wenn man hinter das schauen will, was zunächst zu sehen ist.

Der ausgeruhte Arzt legt Zeigefinger, Mittelfinger und Ringfinger direkt nebeneinander an genau definierte Pulsstellen auf die Haut des Patienten, um dann mit einem Finger nach dem anderen nach unten zu drücken – wie beim Klavierspielen. So wie ein Sturm riesige Wellen aufbäumen kann oder nur sanft Windwellen einen See berühren, lassen sich neben Länge, Breite, Tiefe, aber auch Kraft, Fülle und Form der einzelnen Pulswellen insgesamt 15 Pulsqualitäten unterscheiden. Die Qualität der Pulswellen an den entsprechenden Taststellen sagt viel über die gefährdeten oder bereits erkrankten Organe aus.

Mit ihrer Hilfe kann auch der energetische Zustand der wichtigsten Organsysteme ebenso beurteilt werden wie das Gleichgewicht und die Konstitution eines Patienten. Sehr hilfreich ist die Pulsdiagnose bei der Beurteilung des psycho-emotionalen Zustands und möglicher Blockaden. So können Befindungsstörungen auf ihre Ursache zurückgeführt und Krankheiten im Frühstadium erkannt werden, lange bevor sie ausbrechen.

Labordiagnostik – Risiken früh erkennen

Fühlen Sie sich häufig müde, erschöpft und ausgebrannt? Ist Ihnen oft schwindelig und können Sie sich schlecht konzentrieren? Kann es sein, dass die Motivation und die Fähigkeit Ihres sonst klaren Denkens nachlassen? Haben Sie oft Kopfschmerzen, Nackenschmerzen verbunden mit Ohrgeräuschen?

Mittels modernster Technik können wir heute sehr genau beschreiben, was im Körper los ist, wenn etwas nicht rund läuft. Dabei halten radiologische Vorsorge-Screenings, was die Verlängerung der Lebenserwartung angeht, nicht, was sie auf den ersten Blick versprechen. Die ultramoderne Labordiagnostik hingegen hat in den letzten Jahren neue erstaunliche Möglichkeiten eröffnet, wenn es darum geht, Fehlfunktionen frühzeitig zu erkennen, sodass Gegenmaßnahmen ergriffen werden können, um Lebensqualität und Gesundheit wieder zu stärken.

Der ganzheitlich orientierte Arzt verlässt sich jedoch auf seine erste Beobachtung. Meist entscheiden für ihn bereits die ersten Sekunden über die Diagnose. Der erste Blickkontakt, das Gesicht, die Haltung, die Ausstrahlung, der Gang, der Händedruck, die ersten vom Patienten gewählten Worte und die Kraft, mit denen sie gesprochen werden. Betrachten, Betasten, Riechen und Hören waren die ersten diagnostischen Möglichkeiten und sind auch heute immer noch ganz entscheidend, um sich ein Bild davon zu machen, was los ist. Aus dem folgenden Gespräch erschließen sich bereits 80-90 % der Diagnose. Erst dann folgt die Bestätigung mittels bildgebender Verfahren oder Laboruntersuchungen. Neben dem Blut und Urin spielen auch Haare, Speichel und Stuhl eine große Rolle. Hier können mit einfachen Methoden und ohne schmerzhaften Aufwand Befunde aus den Tiefen des körperlichen Geschehens erhoben werden. Von entscheidender Bedeutung sind dabei für mich:

- Krebsdiagnostik mittels Tumormarkern im Blut und neue Tumor-Proteinanalysen im Urin
- Nahrungsmittelallergie-/Histaminintoleranz-Diagnostik über das Blut

- Störungen im Florastatus des Darms – Mikrobiologische Stuhlanalysen
- Schwermetallbelastungen, u. a. Amalgam-Risikoprofil in Blut, Haaren und Urin
- Stressprofil/antioxidativer Stress/Burnout-Check
- Vitalstoffanalysen von Vitaminen und Mineralstoffen von Blut und Haaren
- Immunstatus – Lymphozytendifferentialdiagnose zur Bestimmung der Abwehrpotenz
- Arteriosklerose-Risikoprofil zur Abschätzung des Herzinfarkt- und Schlaganfallrisikos

Übersicht über die wichtigsten Laborprofile

- Anti-Aging-Profil
- Antioxidantien – oxidativer Stress
- Amalgam-Risikoprofil Urin
- Arteriosklerose-Risikoprofil
- Blutfette-Basis-Check
- Borreliose und FSME
- Burnout-Profil/chronische Müdigkeit CFS
- Diabetes-Risiko-Check
- Frauen-Hormonprofil mit Fertilitäts-/Fruchtbarkeits-Check
- Haarausfall-Hormonprofil
- Hepatitis-Profil
- Herzinfarkt-Risiko-Check mit Homocysteinspiegel
- Impfstatus allgemein + Reisemedizin-Impfschutz
- Immunstatus (Infekt und Allergieneigung)
- Leber-Risiko-Check
- Männer-Hormonprofil mit Testosteronspiegel
- Metabolisches Syndrom
- Mitochondrien-Aktivitätstest
- Müdigkeit, Leistungsschwäche
- Nahrungsmittelallergie-Check
- Nierenfunktionsprofil
- Osteoporose-Diagnostik
- Rheuma-Risikoprofil
- Schwermetallbelastung – toxische Metalle

- Sexuell übertragbare Erkrankungen inkl. HIV
- Stressprofil – oxidativer Stress/freie Radikale/Antioxidantien
- Thrombose-Risikoprofil
- Top 10-Tumormarker aller wichtigen Krebserkrankungen
- Vitalstoff-Check mit allen Vitaminen inkl. Vitamin B12 und Vitamin D, Mineralien und Spurenelementen
- „Wechseljahre" – Hormonprofil der Frau
- Schwangerschaft: Störungen der Erbanlagen, z. B. Down-Syndrom, Toxoplasmose
- Screening, B-Streptokokken, Cytomegalievirus-Infektion, Ringelröteln

Einige der wichtigen Analysen von Blut und Stuhl möchte ich an dieser Stelle kurz beschreiben, da mit ihrer Hilfe tägliche körperliche und psychische Beschwerden, Erschöpfungszustände und Konzentrationsstörungen einer Ursache zugeordnet werden können. So kann eine gezielte Therapie mit hochdosierten Naturmedizinrezepturen eingeleitet werden.

Nahrungsmittelallergien und ihre Auswirkungen

Viele Menschen haben den Verdacht, dass sie bestimmte Nahrungsmittel nicht vertragen, oder sie möchten wissen, worin sich Inhaltsstoffe verbergen, die ihnen nicht gut bekommen. Nahrungsmittelallergien und -unverträglichkeiten, Histamin-Intoleranz, Laktose-Intoleranz, Fruktose-Malabsorption und Gluten-Unverträglichkeit, Milch- und Caseinunverträglichkeiten usw. können inzwischen exakt analysiert werden. Moderne Blutanalysemethoden machen dies in erstaunlich exakter Weise möglich. Ich kann jedem nur empfehlen, so eine Untersuchung in regelmäßigen Abständen machen zu lassen.

Ca. 90 % aller chronischen Erkrankungen entstehen unter Beteiligung von chronischen Entzündungen, auch Inflammation genannt.

Auch Übergewicht ist eine chronisch inflammatorische Erkrankung. Übergewicht wird mit zu den Ursachen für Krebsentstehung eingeordnet und hat sogar dem Rauchen den Rang abgelaufen. Nahrungsmittelunverträglichkeiten können weit häufiger als bisher angenommen zu chronischen Entzündungen im ganzen Körper führen. Das heißt, nicht passende oder nicht gut vertragene Lebensmittel sind eine Hauptursache für sehr viele chronische Befindungsstörungen und Erkrankungen. Offensichtlich wurde dieses Reaktionsverhalten durch industriell hergestellte Lebensmittel, Schadstoffe, Belastungen und kulturfremde Nährstoffe beschleunigt. Z. B. wird Kuhmilch heute pasteurisiert und hat dadurch eine andere Molekülstruktur, die ggf. für den Darm weniger geeignet sein kann. Oder andere Menschen sind nicht in der Lage, so viele Klebeeiweiße von Getreidesorten abzubauen usw. Die Bewertung der Immunglobuline vom Typ IGG1 und IGG3 zeigen genau die Bereitschaft des Körpers an, mit Entzündungen zu reagieren. IGG4 ist die entzündungshemmende Gegenreaktion, sozusagen der Versuch, den Schaden niedrig zu halten. Durch diese ständigen Entzündungen über Lebensmittel wird die Zellfunktion mit den Jahren völlig überlastet und es kann zu körperlichen Beschwerden kommen, wie z. B. Allergien, Migräne, Diabetes, Rheuma, chronischen Schmerzen, Nervenerkrankungen, Depressionen, Tumoren, Abwehrschwächen, Darmerkrankungen, Gefäßerkrankungen und vielen mehr. Es lässt sich sehr genau bei chronisch erkrankten Patienten im Labor feststellen, auf welche Lebensmittel der Körper stark reagiert.

Mit speziellen, hochdosierten Naturmedizinrezepturen (Ethno Health Pilzkraft, Algenkomplex, Wurzelkomplex, Eiweiß-Vitalkomplex u. a.) Ernährungsumstellung, Darmsymbioselenkungen, Akupunktur und Nährstoffmangelausgleich lassen sich solche Unverträglichkeiten und die von ihnen ausgelösten chronischen Entzündungen sehr gut behandeln.

Burnout-Früherkennung, Stresshormonspiegelmessung mit DHEA, Cortisol, Serotonin, Adrenalin, Noradrenalin, Glutamat und Messungen der mitochondrialen Aktivität sind hilfreich, um gezielt Störungen mit speziellen Rezepturen zu behandeln.

Sowohl Überschuss als auch Mangel an diesen körperwichtigen Hormonen kann unterschiedlichste Symptome auslösen. Hier die wichtigsten im Überblick:

Angstzustände, Antriebslosigkeit, Erschöpfung, Müdigkeit, Konzentrationsstörungen, Müdigkeit, Unruhe, Nervosität, Kopfschmerzen, Ohrgeräusche, Essstörungen, Schulter-/Nackenverspannungen, Fibromyalgie, Muskelschwäche, Vergesslichkeit, Rastlosigkeit, Unfähigkeit, sich zu erholen, Wahrnehmungsstörungen, Niedergeschlagenheit, Depressionen.

Kommt es hier zu auffälligen Werten, können gezielte Gegenmaßnahmen mit speziellen, hochdosierten Naturmedizinrezepturen je nach Symptomlage eingeleitet werden (z. B. Astragalus 10, Bupleurum 9, Ziziphus 9, Wurzelkomplex u. a.)

Probiotika statt Antibiotika

Das Mikrobion ist einem Organ an Größe und Funktion gleichwertig.

Der Verdauungstrakt sowie Teile der Atmungsorgane und des Urogenitaltraktes sind besiedelt mit den unterschiedlichsten Bakterienarten. Diese schützen vor pathogenen Keimen. Hauptkolonisationsorgan der Bakterien ist der menschliche Dickdarm. Hier siedelt eine Mikrobengemeinschaft, die über eintausend Arten umfasst. Dieses „intestinale Mikrobion", jüngst als metabolisches Organ definiert, übertrifft die Erbinformation des Menschen um das 150-fache und stellt somit den größten Bakterienverbund des menschlichen Körpers dar. Hierbei beeinflussen Darmbakterien eine Reihe komplexer Interaktionen auf metabolischer und immunregulatorischer Ebene: Sie kontrollieren essentielle Stoffwechselprozesse, indem sie unter anderem Energieträger bereitstellen oder immunmodulierende Stoffe freisetzen. Kommensale Darmbakterien sind nicht nur dazu in der Lage, die aufgenommene Nahrung zu verwerten und unverdauliche Stoffe zu spalten. Sie synthetisieren lebenswichtige Vitamine und antimikrobielle Substanzen, die das Wachstum pathogener Bakterien eindämmen. Zudem wirken sie positiv auf Darmepithel oder -schleimhaut sowie das Immunsystem. Darüber hinaus werden ihnen noch weitere wichtige Funktionen zugeschrieben:

- Stimulation des Immunsystems, Stärkung des Mukosa-Immunsystems (MIS), Verdrängung von Krankheitserregern durch Bildung von ß-Defensin und sIgA
- Vitamin-Versorgung: Synthese der Vitamine B1, B2, B6, B12 und K im Darm
- Unterstützung der Verdauung: Abbau schwer verdaulicher Kohlenhydrate oder Ballaststoffe
- Produktion von kurzkettigen Fettsäuren wie Essigsäure (Acetat) und Buttersäure (Butyrat), die das Darmmilieu mitbestimmen
- Kurzkettige Fettsäuren dienen als Energiequelle für Darmschleimhautzellen
- Förderung der Darmperistaltik über kurzkettige Fettsäuren

- Bekämpfung von Entzündungen: besonders Butyrat wirkt entzündungshemmend und schleimhautprotektiv
- Entgiftung von Fremdstoffen

Auf der Basis der genetischen Analysen finden sich im Darm ca. 1.800 Bakterien-Gattungen und ca. 40.000 Bakterien-Arten. Ihr Gewicht beträgt bis zu 2 kg. Ihre Zahl übersteigt 100 Trillionen!

Darmbakterien haben eine ganz entscheidende Bedeutung für unser gesundes Dasein. Antibiotika zerstören sie und lösen langfristig einen weitunterschätzten Schaden aus.

Sie schützen uns vor endogenen Infektionen, indem sie das Darmmilieu (pH-Wert) verändern und Rezeptoren an den Schleimhäuten besetzen. Durch Darmbakterien wird das Mukosaimmunsystem aktiviert und die Bildung und Sekretion von sIgA (sekretorisches Immunglobulin A) reguliert. SIgA schützt nicht nur vor endogenen Infektionen, sondern verhindert durch Neutralisierung von Erregern und Antigenestrukturen auf der Schleimhautoberfläche eine übermäßige Belastung der systemischen Körperabwehr, Darmflora und Nahrungsverwertung.

Die Mikrobiota des Darmes hat einen Einfluss auf die Gewichtsentwicklung. Etwa 90 % der Darmbakterien lassen sich zwei großen Bakteriengruppen zuordnen, der Gruppe der „Firmicuten“ und der Gruppe der „Bacteroidetes“. Firmicuten können Ballaststoffe und komplexe Kohlenhydrate verwerten. Es entstehen Zucker und kurzkettige Fettsäuren, die der Körper aufnehmen und aus denen er Fett aufbauen kann. Ein hoher Firmicutenanteil im Darm entscheidet also mit darüber, wie viele Kalorien der Körper aufnimmt. Mit anderen Worten: Beim Verzehr der gleichen Nahrungsmenge werden je nach Zusammensetzung der Darmflora unterschiedlich viele Kalorien aufgenommen. Eine kohlenhydratreduzierte Diät führt zu einer relativen Vermehrung von Bacteroidetes-Arten und damit zu einer verminderten Energieaufnahme über die zugeführte Nahrung. Auch über die Gabe von speziellen Prä- und Probiotika lässt sich das Verhältnis von Firmicuten zu Bacteroidetes nachhaltig beeinflussen und einer Gewichtszunahme entgegenwirken. Nach heutigem Wissensstand hat die Darmflora vielfältige Einflüsse auf den menschlichen Organismus. Sie schützt nicht nur vor Infektionen, sondern hat Auswirkungen auf unser Nervensystem, die Schmerzempfindung und die Nahrungsverwertung. Wie zahlreiche Arbeiten aus den letzten Jahren belegen, werden vermeintlich zentralnervös bedingte Erkrankungen nicht unwesentlich durch Bakterien des Gastrointestinaltraktes mit beeinflusst. Mit Hilfe von Stuhlflorabefund und ergänzenden Parametern kann eine Entscheidung darüber getroffen werden, ob Probiotika bei dem

Patienten sinnvoll sind und über welche Bakterienstämme (über welche Probiotika) ein optimaler Effekt zu erzielen ist. Ohne entsprechende Vordiagnostik gelingt das kaum. Darüber hinaus ergeben sich Hinweise auf Verdauungsstörungen oder eine Fehlernährung, die dem Patienten helfen, durch Substitutionstherapie oder gezielte ernährungstherapeutische Maßnahmen gegenzusteuern. Zusätzlich ergeben sich Anhaltspunkte auf oberflächliche oder invasive Schleimhautirritationen, die über eine weiterführende Diagnostik ursächlich abgeklärt werden müssen. Die Untersuchung der Mikrobiota des Darmes ist ein seit langer Zeit durchgeführtes Verfahren, das auch heute noch Sinn macht. Sind auch viele in früherer Zeit von Autoren abgeleitete Aussagen so nicht mehr haltbar, bietet sie heute die Möglichkeit, zusammen mit anderen Parametern als Entscheidungsgrundlage für anschließende Therapien zu dienen.

Probiotika etablieren sich immer mehr. Durch zahlreiche Studien konnte ihre Wirksamkeit belegt werden. Die Probiotikaforschung hat in den letzten sechs Jahren viele offene Fragen klären können. Die Zahl der Studien ist deutlich gestiegen. Moderne Multistamm-Probiotika (z. B. Ethno Health Darmkraft) sind in der Lage, einer gesteigerten intestinalen Permeabilität entgegenzuwirken oder bei Säuglingen das Auftreten von Allergien zu verhindern.

Durch Auswahl der richtigen Probiotika können antibiotika-assoziierte Diarrhöen um 95 % reduziert werden, entzündliche Schleimhautreaktionen durch Mastzellstabilisierung und Abnahme der inflammatorischen Zytokine deutlich minimiert werden.

Aus all den Ergebnissen lassen sich spezielle Mangelzustände oder Zellstoffwechselstörungen ermitteln. Diese können vielfältige Ursachen haben, nach denen geforscht werden sollte. Zur Behandlung der Störungen können spezielle Vitalstoffmischungen (z. B. Ethno Health Eiweiß-Vitalkomplex), Antioxidantien (Immunkraft), Entgiftungsprogramme (Algenkraft, Leberkraft) oder Stabilisierungsprogramme (z. B. Wurzelkomplex, Darmkraft) oder andere Ethnorezepturen gezielt eingesetzt werden.

Nur wer fit und gesund ist, kann die ständig wachsenden Anforderungen des modernen Alltags bewältigen. Dabei ist gezielte Vorsorge (Prävention) ein wichtiger Faktor, um auf Dauer gesund zu bleiben. Die meisten Erkrankungen lassen sich durch eine bewusste Lebensführung vermeiden. Im Mittelpunkt stehen dabei die Ernährung, die Bewegung, die Entspannung und die rechtzeitige konsequenten Anwendung von Naturmedizin in Form von Heilkräuterrezepturen, die gesunde Prozesse anregen und stärken.

Big Pharma – Glück oder Unglück?

Bestimmt kennen Sie auch das ungute Gefühl, das einen beschleicht, wenn man jeden Morgen seine Pillen nehmen muss. Man betrachtet sie kurz und dann schnell runter damit. So richtig traut man sich nicht, den Beipackzettel zu lesen. Es graut einem, wenn man nur daran denkt, was da alles drinstehen könnte. Nehmen Sie ein Medikament für den Magen, vielleicht einen Säureblocker? Falls ja, leiden Sie vermutlich unter Sodbrennen oder einer Gastritis. Oder sollen Sie ihn „vorbeugend" nehmen, da Sie zu viele Medikamente auf einmal nehmen müssen?

Vor ein paar Wochen hatte ich einen Patienten, der inzwischen seit drei Jahren acht Tabletten Pantoprazol täglich nimmt, einen Magensäurehemmer (etwas stärker als Omeprazol), der seit fast einem Jahrzehnt von fast allen Ärzte inflationär (gedankenlos) verschrieben wird und zu schwerster Abhängigkeit führt. Er leidet täglich unter Magenschmerzen und es gab nichts, was ihm helfen konnte. Ich kann mich noch gut daran erinnern, als dieses Magenmittel eingeführt wurde. Maximale Einnahmedauer 14 Tage, so hieß es damals, sonst sind schwere Nebenwirkungen zu erwarten. Heute ist dieser Passus gestrichen und dieses Mittel wird bei jedem Magendrücken nach opulenten Mahlzeiten (in der Weihnachtszeit steigen die Verkaufszahlen von Nexium, Antra, Rifun usw. explosionsartig) und als Zugabe zu Schmerzmitteln, Cortison und Rheumamitteln als Standard (bis ans Lebensende) verordnet. Leider mit schlimmsten Nebenwirkungen, die das Leben stark einschränken können. Die unvermeidbaren Nebenwirkungen sind:

1. Magendrücken, Blähungen, Übelkeit, Durchfall (ohne Säure kann schließlich nicht mehr richtig verdaut und wichtige Nährstoffe können nicht mehr aufgespalten werden)
2. Nahrungsmittelallergien (unvollständig verdaute Eiweißpartikel gelangen als Allergene durch die Darmschleimhaut)
3. Vitamin-B12-Mangel (Hemmung des Intrinsic Factors, der die Resorption von B12 steuert – B12-Mangel führt zu Sehstörungen, Arteriosklerose, Müdigkeit, Nervenschwäche u.v.m.)

4. Mineralstoffmangel (Magnesiummangelzustände mit Schwindel, Erschöpfung, Krämpfen), Zink- und Calciummangel
5. Erhöhtes Knochenbruchrisiko durch Calciummangel
6. Leber- und Nierenschäden werden vermutet, sind aber nicht sicher nachgewiesen
7. Begünstigung von Infektionen, da Säureschutz fehlt – auch Infektionen durch Helicobacter pylori

Säureblocker lösen das Problem erst richtig aus, gegen das sie eigentlich verschrieben werden (s. Studien der Uni Kopenhagen und Oslo). Säureblocker machen abhängig und lösen ein Rebound-Phänomen aus. Wenn ein Gesunder dieses Mittel nimmt, kommt er schon nach wenigen Wochen nicht mehr ohne es aus, da die Magensäureproduktion während der Einnahme Schritt für Schritt hochgefahren wird. Dieser Effekt kann nach Absetzen noch 2 Monate anhalten. Durch eine Ethnotherapie mit Algen und Eiweiß-Vital-Komplex konnte mein Patient innerhalb von wenigen Wochen so entwöhnt werden, dass er jetzt gar kein Medikament mehr für seinen Magen benötigt. Seitdem sind über zehn Symptome, die er hatte, von denen er aber nicht wusste, dass sie durch die Rebound-Wirkung der Säurehemmer ausgelöst werden, verschwunden.

Gleiches erlebe ich fast täglich mit Fettsenkern (verursachen z. B. Leberschäden, Demenz), Bluthochdruckmitteln wie Beta-Blockern (z. B. Müdigkeit, Schwindel, Potenzstörungen), mit Antirheumatika (z. B. schwere Vitaminmängel), mit Antibiotika (z. B. Resistenzen, Störungen des Immunsystems), Insulin (z. B. Gewichtszunahme, Fetteinlagerung) und natürlich mit Cortison (z. B. Wassereinlagerung). Besonders erstaunlich ist das Verhalten vieler Kollegen, die oft bis zu vier verschiedene Blutdruckmittel aufschreiben. Eines wirkt nicht, also ein zweites dazu usw. Die Wechselwirkungen sind so komplex und vielschichtig, die Nebenwirkungen über die Wochen so schleichend, dass sie oft nicht mit den Medikamenten in Verbindung gebracht werden.

Die 6 für uns heute nebenwirkunggefährlichsten Medikamentengruppen sind: Protonenpumpenhemmer gegen Magenschmerzen (z. B. Esomeprazol), Statine gegen hohen Fettspiegel (z. B. Atorvastatin), Antibiotika (z. B. Zithromax), Antipsychotika (z. B. Risperidon), Antidepressiva (z. B. Fluoxetion), Opiate (z. B. Ritalin).

Ignoranz macht krank

Ich setzte mich Zeit meines Lebens für Transparenz und Wahrhaftigkeit im Umgang mit Pharmazie ein, denn wir müssen heute den möglichen Nebenwirkungen mutig ins Auge schauen. Wir müssen wissen, welchen Preis wir zahlen, wenn wir es uns mit chemischer Medizin scheinbar einfacher machen wollen. Kürzlich konnte ich 54 Einheiten Insulin bei einer 79-jährigen Patientin innerhalb von vier Wochen auf null ausschleichen. Eine Blutzucker-Komplex-Rezeptur reichte aus, um ihren Zuckerspiegel unter 120 zu halten. Die Erleichterung, sich nicht mehr dreimal am Tag vom Pflegedienst erst pieksen und dann spritzen zu lassen, konnte sie kaum fassen. Ein 55-jähriger Ingenieur, der 40 mg Simvastatin über mehr als 10 Jahre genommen hatte und damit seinen Cholesterinspiegel gerade bei 260 halten konnte, hatte nach vierwöchiger Einnahme einer Cholesterin-Komplex-Rezeptur schließlich Werte um 225. Ein 42-jähriger Lehrer, der über Jahre unter den Nebenwirkungen seiner Beta-Blocker litt, konnte durch seine Blutdruck-Komplex-Rezeptur den mühsam eingestellten Blutdruck von 150/100 auf 125/90 senken. Eine 70-jährige rüstige Frau, die seit 15 Jahren unter geschwollenen Fingern und Morgensteifigkeit in den kalten Fingergelenken klagte, konnte bereits nach sechs Wochen mit einer Inflam-Komplex-Rezeptur nicht nur auf Ibuprofen verzichten, sondern sie wachte auch morgens mit dünnen, frei beweglichen Gelenken auf. Eine 30-jährige Patientin mit Haarausfall konnte nach einer Kur mit dem Eiweiß-Vitalkomplex und Algenkraft täglich beobachten, wie der Haarausfall abnahm und nach sechs Wochen ganz aufhörte. Eine Patientin mit kalten Fingern und Füßen, mit blassem Gesicht, leiser Stimme und Hörschwäche fühlte sich nach einer zweimonatigen Rehmannia-Kur wieder in ihrer Kraft und konnte nach sechsmonatiger Krankschreibung endlich wieder arbeiten gehen. Ein 12-jähriges Mädchen, das alle sechs Wochen wegen Grippe ein Antibiotikum bekam, blieb bis heute erkältungsfrei, nachdem sie mit einem Probiotikum (Darmkraft) und einem Immunstärkungsmittel (Immunkraft) eine sechswöchige Kur gemacht hatte. Chronische Rückenschmerzen verschwanden bei einem 35-jährigen Arbeiter, als er Cythula 12 nahm, nachdem er zuvor über Monate Ibuprofen nehmen musste. Eine 42-jährige Patientin, die über Jahrzehnte L-Thyroxin 50 nehmen musste, kam mit einer Algenkraft-Rezeptur (die viel natürliches Jod enthält) fortan ohne Hormonersatz aus. Dies sind nur einige der Beispiele, die mir aus den letzten Wochen gerade in den Sinn kommen. Es gibt Alternativen zu den pharmazeutischen Präparaten. Versuchen Sie es und bilden Sie sich Ihre eigene Meinung.

Das oberste ärztliche Gebot lautet: „Keinen Schaden zufügen"

Hier will ich mich kurz mit den „guten Gründen", bei Arzneimitteln Vorsicht walten zu lassen, auseinandersetzen. Wir müssen heute der Tatsache ins Auge sehen, dass vieles, was uns von der Pharmaindustrie versprochen wird, nicht so ist, wie es scheint.

Wir gehen davon aus, dass:

- Medizin auf den Ergebnissen ordentlicher Studien basiert
- der Arzt genau weiß, was er verschreibt und wie das Verschriebene wirkt
- Arzneimittel nicht nur von denen getestet werden, die sie herstellen
- Regulierungsbehörden nur wirksame Arzneimittel zulassen
- Ärzte Statistik verstehen und damit die Forschungsergebnisse kennen und interpretieren können
- Pharmakonzerne ihre Ergebnisse nicht unter Verschluss halten, sondern alles veröffentlichen, auch das für sie nicht Positive
- ungünstige Ergebnisse, Misserfolge und Nebenwirkungen veröffentlicht werden müssen
- Studien ordentlich in westlichen Ländern und nicht in Entwicklungsländern, z. B. unter den Ärmsten der Armen in Zentralafrika, durchgeführt werden
- Primärergebnisse nicht manipuliert und gefälscht werden, um Ärzte zu täuschen
- die Datengrundlage von Medikamenten, die in den 70er-Jahren auf den Markt kamen, besser waren als heute
- die hohen, für Deutschland ausgehandelten Preise von Medikamenten ihre Berechtigung haben
- Korruption, Fälschungen und Manipulation im deutschen Gesundheitssystem nicht möglich sind
- Arzneimittelstudien bei Menschen in westlichen Ländern gemacht werden und nicht unter der Landbevölkerung Zentralafrikas
- die von unabhängigen Universitäten finanzierten Studien die gleichen Ergebnisse bringen wie die von der Pharmazie in Auftrag gegebenen Studien.

Details, die diese Aussagen begründen, finden sich in dem lesenswerten Buch des Insiders Ben Goldacre: „Die Pharma-Lüge".

Leider sind die Dinge ganz anders, als sie scheinen. Einerseits sind viele Medikamente ein großer Segen für uns alle, aber auf der anderen Seite sind wir gefordert, kritisch mit ihnen umzugehen, Beipackzettel zu lesen und nur dann etwas einzunehmen, wenn es keine andere Möglichkeit gibt.

Die Gründe: Über Angst, pharamzeutische Dauerlutscher und ökologischen Schaden

Unbestreitbar ist, dass die moderne Schulmedizin mit ihren Arzneien im letzten Jahrhundert einen wichtigen Beitrag zur Förderung und Stabilisierung unserer Gesundheit geleistet hat und in Teilbereichen noch immer leistet. Unbestreitbar ist auch der technische Fortschritt in der Medizin, von dem wir alle in erheblichem Maße profitieren. Operationen, Intensivmedizin, feinste Apparatediagnostik u. v. m. sind ein Segen für uns alle. Kritisch zu sehen ist jedoch der Beitrag der pharamzeutischen Industrie für das Wohl der Gesellschaft. Wir haben eine gute Seite, diese darf jedoch nicht darüber hinwegtäuschen, dass es auch eine immer größer werdende negative Schattenseite gibt.

Bei 85 % der Hausarztbesuche wäre Naturmedizin ausreichend.

In den letzten 10-15 Jahren wird jedoch immer offensichtlicher, dass eine Grenze der Sättigung immer näher rückt, die die Pharmabranche in zunehmende Bedrängnis bringt. Die Zahl neuer, wirklich innovativer Produkte ist so niedrig wie nie zuvor, dagegen nimmt die Zahl unnötiger und sogar gesundheitsschädigender Produkte überproportional zu. Wir sind heute wie selten zuvor mit der Frage konfrontiert, ob der Aufwand den Nutzen rechtfertigt. Besonders angesichts der Tatsache, dass nach neuesten Erkenntnissen bei 85 % aller Allgemeinarztkontakte keine organische Krankheit vorliegt, sondern nur eine Befindungsstörung bzw. energetische Blockade. Obwohl diese fast immer auf die aktuelle Lebensführung zurückführbar ist, wird hier mindestens ein chemisches Präparat verschrieben. Hier sind Unterstützung, Empathie und Präsenz des Arztes gefragt. Oft reicht ein gutes Naturheilmittel aus, um die Beschwerden zu erleichtern. Zu oft wird jedoch ein Arzneimittel mit einem eigentlich unnötigen pharmazeutischem Präparat mit meist unüberschaubaren Nebenwirkungen verschrieben. Auch im Sinne der Nachhaltigkeit (und unseres ökologischen Fußabdrucks) müssen wir den klaren Fakten ins Auge schauen.

Gute Gründe, chemischen Arzneimitteln mit Skepsis gegenüberzutreten:

Vermeidbare Neben- und Wechselwirkungen: 30.000 Arzneimitteltote pro Jahr in Deutschland (Professor Dr. med. Jürgen C. Fröhlich vom Institut für Klinische Pharmakologie an der Medizinischen Hochschule Hannover). 2 Millionen Menschen erleiden in den USA schwere Nebenwirkungen nach der Einnahme von Medikamenten. 100.000 Patienten sterben daran. Demnach sind schwere Arzneimittelfolgen die vierthäufigste Todesursache in den USA – dicht nach Krebs, Herzleiden und Schlaganfall. (Nature, Bd. 446, S. 975, 2007).

Rund eine Million Menschen werden pro Jahr wegen Nebenwirkungen von Medikamenten in Krankenhäuser eingeliefert und die Hälfte der Patienten in akuter Lebensgefahr. Sie haben schädliche, falsche oder zu viele Medikamente eingenommen. Das Bemerkenswerte daran ist, dass die Hälfte dieser unerwünschten Arzneimittelwirkungen vermeidbar ist.

Falscher Einsatz der Arzneimittel: 500.000 Todesfälle durch Herz-Kreislauf-Erkrankungen, von denen wahrscheinlich 100.000 hätten verhindert werden können, wenn die Patienten nicht die falschen Arzneimittel bekommen hätten (Deutsche Medizinische Wochenschrift).

Nach Lucian Leape, Professor für Gesundheitspolitik an der Universität Harvard, hat man im Krankenhaus ein Risiko von 1 zu 200, eine schwere oder gar tödliche Komplikation durch Medikamente zu erfahren, im Gegensatz zu einem Risiko von 1 zu 2.000.000, wenn man ein Flugzeug besteigt.

Ökologischer Schaden: 38.000 Tonnen Medikamente im Wert von 2 Mrd. Euro müssen Jahr für Jahr entsorgt werden und belasten damit in starkem Umfang die Umwelt. Egal ob über Hausmüll, Kanalisation oder Verbrennungsanlagen, ist die Belastung der Umwelt erheblich. Wie der Sachverständigenrat für Umweltfragen (SRU) 2007 feststellte, werden jährlich etwa **38.000 Tonnen** nicht mehr benötigter Arzneimittel aus Apotheken und Krankenhäusern vernichtet und nach einer Schätzung des Bayerischen Landesamts für Umwelt von 2006 [laut Abfallratgeber Bayern] wandern pro Jahr aus Privathaushalten, die mit etwa 85 % den Hauptanteil gegenüber Kliniken und Pflegeheimen stellen, bis zu 30.000 Tonnen nicht mehr benötigter Arzneimittel in den Müll – nach einer anderen Schätzung **jede fünfte von 1,6 Milliarden in Verkehr gebrachten Packungen**. Dazu kommt, dass jeder 3. Patient innerhalb von 10 Tagen seine Einnahme abbricht.

Angstmarketing: Wie kürzlich vom Verband der forschenden Pharmaunternehmen zugegeben werden musste, fließen nur 30 % des Umsatzes in die Erforschung neuer Arneimittel. 40 % fließen in Marketing. D. h. ein zweistelliger Milliardenbetrag wird jährlich verwendet, um Felder zu schaffen, damit Produkte abgesetzt werden, die keiner kaufen würde, würden sie nicht beworben.

Statistische Manipulationen: Mit illegalen Marketing-Strategien, nicht veröffentlichten Studienergebnissen und verschiedensten fälschlichen Angaben platzieren sich Pharmafirmen vor der Konkurrenz. Dabei nehmen sie Strafzahlungen in Milliardenhöhe in Kauf. Einer Studie zufolge überwiegen die Vorteile die Nachteile durch die Strafzahlungen. Diese zahlen die Pharmafirmen praktisch aus der Portokasse. Die Pharmafirmen verschweigen Nebenwirkungen ihrer Medikamente, um den Marktwert der Produkte nicht zu gefährden. So kassieren sie zunächst Milliarden an Einnahmen, bevor herauskommt, dass manche Medikamente einen hohen Schaden anrichten können.

Strafen: Die Höhe der Strafen für Manipulationen sollte aufhorchen lassen. Sie lässt ahnen, was unentdeckt unter dem Teppich liegt. Die erfassten weltweit tätigen Pharmakonzerne zahlten zwischen 2009 und 2012 5,1 Milliarden Dollar Strafe für ihr Tun an die US-Regierung. Dies entsprach im Vergleich zu den drei Vorjahren einer Verfünffachung. Insgesamt mussten die Unternehmen zwischen 1991 und 2012 30,2 Milliarden Dollar Strafe zahlen. (Quelle: Public Citizen)

All das ist nur die Spitze des Eisberges. Gute Gründe, der Schatzkiste der Natur mehr Aufmerksamkeit zu schenken.

Kapitel 3: Die besten Naturmedizinrezepturen aus aller Welt

Die Ethnorezepturen – altes Heilwissen neu entdeckt

Bewährte, hochdosierte Naturmedizinrezepturen als Medizin der Zukunft.

Von all meinen Reisen habe ich über 25 Jahre lang wichtige Erkenntnisse mitgebracht. Diese konnte ich mit Datenbanken abgleichen und bei meinen Patienten erfolgreich anwenden.

All meine guten Erfahrungen mit den verschiedenen Heilpflanzen und den speziellen Rezepturen aus allen Teilen der Welt konnte ich jedoch nur machen, weil ich über all die Jahre Firmen gefunden habe, die diese als Nahrungsergänzungsmittel vertrieben haben. So musste ich das eine hier, das andere dort bestellen lassen bzw. die Patienten bitten, sich die Dinge selbst bei Adressen, dich ich nennen konnte, zu besorgen. Ein sehr unbefriedigender Zustand, an dem ich über viele Jahre nichts ändern konnte – zumal ich oft über die wirkliche Qualität und Reinheit der Produkte nur das Beste hoffen konnte. Eine Ausnahme bildeten spezielle TCM-zertifizierte Apotheken, die uns die chinesischen Kräuter immer garantiert zertifiziert sauber anbieten konnten. Einem sehr glücklichen Umstand habe ich es zu verdanken, dass die Firma Ethno Health mir die Möglichkeit gab, die bewährtesten Heilpflanzenrezepturen unseres Planeten zu definieren und auf den Prüfstand zu stellen mit dem Ziel, diese dann genau in der von mir empfohlenen Form herzustellen.

Alle Inhaltsstoffe sollten sicher pestizidfrei, zertifiziert sauber, laktose- und glutenfrei sein. Die Verpackung müssten Glasflaschen mit einer korrekten Füllmenge sein. Alle Angaben zu den Inhaltsstoffen mussten

100 % transparent sein, damit jeder genau erkennen kann, was und wie viel davon er mit jeder Kapsel einnimmt. Sie stimmten zu und die Arbeit begann.

Aus den genannten Gründen habe ich mir in diesem Buch zur Vereinfachung der praktischen Anwendung erlaubt, da, wo es Produkte dieser Firma („Ethno Health") gibt, auch einen Hinweis darauf zu geben. Die Ethno Health Produkte teilen sich ein in 30 Ethnorezepturen in Kapselform (2 x 1 Kapsel pro Tag, therapeutische Dosis bis zu 3 x 2 Kps. pro Tag). Diese teilen sich auf in 10 stärkende Präventivprodukte (Wurzel-Komplex, Immunkraft, OPC-Kraft, Algenkraft, Pilzkraft, Enzymkraft, Darmkraft, Leberkraft, Eiweiß-Vitalkomplex, Männerkraft, Frauenkraft, Weidenkraft, Zellschutz-Komplex, Ayurveda Balance) und 20 Spezialprodukte zur Stärkung einzelner Organsysteme bzw. zur gezielten Anregung von Selbstheilungsprozessen (Tabelle siehe am Ende des Buches.)

Darüber gibt es 10 TCM-Rezepturen (1 x 1 gehäufter Teelöffel pro Tag, ggf. auch 2 x 1 Teelöffel pro Tag).

Es muss nicht immer Chemie sein

Wir sind nicht dazu verpflichtet, uns immer nur auf die Pharmazie zu verlassen. Die Erfahrung zeigt, das wir viel mehr reduzieren und absetzen können, als wir meist glauben. Besonders wenn wir unsere Lebensführung optimieren und gesünder und achtsamer leben, können wir schnell auf das ein oder andere chemische Präparat verzichten und uns damit langfristige Nebenwirkungen ersparen. Daher rate ich immer wieder dazu, Beipackzettel aufmerksam zu lesen, um sich der möglichen Risiken der Medikamenteneinnahme bewusst zu werden.

Dies inspiriert schnell dazu, nach Alternativen Ausschau zu halten. Und diese gibt es.

Wir sollten immer wieder den Versuch unternehmen, chemische Medizin zu reduzieren mit dem Ziel, sie ganz abzusetzen. Meine nun fast 30-jährige ärztliche Erfahrung bestätigt mir, dass dies unter fachlicher Aufsicht allemal immer wieder ein Versuch wert ist. Sie werden erstaunt sein, welche Heilkraft von den einzelnen Rezepturen ausgeht:

Dies gilt besonders für **Antibiotika** bei Infektionen (Alternative Ethno Health OPC-Kraft und Immunkraft), **Magenmittel** wie H2-Blocker oder den Protonenpumpenhemmer Pantoprazol (Alternative: Ethno Health

Algenkraft, TCM Astragalus 10), **Antirheumatika** wie Cortison, MTX oder Ibuprofen (Ethno Health Inflam-Komplex, Weidenkraft, TCM Cythula 12), **Abführmittel** wie Dulcolax (Ethno Health Algenkraft, Darmkraft, Leberkraft), **Asthmamittel** wie Theophyllin (Ethno Health Lungenkraft), **Fettsenker** wie Statine (Ethno Health Cholesterinkomplex), **Herzinsuffizienz**-Präparate wie ACE Hemmer, **Hypotoniemittel** wie Effortil (Ethno Health Herzkraft – nur nach ärztlicher Rücksprache), **Blutdruckmittel** wie ß-Blocker (Ethno Health Blutdruckkomplex oder TCM Uncaria 11 – nur nach ärztlicher Rücksprache), **Diabetesmittel** wie Metformin, Glukobay, Glibenclamid (Ethno Health Blutzucker-Komplex und TCM Rhemannia 6 – auch Insulin kann u. U. deutlich reduziert werden, jedoch nur unter ärztlicher Begleitung), **Kniegelenkspiegelungen und Operationen** (Ethno Health Gelenkkraft), **Cortison** bei Colitis Ulcerosa (Ethno Health Algenkraft, OPC-Kraft und Darmkraft), **Psychopharmaka** bei Depressionen und Ängsten (Ethno Health Ayurveda Balance, Wurzelkraft, Ethno Health TCM Ziziphus 9), **Schlafmittel** (TCM Ziziphus 9, Schisandra 13), **Antikoagulantien** wie ASS, Macumar oder Xarelto (Ethno Health Enzymkraft, Weidenkraft – nur nach ärztlicher Rücksprache), **Antiphlogistika** bei Schwellungen, Ödemen und Entzündungen (Ethno Health Enzymkraft, OPC-Kraft).

Was ist hilfreich, damit Ethnorezepturen optimal wirken können?

- Benennung der Symptome
- Entscheidung: Will ich wirklich gesund werden und bin ich bereit, etwas dafür zu tun?
- Innere Vorstellung davon, wie sich Gesundheit wieder anfühlen kann – Vertrauen, dass es auf diese Weise möglich ist, Selbstheilungsprozesse anzuregen
- Richtige Auswahl der individuell passenden Rezeptur
- Vertrauen in die Rezeptur und ihre Herkunft
- Ausreichende Dosierung (oftmals erfolgt eine dramatische Unterdosierung)
- Schaffung von Rahmenbedingungen, unter denen Heilung besser gelingen kann (z. B. Verzicht auf übermäßigen Konsum von Fleisch, Milch, Weißmehl und Zucker während der Einnahme, Entspannung, ausreichend Schlaf und Bewegung)

Für eine nachhaltige Gesundheit wäre wünschenswert:

- Verständnis der ganzheitlichen Prozesse rund um die Ursache der Symptome, Erkennen der Botschaften des Körpers im Sinne von „Krankheit als Chance"
- Grundsätzlich Bereitschaft, an der Ursachenbeseitigung zu arbeiten

Extrakte – hohe Wirksamkeit, hohe Qualität

Hochkonzentrierte Pflanzenextrakte mit hohem Gehalt an sekundären Pflanzenstoffen sind der Schlüssel zur Anregung wichtiger und notwendiger Selbstheilungsprozesse.

Bei allen Heilkräuterrezepturen ist es wichtig, dass diese von zertifizierten Anbietern kommen und über sichere Reinheitszertifikate verfügen. Optimal ist es, wenn in Deutschland produziert wird und sogar ein eigenes Testlabor vorhanden ist (wie bei Ethno Health). Zudem ist es von großer Wichtigkeit, dass reine Extrakte der Pflanzenbestandteile verwendet werden, wo immer dies möglich ist. Extrakte werden mittels eines komplexen, vielstufigen Extraktions- und Reinigungsprozesses gewonnen. Dabei werden unerwünschte Inhaltsstoffe entfernt und die erwünschten, die Wirksamkeit bestimmenden Pflanzenbestandteile angereichert. Die Anwendung von Spezialextrakten hat vor allem den Vorteil, dass die Wirkstoffkonzentration in der Rezeptur erheblich erhöht werden kann. Es werden geringere Mengen eines Stoffes für die gleiche Wirkung benötigt. Nicht erwünschte Nebenprodukte werden bei der Extraktion entfernt, das Phytopharmakon wird so reiner und damit besser verträglich. Zusammensetzung und Menge der Inhaltsstoffe ist standardisiert. Das garantiert eine gleichbleibende Qualität. Das sogenannte Droge-Extrakt-Verhältnis (DEV) gibt an, welche Ausgangsmenge an Droge für die Bereitung einer bestimmten Menge des Extraktes eingesetzt wurde. Für einen Trockenextrakt mit einem DEV von z. B. 10:1 bedeutet dies, dass 1 Teil Trockenextrakt aus 10 Teilen Droge gewonnen wurde, also wurde für die Bereitung von z. B. 70 g Trockenextrakt 700 g Droge eingesetzt. Mit dieser Zahl kann bei der Dosierung des pflanzlichen Arzneimittels immer auf die dafür eingesetzte Drogenmenge umgerechnet werden. Damit können auch verschiedene Trockenextrakte einer Droge in ihrer Qualität verglichen und Rückschlüsse auf die Anreicherung der Inhaltsstoffe gezogen werden. Trockenextrakte haben je nach eingesetztem Pflanzenteil ein DEV von 5:1 bis etwa 50:1

Damit die Rezepturen optimal wirken können, ist es für das körperliche System sehr hilfreich, wenn es gelingt, Rahmenbedingungen zu schaffen, die dem Körper diesen Prozess leichter machen.

Sekundäre Pflanzenstoffe (Phytamine) und Polyphenole

Sekundäre Pflanzenstoffe sind chemische Verbindungen, die von Pflanzen selbst produziert werden. Sie sind für die Pflanze lebenswichtig und haben für den Menschen einen hohen gesundheitlichen Stellenwert. Die meisten der seit Generationen genutzten Heilpflanzen sind reich an den unterschiedlichsten Naturstoffen, insbesondere an sekundären Pflanzenstoffen. Sekundäre Pflanzenstoffe schützen Körperzellen vor sogenannten freien Radikalen und verlangsamen die Zelloxidation (reaktivieren Vitamin C). Sie schützen das zentrale Nervensystem (auch Gehirnzellen), haben gute immunmodulierende Funktionen, entgiftende, antifungale, aber auch durchblutungsfördernde, antiphlogistische, antiallergische und antikanzerogene Wirkungen. Sie hemmen die Bildung von Harnsäure, normalisieren den Cholesterinstoffwechsel und können die Gerinnungsparameter des Blutes verbessern.

Wie können sekundäre Pflanzenstoffe im Körper wirken?

- antioxidativ
- antientzündlich
- blutreinigend und entgiftend
- antiviral
- antiparasitär
- antikanzerogen
- antiphlogistisch

Alle Ethnorezepturen enthalten Vitamine, Co-Vitamine, Enzyme, hochwertige Antioxidantien und eine große Vielfalt anderer sekundärer Pflanzenstoffe. Hier eine kurze Auflistung der wichtigsten sekundären Pflanzenstoffe, die wir in den Rezepturen finden:

Sekundärer Pflanzenstoff	Wirkung	Vorkommen: (unter anderem)
Carotinoide	krebshemmend, antioxidativ, immunregulierend (stärkend/stabilisierend), cholesterinsenkend	Karotten, Pfirsiche, Paprika, Brokkoli, Erbsen, Bohnen, Kürbis, Tomaten
Phytosterine	krebshemmend, cholesterinsenkend	Sesam, Sojabohnen, Kürbiskerne, Brokkoli, Rosenkohl, Zwiebeln
Glucosinolate und Sulfide (Senfölglykoside)	krebshemmend, cholesterinsenkend, antimikrobiell	Kohlarten, Kohlrabi, Rettich, Rüben, Brokkoli, Kresse, Lauch
Saponine	krebshemmend, immunregulierend, cholesterinsenkend, antimikrobiell	Linsen, Spinat, Hafer, Paprika, Tomaten, Sojabohnen
Polyphenole	krebshemmend, antioxidativ, blutdrucksenkend, blutzuckersenkend, immunregulierend, cholesterinsenkend, antimikrobiell, entzündungshemmend	rote Trauben (Rotwein), Auberginen, Zwiebeln, Kohlarten, Vollkorn
Phytoöstrogene	krebshemmend, antioxidativ	Sojabohnen, Linsen
Sulfide, Isothiocyanate, Flavonoide, Anthocyane	krebshemmend, antioxidativ, blutdrucksenkend, immunregulierend, cholesterinsenkend, antimikrobiell, entzündungshemmend	Zwiebeln, Knoblauch, Lauch, Spargel
Protease-Inhibitoren	krebshemmend, antioxidativ, blutzuckersenkend	Kartoffeln, Vollkorn, Erbsen, Bohnen
Phytinsäure	krebshemmend, antioxidativ, immunregulierend, blutzuckersenkend	Vollkorn, Erbsen, Bohnen, Leinsamen

Die aus den verschiedenen Teilen der Welt stammenden und seit Jahrtausenden bekannten Heilpflanzen beinhalten die verschiedenen Nährstoffe in ihrem komplexen natürlichen Verbund, sind höchst bioverfügbar und nach modernsten wissenschaftlichen Kriterien und traditionellen Original-Rezepturen entsprechend sinnvoll zusammengestellt.

Nebenwirkungen und Kontraindikationen:

Bei der Behandlung mit hochdosierten Naturmedizinrezepturen treten verhältnismäßig wenige Nebenwirkungen auf, trotzdem muss auf Nebenwirkungen geachtet werden, denn es bestehen dieselben Risiken wie bei allem, was eingesetzt wird, um körperliche Stoffwechselprozesse zu beeinflussen. Es gibt immer ein Potential für unerwünschte Wirkungen und Wechselwirkungen. Genauso wie auch einzelne Nahrungsmittel möglicherweise von dem ein oder anderen nicht vertragen werden können. Im Allgemeinen haben jedoch Rezepturen, die seit Jahrhunderten, teils seit Jahrtausenden eingesetzt werden, aber eine bewährte und gute Verträglichkeit und eine große therapeutische Breite. Sie sind oft risikoärmer als chemisch-synthetische Medikamente. Sie eignen sich deshalb gut für einfache und chronische Beschwerden und können aufgrund des eher geringen Interaktionspotentials auch bei älteren Menschen mit Mehrfachverordnungen gut eingesetzt werden. Wenn diese nicht tolerabel sind, muss im schlimmsten Fall die Therapie abgebrochen werden. Bei den hier beschriebenen Rezepturen konnten, außer selten Übelkeit bei Einnahme auf nüchternen Magen, keine größeren Nebenwirkungen beobachtet werden. Bei der Einnahme von Wurzelkomplex fiel inzwischen auf, dass es bei zu später Einnahme abends zu Schlafstörungen kommen kann. Bei Bluthochdruck, Schilddrüsenüberfunktion und Hashimoto sollte Wurzelkomplex nicht oder nur sehr niedrig dosiert unter ärztlicher Beobachtung eingenommen werden. Algenkraft (Jod) sollte nicht bei Schilddrüsenüberfunktion und Hashimoto eingenommen werden. Da jeder Mensch anders reagiert und vielleicht den einen der vielen Inhaltsstoffe nicht vertragen kann, sind Nebenwirkungen nie ausgeschlossen. Bei Unklarheiten und Fragen sollte vor Einnahme von Kräuterrezepturen unbedingt ein Arzt oder Apotheker zu Rate gezogen werden, dies unbedingt, wenn beabsichtigt wird, starke Arzneien zu reduzieren oder ganz abzusetzen.

Die wichtigsten Heilpflanzen und wo sie beheimatet sind

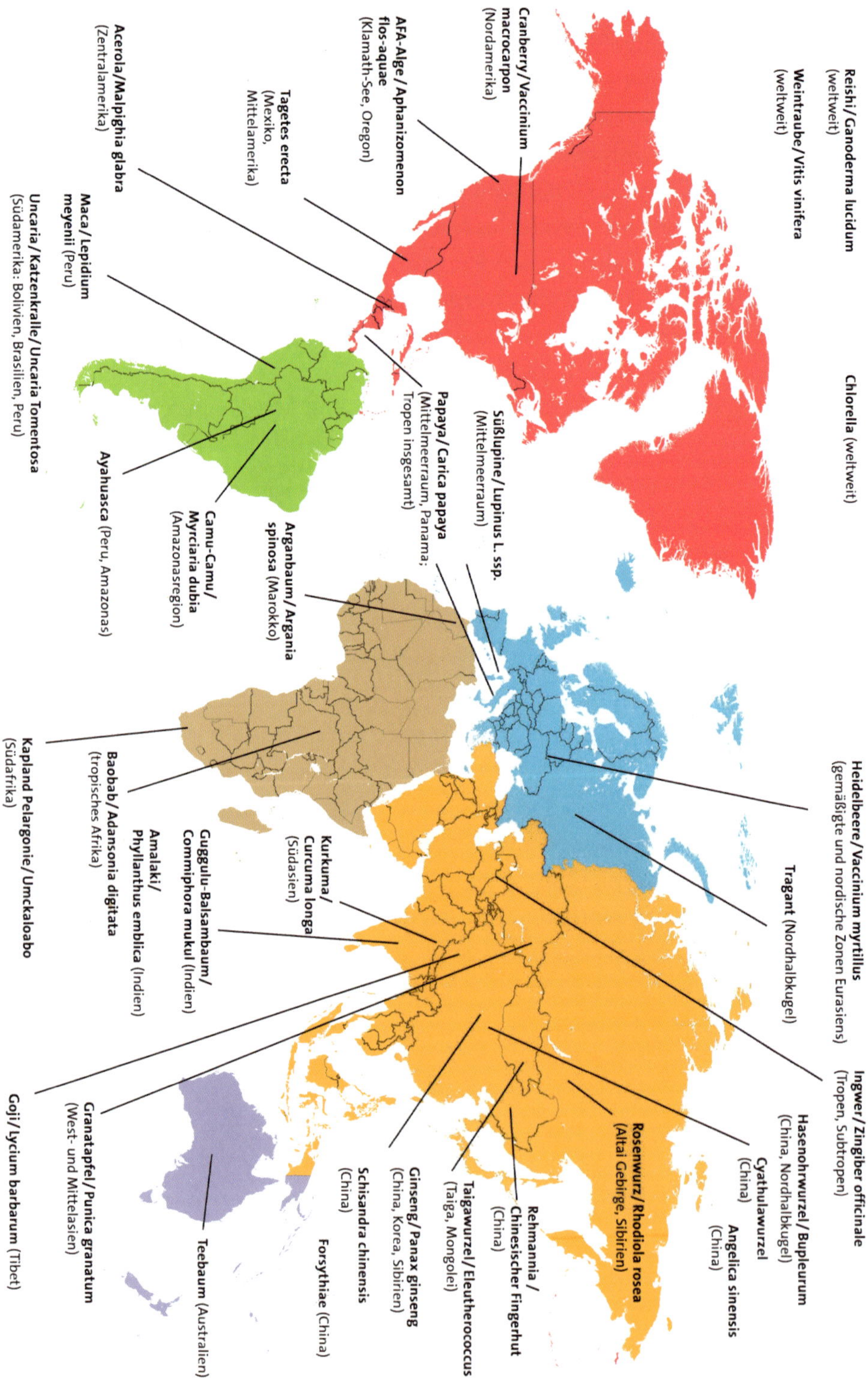

Die besten Ethnorezepturen

Alle in den folgenden Kapiteln aufgeführten Rezepturen und Mischungen sind als fertige Kapseln oder Pulvermischungen in bester Qualität über Ethno Health (Adresse s. Anhang) zu beziehen.

Die besten Wurzeln (Element Erde – innere Stabilität)

Wurzelkomplex

Die neun kraftvollsten aus allen Teilen der Welt ausgesuchten Wurzeln sind Bestandteil meines persönlichen Lieblings-„Allheilmittels". Sie haben allesamt etwas sehr Geheimnisvolles. Sie reifen über sehr lange Zeiten in der Erde und nehmen dabei die ganze Kraft von Mutter Natur mit all ihren Mineralien und Vitalstoffen auf. Sie verfügen über ein wissenschaftlich nachgewiesenes, weites Wirkspektrum mit extrem hoher Heilkraft. Besonders zu Tragant und Ginseng kommen fast monatlich erstaunliche neue Studienergebnisse hinzu. Inhaltsstoffe wie Flavonoide, Aminosäuren, Polysaccharide und Sterole sowie pflanzenspezifische Stoffe wie Ginsenoside, Gingerol oder auch Rosavin sorgen insgesamt für eine gesteigerte Leistungsfähigkeit, mehr Vitalität und körperliches sowie seelisches Wohlbefinden. Das Immunsystem wird gestärkt und Entzündungen werden gehemmt.

Wirkungsweise: Stärkung des Erdelements, Stärkung der Lebenskraft und Vitalität, höhere Leistungsfähigkeit, Ich-Stärke, Standhaftigkeit, Erdung, Lebensverlängerung (Astragalosid IV), Regeneration

Anwendung bei: Burnout, körperlichen und psychischen Schwäche- und Erschöpfungszuständen, Schlafstörungen, Müdigkeit, Unruhe, Rastlosigkeit, depressiver Grundstimmung, Antriebslosigkeit, Alterungsstörungen, Mangel an Frische und Vitalität, nach Operation oder langer Krankheit zur schnelleren Regeneration, Potenzstörungen, schwacher Libido

Wurzelkomplex (Ethno Health) enthält: 13 % Tragantwurzel-Extrakt (enthält 10 % Polysaccharide), 10 % Panax-Ginseng-Extrakt 10:1, 10 % Taigawurzelpulver, 10 % Eleutherococcus-Extrakt (enthält 0,8 % Eleutheroside), 10 % Ashwagandha-Wurzel-Extrakt (enthält 2,5 % Withanolide), 6,7 % Ural-Süßholzwurzel-Extrakt 10:1, 6,7 % Ingwerwurzel-Extrakt (enthält 5 % Gingerol), 6,7 % Rhodiola-rosea-Extrakt (enthält 3 % Rosavin), Bio-Macapulver, 4 % Angelikawurzel-Extrakt 10:1.

Leitsatz: Möge ich stabil und fest in mir verankert sein.

Dosierung: 2 x 1 Kps. täglich (therapeutische Dosis bis 3 x 2 Kps.)

Vorsicht: Bei Bluthochdruck und bei Schilddrüsenüberfunktion sowie bei Hashimoto sollte Wurzelkraft gar nicht oder nur sehr niedrig dosiert (1 x 1) unter ärztlicher Kontrolle eingenommen werden.

Astragalus membranaceus – Chinesischer Tragant

Verbreitungsgebiet: China, Korea, Mongolei

Wichtigste Inhaltsstoffe: Saponine, Flavonoide, Polysaccharide

Empfohlene Einnahmemenge: Stark gekochter Tee: 3-6 g getrocknete Wurzel, 3 x täglich Pulverform der Wurzel: 250 – 500 mg, 3 x täglich

Astragalus enthält in konzentrierter Form den Wirkstoff Astragalosid IV, welcher das Anti-Aging-Enzym Telomerase in den Zellen aktivieren kann. Dieses Enzym ist in der Lage, Alterungsprozesse in der Zelle umzukehren. Aktuelle Studien sollen zurzeit Aufschluss darüber geben, wie genau diese Zellverjüngung stattfindet. Wir dürfen gespannt sein.

Anwendung bei

- Krebserkrankungen
- Anti-Aging (Lebensverlängerung durch Wirkung an der Transkriptase)
- Bluthochdruck
- Entzündungen
- Potenzstörungen, schwache Libido

Traditionelle Anwendung

- Stimulation des Immunsystems bei Erkältungen, chronischen und schlecht heilenden Wunden, immer wiederkehrenden Infekten
- Herz-Kreislauf-Probleme, Bluthochdruck, Entzündungen, Krebserkrankungen

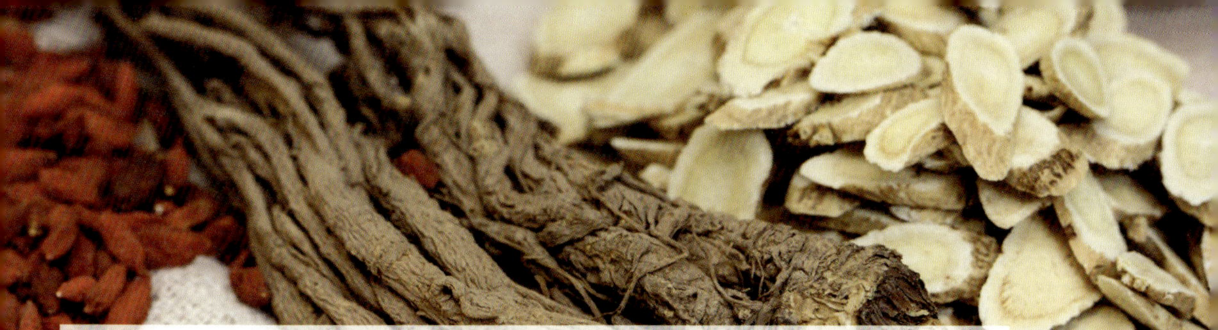

Wissenschaftlich nachgewiesene Wirkung:[1]

- entzündungshemmend: Reduktion von Inflammationsreaktionen
- blutdrucksenkend
- Krebsbehandlung: Aktivierung des Anti-Tumor-Systems
- Die Astragaluswurzel wird seit hunderten von Jahren als „lebensverlängerndes Tonikum“ in China verschrieben, um ein umfangreiches Spektrum an Krankheiten zu behandeln, um der Schwächung der Immunabwehr von Kranken vorzubeugen und diese vor Infektionen zu schützen.
- Die Astragaluswurzel enthält unter anderem eine Reihe von Triterpen-Saponinen, die als Astragaloside I bis VII bezeichnet werden. Das Astragalosid IV wurde am häufigsten in Forschungszentren in China und in Europa studiert.
- Diese Forschungsarbeiten haben unter anderem darauf hingewiesen, dass die Astragaluswurzel und das Astragalosid IV die **folgenden Eigenschaften** besitzen:
- **immunstimulierend**: Ihre Wirkung wird durch verschiedene Mechanismen ausgeübt, insbesondere durch
  - die Erhöhung der Stammzellen im Rückenmark und in den Lymphgeweben und indem sie ihre Entwicklung in den aktiven Immunzellen begünstigen,
  - die Stimulation der Produktion von Immunglobulinen und Makrophagen,
  - die Begünstigung der Aktivierung von T-Lymphozyten und natürlichen Killerzellen.
- **entzündungshemmend**: Dies wurde bei bestimmten Tiermodellen nachgewiesen. Bei Mäusen wurde festgestellt, dass die Fähigkeit des Astragalosid IV zur Abnahme der Fortschreitung der Atemwegs-Entzündungen im Fall von chronischem Asthma geführt hat.
- **antibakteriell**: Sie wurden in vitro auf den Bakterien Shigella dysenteriae, Streptococcus haemolyticus, Diplococcus pneumoniae und Staphylococcus aureus erwiesen.

- **antiviral**: Sie hemmen die Replikation von bestimmten Viren wie dem Coxsackie, der für die Myokarditis (Herzmuskelentzündung) verantwortlich ist. Sie induzieren sowohl bei Tieren als auch beim Menschen die endogene Produktion von Interferon und potentialisieren seine Aktivität auf virale Infektionen.
- **antioxidativ**: Astragalus hat in vitro 40 % der Lipidperoxidation gehemmt. Diese Eigenschaft erklärt zum Teil die herz- und nervenschützenden Effekte des Astragalus und des Astragalosid IV.
- **herzschützend**: Studien haben positive Effekte auf Personen, die unter einer kongestiven Herzinsuffizienz oder Angina pectoris leiden, ans Licht gebracht. Die Extrakte aus Astragalus besitzen eine herzstärkende Aktivität.
- **nervenschützend**: Die Traditionelle Chinesische Medizin verwendet den Extrakt aus Astragaluswurzel, um neurodegenerative Erkrankungen zu behandeln.
- Eine Studie hat die Fähigkeit des Astragalosid IV bewiesen, die dopaminergenen Neuronen zu **schützen**. (Die Degeneration der dopaminrelevanten Neuronen ist der **Ursprung für die Entwicklung von Parkinson**)
- **schützend** gegen die Toxizität von Chemotherapien: Der Extrakt aus Astragalus stärkt den Widerstand gegenüber den immunsuppressiven Effekten von Arzneimitteln der Chemotherapie, indem er die Makrophagen dazu anregt, Interleukine 6 und Tumornekrosefaktoren zu produzieren.
- **hemmend**: die Bildung von AGEs (Fortgeschrittene Glykierungsendprodukte), die in den neuropathischen Komplikationen von Diabetikern impliziert sind.
- Astragalosid ist dank seiner zahlreichen Eigenschaften und insbesondere seiner immunstimulierenden, entzündungshemmenden, antioxidativen Fähigkeiten und seiner Wirkung gegen die Glykierung eine unumgängliche **(natürliche) Anti-Aging-Nahrungsergänzung**.
- Diese außergewöhnlichen Eigenschaften werden auf die ganz **besondere Fähigkeit der Astragaloside** zurückgeführt, **die Telomerase zu aktivieren und so die Verkürzung der Telomere zu verlangsamen und dadurch die Lebensdauer der Zellen zu verlängern.** (Die Verkürzung der Telomere ist mit der Zellalterung und dem Auftreten von zahlreichen Krankheiten, die den Alterungsprozess begleiten, verbunden).

Angelica sinensis – Chinesische Engelwurz / Angelikawurzel

Anwendung bei

- Blutarmut
- Fertilitätsstörungen
- Wechseljahrsbeschwerden
- Krebserkrankungen

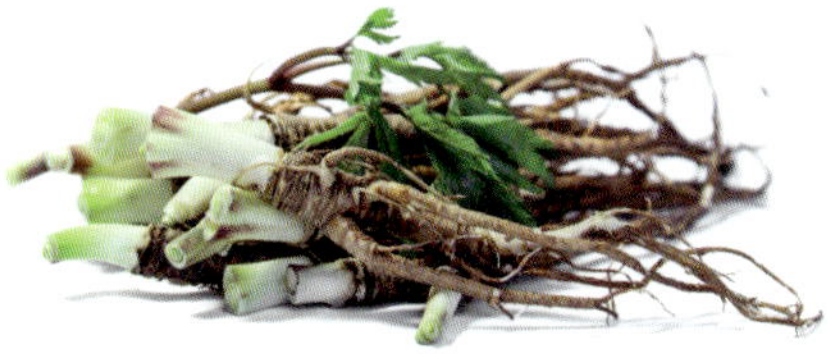

Traditionelle Anwendung

- kräftigendes, nährendes Heilmittel – Blut aufbauend
- Schmerzen

Wissenschaftlich nachgewiesene Wirkung:[2]

- blutbildend
- positive Beeinflussung der weiblichen Fertilität
- Linderung typischer Symptome der Menopause
- Anti-Tumor-Effekt (z. B. bei Glioblastomen)

Verbreitungsgebiet:
China

Wichtigste Inhaltsstoffe:
Polysaccharide, Cumarine, Furanocumarine, ätherische Öle

Empfohlene Einnahmemenge:
Pulverform: 4,5 g täglich
Ätherisches Öl: 10-20 Tropfen täglich

Panax ginseng – Ginseng

Anwendung bei

- Immundefiziten, z. B. nach schwerer Erkrankung
- Krebserkrankungen
- mentalem und physischem Stress

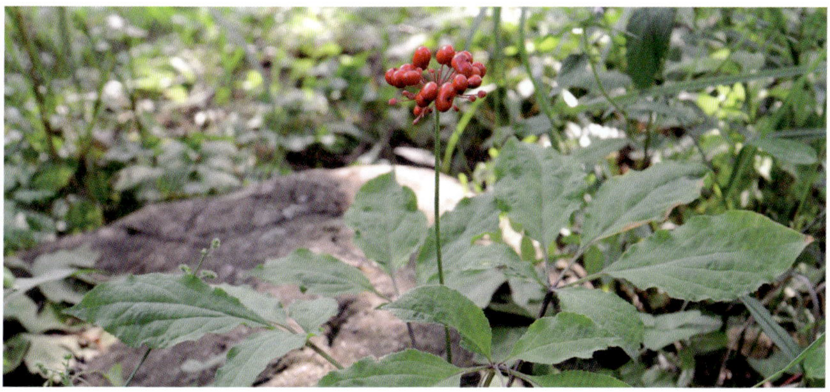

Verbreitungsgebiet:
u. a. einige chinesische Provinzen

Wichtigste Inhaltsstoffe:
Saponine (Ginsenoside)

Empfohlene Einnahmemenge:
Pulverform der Wurzel: 3-9 g täglich

Traditionelle Anwendung
- TCM: Qi-Tonikum
- Schutz des Herzens, Stärkung, Immunmodulation

Wissenschaftlich nachgewiesene Wirkung:[3]
- Immunmodulation
- Krebstherapie (hemmende Effekte auf Tumormetastasierung)
- Krebsprävention
- Anti-Stress-Wirkung, Steigerung der Stresstoleranz

Eleutherococcus senticosus – Taigawurzel

Verbreitungsgebiet: Sibirien, Korea, Japan, China

Wichtigste Inhaltsstoffe: Steroidglykoside, Triterpensaponine, Cumarine, Lignane

Empfohlene Einnahmemenge: Pulverform der Wurzel: 0,5-4 g täglich

Anwendung bei
- Erschöpfungssyndromen
- Leistungsschwäche
- Immundefiziten, Abwehrschwäche

Traditionelle Anwendung
- Kraftlosigkeit, Erschöpfung, allgemeine Schwäche

Wissenschaftlich nachgewiesene Wirkung:[4]
- verbesserte Reaktion bei Stressoren
- positive Effekte bei Müdigkeits- und Schwächegefühlen
- antiviral, kann Infektionen mindern und die Vervielfältigung von schädlichen RNA-Viren hemmen

Withania somnifera – Ashwagandha

Verbreitungsgebiet: u. a. Indien, Afrika

Wichtigste Inhaltsstoffe: Withanolide, Alkaloide

Anwendung bei
- Schlafstörungen (Insomnie)
- Libidomangel, Potenzstörungen, Kraftlosigkeit
- Fertilitätsstörungen, Erschöpfungszuständen

Traditionelle Anwendung
- ayurvedische Medizin: Entzündungen, Impotenz, Schlafstörungen

Wissenschaftlich nachgewiesene Wirkung:[5]

- schlafanregend – kann den Tiefschlaf begünstigen und die Einschlafzeit verkürzen
- aphrodisierend
- Steigerung der Sperma-Parameter (u. a. Volumen, Spermienkonzentration, Anzahl) bei sterilen Männern

Empfohlene Einnahmemenge:
Extrakt: 2x täglich 300 mg

Glycyrrhiza glabra – Ural-Süßholz/Süßholzwurzel

Verbreitungsgebiet:
Westasien, Mittelmeerraum

Wichtigste Inhaltsstoffe:
Saponine (Glyzyrrhizin)

Empfohlene Einnahmemenge:
Pulverform der Wurzel: 5-15 g täglich

Anwendung bei

- Husten, Halsweh (z. B. bei einem grippalen Infekt, Bronchitis etc.)
- Schleimhautentzündungen der Atemwege

Traditionelle Anwendung

- TCM: tonisierend – v. a. Schleimlösung, Linderung von Krämpfen und Schmerzen

Wissenschaftlich nachgewiesene Wirkung:[6]

- trägt zum Abhusten bei, sekretbewegend und -auflösend

Zingiber officinale – Ingwer

Verbreitungsgebiet:
Tropen, Subtropen

Wichtigste Inhaltsstoffe:
Gingerole (Scharfstoffe), ätherisches Öl

Empfohlene Einnahmemenge:
Pulverform der Wurzel: 2-4 g täglich; frisch, als Tee: 2-3 Schnitte für 100 ml

Anwendung bei

- grippalen Infekten (auch präventiv)
- Krebserkrankungen

Traditionelle Anwendung

- TCM: Übelkeit und Erbrechen, zur Stärkung

Wissenschaftlich nachgewiesene Wirkung:[7]

- antiinflammatorisch: kann antientzündliche Reaktionen auslösen (z. B. bei grippalen Infekten)
- Immunmodulation, antioxidativ (z. B. bei Leber-, Mund- und Gebärmutterhalskrebs)

Rhodiola rosea – Rosenwurz

Verbreitungsgebiet:
arktische Gebiete, Eurasien, Nordamerika

Wichtigste Inhaltsstoffe:
Glykoside (z. B. Rosavin, Tyrosol), Flavonoide

Empfohlene Einnahmemenge:
Wurzelpulver: 1-1,5 g täglich

Anwendung bei

- Erschöpfungszuständen, Leistungsschwäche
- Depressionen

Traditionelle Anwendung

- Verbesserung der Resistenz gegen Stressoren

Wissenschaftlich nachgewiesene Wirkung:[8]

- kann Leistungsfähigkeit, Ausdauer und Belastbarkeit steigern
- Linderung von Symptomen leichter bis mittelschwerer Depressionen

Lepidium meyenii – Maca

Verbreitungsgebiet:
peruanische Anden, chinesische Provinzen

Wichtigste Inhaltsstoffe:
Aminosäuren (Arginin, Lysin), Taurin, Zink

Empfohlene Einnahmemenge:
Pflanzenpulver: 3-5 g täglich

Anwendung bei

- Libidoverlust (z. B. Frauen in der Menopause)
- erektiler Dysfunktion, Potenzstörungen
- Wechseljahrsbeschwerden

Traditionelle Anwendung

- Aphrodisiakum für Frauen und Männer

Wissenschaftlich nachgewiesene Wirkung:[9]

- aphrodisierend
- potenzfördernd
- Abmilderung von Wechseljahrsbeschwerden (bspw. Depressionen)

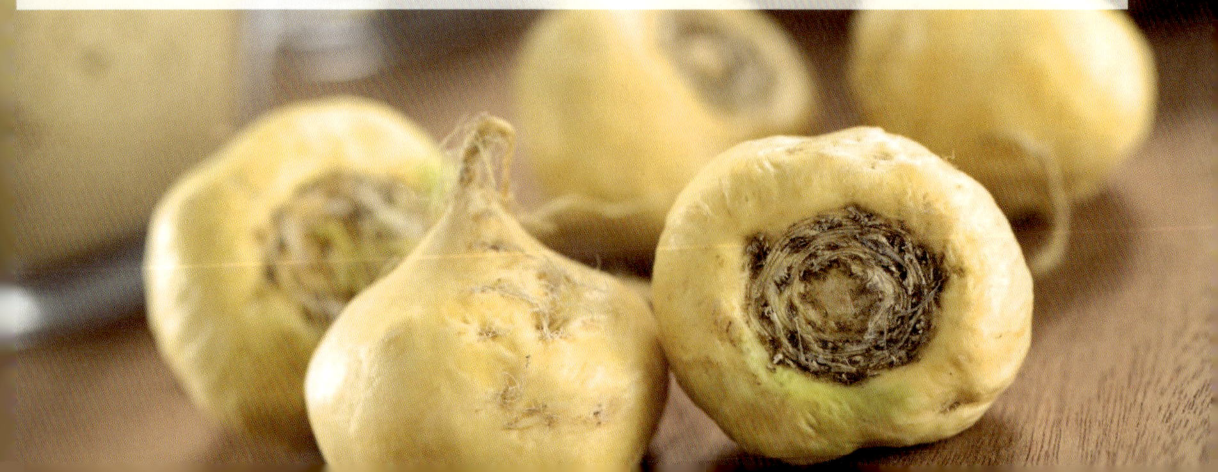

Die besten Beeren (Element Holz – Abwehrkraft)

Immunkraft

In den wichtigsten Beeren unseres Planeten steckt die ganze Kraft verschiedenster Antioxidantien, die auf verschiedenen Wegen die Immunabwehr stärken. Ein extrem hoher Gehalt an natürlichem Vitamin C wird beispielsweise durch Camu-Camu-Extrakt, Acerola-Extrakt und Heidelbeer-Extrakt gewährleistet, während Goji-Extrakt wichtige Polysaccharide liefert. Der hohe Anteil an speziellen Antioxidantien in den Beerenextrakten macht die Beerenmischung zu einem effektiven Mittel gegen Viren und Krankheiten. T-Lymphozyten werden beispielsweise durch die Goji-Beere und die Acerola aktiviert, das enthaltene Vitamin C reichert sich in den Lymphozyten an und unterstützt die aktivierten T-Zellen. Weitere wichtige Inhaltsstoffe sind Anthocyane, Bioflavonoide und die Vitamine A, E, B1 und B2.

Wirkungsweise: Stärkung des Holzelements, erhöht Anzahl und Aktivität der Immunzellenvitalität, Behandlung von Entzündungen aller Art, Stärkung des Immunsystem, Anregung der Selbstheilungskräfte durch Zunahme der T-Helferzellen

Anwendung bei: Immundefiziten, akuten und chronischen Infekten, insbesondere Virusinfektionen, zur Vorbeugung vor viralen und bakteriellen Infekten, bei Krebserkrankungen

Immunkraft (Ethno Health) enthält: 12 % Aronia-melanocarpa-Extrakt 5:1 (enthält 2 % Proanthocyanidine), 12 % Cranberrypulver, 12 % Camu-Camu-Extrakt 4:1 (enthält 25 % Vitamin C), 12 % Acerola-Extrakt 13:1 (enthält 17 % Vitamin C), 9 % Baobab-Fruchtpulver, 9 % Acai-Extrakt 15:1, 6 % Schisandra-Extrakt 2:1, 6 % Goji-Extrakt 13:1 (enthält 50 % Polysaccharide), 6 % Heidelbeer-Extrakt 45:1 (enthält 10 % Anthocyanidine).

Leitsatz: Möge ich in meiner Kraft sein und mich richtig entscheiden.

Dosierung: 2 x 1 Kps. täglich (therapeutische Dosis bis 3 x 2 Kps.)

Schisandra chinensis – Chinesisches Spaltkörbchen

Verbreitungsgebiet: China, Korea, Japan

Wichtigste Inhaltsstoffe: Lignane, Phytosterole, Vitamin C und E

Empfohlene Einnahmemenge: getrocknete Beeren: 2 x täglich einen gestrichenen Teelöffel

Anwendung bei

- Stresssymptomen
- Abwehrschwäche, Infekten
- Leberschäden

Traditionelle Anwendung

- TCM: Hustenmittel, Qi-Tonikum, Linderung von Stresssymptomen

Wissenschaftlich nachgewiesene Wirkung:[10]

- adaptogen – erhöht die Stressresistenz
- antioxidativ (z. B. Schutz vor Leberschäden)

Aronia melanocarpa – Schwarze Apfelbeere (Aronia)

Verbreitungsgebiet: nordöstliche USA

Wichtigste Inhaltsstoffe: Anthocyane (ca. 1.480 mg pro 100 g), Proanthocyanidine (OPC)

Empfohlene Einnahmemenge: getrocknete Beeren: 1-2 EL täglich Saft: 100 ml täglich

Anwendung bei:

- Krebserkrankungen (auch präventiv)
- Immundefiziten (z. B. nach schwerer Erkrankung)
- Infektanfälligkeit

Traditionelle Anwendung

- TCM: Herz-Kreislauf-Erkrankungen
- blutaufbauend, säftespendend

Wissenschaftlich nachgewiesene Wirkung:[11]

- Immunmodulation: Hemmung von Inflammationen
- Krebstherapie (z. B. zytotoxisch bei Gebärmutterhalskrebs, Hemmung des Wachstums von Darmkrebszellen)

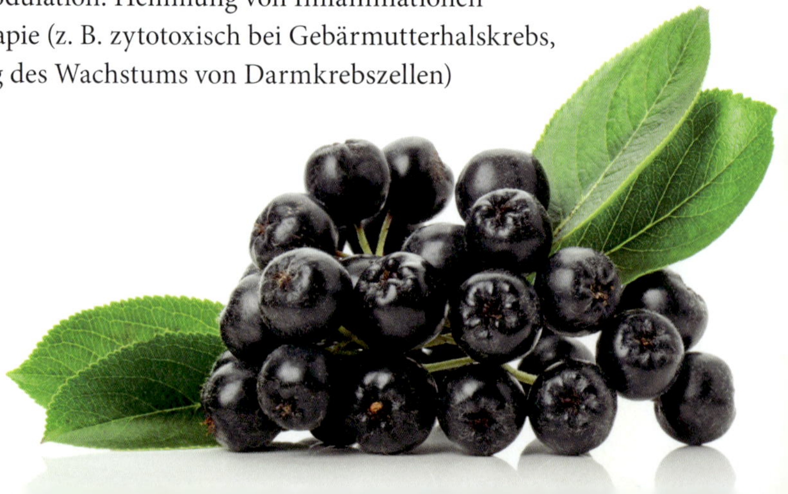

Vaccinium macrocarpon – Großfrüchtige Moosbeere (Cranberry)

Anwendung bei

- Infekten, Infektanfälligkeit (z. B. Harnwegsinfekte – auch präventiv)
- Inflammationen
- Krebserkrankungen

Traditionelle Anwendung

- chronische Blasen- und Nierenbeckenentzündungen
- Viruserkrankungen

Wissenschaftlich nachgewiesene Wirkung:[12]

- adstringierend
- antientzündlich, antimikrobiell: aktiviert angeborene Immunzellen
- Schutz vor Harnwegsinfekten durch u. a. Bekämpfung von *Escherichia choli*

Verbreitungsgebiet:
nordöstliche USA, Moore Deutschlands

Wichtigste Inhaltsstoffe:
Proanthocyanidine, Anthocyane

Empfohlene Einnahmemenge:
Saft: 2-3 Gläser täglich (je 200 ml)

Malpighia glabra – Acerola

Anwendung bei

- Abwehrschwäche
- Infekten (chronisch, akut)
- Krebserkrankungen

Traditionelle Anwendung

- Stärkung des Immunsystems

Wissenschaftlich nachgewiesene Wirkung:[13]

- antioxidativ – reduziert oxidativen Stress in Körperzellen, Blut und Gehirn

Verbreitungsgebiet:
tropisches Südamerika

Wichtigster Inhaltsstoff:
Vitamin C (1.700 mg pro 100 g)

Empfohlene Einnahmemenge:
Pulver: ½ Teelöffel täglich

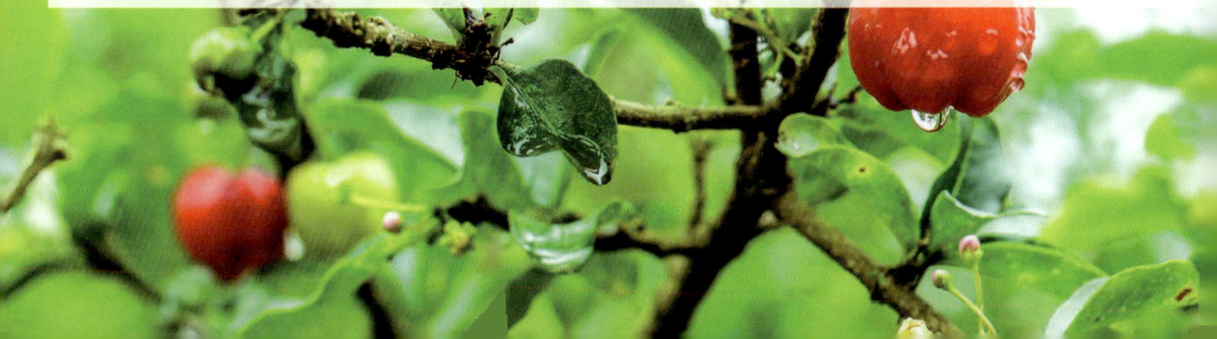

Verbreitungsgebiet: Südamerika

Wichtigste Inhaltsstoffe: Vitamin C (ca. 2.000 mg pro 100 g), Betulinsäure, Antioxidantien

Empfohlene Einnahmemenge: Pflanzenpulver: 2 g täglich

Myrciaria dubia – Camu-Camu

Anwendung bei

- Krebserkrankungen
- Abwehrschwäche
- Infekten (chronisch, akut)

Traditionelle Anwendung

- Rheumatismus
- bakterielle Infekte

Wissenschaftlich nachgewiesene Wirkung:[14]

- Immunmodulation: antiinflammatorisch, antioxidativ
- zytotoxisch: kann Tumorzellen am Wachsen hindern, ohne dabei gesunde Zellen zu schädigen (z. B. bei malignen Gehirntumoren)

Verbreitungsgebiet: afrikanische Savannen

Wichtigste Inhaltsstoffe: Polyphenole (Antioxidantien), Vitamin C, Eisen

Empfohlene Einnahmemenge: Pflanzenpulver: 2 Esslöffel täglich (z. B. mit Wasser vermischen)

Adansonia digitata – Afrikanischer Affenbrotbaum (Baobab)

Anwendung bei

- Krebserkrankungen
- Infekten (akut, chronisch)
- Abwehrschwäche

Traditionelle Anwendung

- Malaria-Mittel
- Linderung von Infektionen und Magen-Darm-Erkrankungen

Wissenschaftlich nachgewiesene Wirkung:[15]

- antioxidativ, antiinflammatorisch
- fiebersenkend
- Anti-Tumor-Effekt (z. B. bei Aszites-Karzinomen)

Vaccinium myrtillus – Heidelbeere

Anwendung bei

- Entzündungen im Mund- und Rachenraum
- Entzündungen
- Diarrhö

Traditionelle Anwendung

- Entzündungen des Mund- und Rachenraumes
- Behandlung von Durchfallerkrankungen

Wissenschaftlich nachgewiesene Wirkung:[16]

- entzündungshemmend: erschwert Erregern das Eindringen in den entzündeten Bereich (speziell Mund- / Rachenraum)
- mild stopfend bei Diarrhö

Verbreitungsgebiet:
nördliche Hemisphäre

Wichtigste Inhaltsstoffe:
Anthocyanidine, Proanthocyanidine, Flavonoide, Gerbstoffe

Empfohlene Einnahmemenge:
Als Tee: 2 Teelöffel (10 g) getrocknete Früchte; getrocknete Früchte: 20-60 g täglich

Lycium barbarum – Goji

Anwendung bei

- Krebserkrankungen
- Augenerkrankungen

Traditionelle Anwendung

- TCM: Bluthochdruck, Krebserkrankungen, Augenbeschwerden

Wissenschaftlich nachgewiesene Wirkung:[17]

- Schutz der Netzhaut durch Zeaxanthin
- Schutz der Nervenzellen vor Grauem Star
- Immunmodulation, Anti-Tumor-Aktivität

Verbreitungsgebiet:
China, Mongolei

Wichtigste Inhaltsstoffe:
Antioxidantien, Vitamin C, Polysaccharide, Zeaxanthin

Empfohlene Einnahmemenge:
getrocknete Beere: 10-30 g täglich

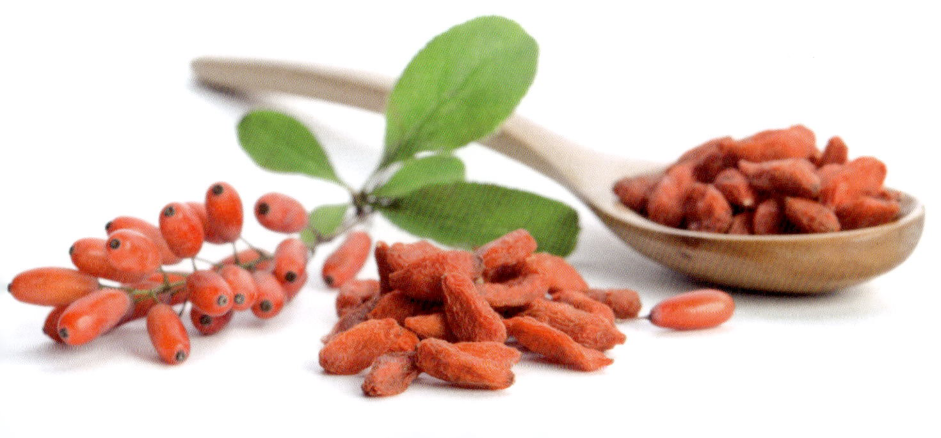

Verbreitungsgebiet:
Südamerika: von Panama bis nach Brasilien

Wichtigste Inhaltsstoffe:
Anthocyane, Polyphenole, Polysaccharide

Empfohlene Einnahmemenge:
getrocknete Früchte: 1-4 g täglich

Euterpe oleracea – Kohlpalme (Acai)

Anwendung bei

- Abwehrschwäche
- Infekten
- schlechtem Serumlipidprofil

Traditionelle Anwendung

- Staphylokokken-Infektionen
- tropische Wurmkrankheit Schistosomiasis

Wissenschaftlich nachgewiesene Wirkung:[18]

- antioxidativ (verringert z. B. Muskelschäden, die bei Sportlern durch das Training verursacht wurden)
- verbessert das Serumlipidprofil sowie die antioxidative Kapazität des Plasmas
- Immunabwehr (z. B. Linderung pulmonarer Infekte)

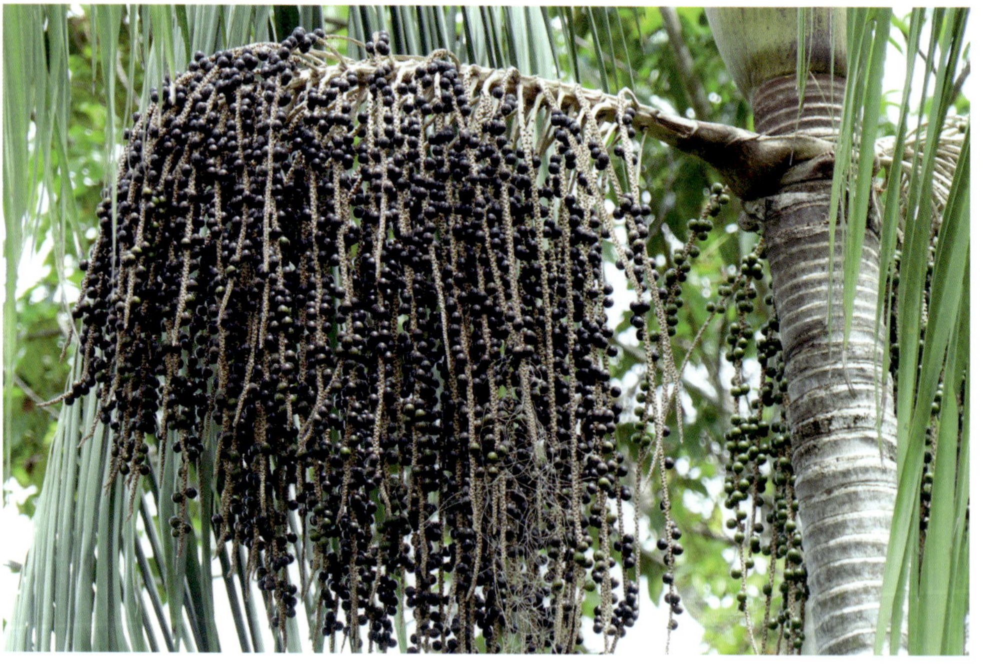

Punica granatum – Granatapfel

Anwendung bei
- Krebserkrankungen
- Abwehrschwäche, Infekten (akut, chronisch)
- Gefäßerkrankungen

Traditionelle Anwendung
- TCM: Behandlung von Infektionen, Entzündungen, Wunden

Wissenschaftlich nachgewiesene Wirkung:[19]
- antientzündlich – hemmt entzündungsfördernde Enzyme
- antioxidativ, Gefäßschutz (z. B. LDL-Oxidation, Arteriosklerose)
- immunmodulierend
- Krebstherapie: Störung der Tumor-Zellproliferation und der Zell-Zyklen, hemmt Gefäßneubildung des Tumors

Verbreitungsgebiet: West- bis Mittelasien usw.

Wichtigste Inhaltsstoffe: Polyphenole, organische Säuren(v. a. Zitronensäure)

Empfohlene Einnahmemenge: 300-600 mg Polyphenole täglich zur Gesunderhaltung – entspricht ½-1 Glas Saft oder 10-20 ml Granatapfel-Elixier

Die besten Algen (Element Wasser – Vertrauen)

Algenkraft

Seit 25 Jahren schätze ich in besonderem Maße die verschiedenen Algen, die unser Planet hervorgebracht hat. Die acht effektivsten sind hier vereint, um Körper und Geist zu einer vollumfassenden Vitalität zu verhelfen. Insbesondere Jod, Calcium und Vitamin B12 sind in hoher Konzentration enthalten, dazu kommen Chlorophyll, Alginate und eine Vielzahl von Vitaminen und sekundären Pflanzenstoffen. Sie alle sorgen für einen ausgewogenen Nährstoffhaushalt und gleichen Energiedefizite aus. Meine Kinder haben in all den Jahren nur Algentabletten bekommen, wenn sie krank waren, nichts anderes. Algenkraft verleiht insgesamt neue Energie, schützt und unterstützt bei der Regeneration und findet Anwendung bei der Entgiftung des Körpers, da Algen sehr reich an Ballaststoffen sind. Insbesondere Amalgam kann mit Algen gut

Wirkungsweise: Stärkung des Wasserelements, Entgiftung und Entschlackung, Gewichtsabnahme, Verdauungsanregung, Regeneration und Stärkung nach chronischen Erkrankungen und Operationen, Immunstärkung bei Kindern, Schutz der Magen-Darm-Schleimhäute durch Bildung von Alginat-Schutzbarrieren, neutralisiert Magensäure, verhindert Reflux, Schwermetallausleitung

Leitsatz:
Möge ich der Weisheit in mir vertrauen und mich von ihr leiten lassen.

ausgeleitet werden. Vor allem im asiatischen Raum, in der Traditionellen Chinesischen Medizin, haben Algen aufgrund ihrer besonderen Wirkweisen eine jahrtausendealte Tradition.

Anwendung bei: Blockaden durch toxische Belastungen und Vergiftungen, Schwermetallvergiftung, Lebensmittelvergiftung, Amalgamsanierung, Verdauungsbeschwerden, Gastritis, Völlegefühl, Colitis Ulcerosa, Morbus Crohn, chronischen Reizzuständen in Magen und Darm, allgemeinem Schwächegefühl, Schilddrüsenunterfunktion, Jodmangel, Vitamin B12-Mangel, Stärkung des Wasserelements

Algenkomplex (Ethno Health): 12,6 % Spirulinapulver, 12,6 % Fingertangpulver, 12,6 % Chlorellapulver, 12,6 % Knotentangpulver, 12,6 % Braunalgen-Extrakt 10:1 (Ecklonia cava), 9,4 % AFA-Algen-Pulver, 6,3 % Braunalgenpulver (Undaria pinnatifida), 6,3 % Rotalgenpulver, Cyanocobalamin

Dosierung: 2 x 1 Kps. (therapeutische Dosis bis 2 x 3 Kps.)

Vorsicht bei Schilddrüsenüberfunktion, da Algen Jod enthalten.

Verbreitungsgebiet:
USA (Süden Oregons, Klamath-See)

Wichtigste Inhaltsstoffe:
Chlorophyll, Phycocyanin, Omega-3-Fettsäuren, Vitamin B12

Empfohlene Einnahmemenge:
Presslinge: 0,5-2 g täglich

Aphanizomenon flos-aquae – AFA-Alge

Anwendung bei

- Inflammationen
- Immunschwäche

Traditionelle Anwendung

- Konzentrationsstörungen
- Förderung der Kreativität

Wissenschaftlich nachgewiesene Wirkung:[20]

- antiinflammatorisch
- antioxidativ (z. B. Stärkung des Abwehrmechanismus des Plasmas gegen Oxidation)

Spirulina – Spirulina-Alge

Verbreitungsgebiet:
u. a. Afrika, Mittelamerika, Australien

Wichtigste Inhaltsstoffe:
Protein (Anteil: 55-77 %), Vitamine (u. a. B6, B9, B12, C, E)

Empfohlene Einnahmemenge:
getrocknete Substanz: 1-10 g täglich

Anwendung bei:

- Allergien
- Abwehrschwäche
- Virusinfektionen

Traditionelle Anwendung

- Stoffwechseloptimierung, Entgiftung

Wissenschaftlich nachgewiesene Wirkung:[21]

- Immunmodulation: schützt vor Infektionen und vor Viren direkt (bspw. Influenza-A-, Masern-, Herpes-, Mumps-Viren)
- anscheinend schützende Wirkung gegen das Aids-Virus
- Linderung von Allergie-Symptomen (z. B. bei allergischem Schnupfen)

Ascophyllum nodosum – Knotentang

Verbreitungsgebiet:
bspw. Nord- und Ostsee, Nordatlantik

Wichtigste Inhaltsstoffe:
Jod (ca. 712 µg pro 1 g), Aminosäuren, Proteine, Vitamine

Empfohlene Einnahmemenge:
Tabletten: 3 x täglich 1 Tablette

Anwendung bei

- Jod-Insuffizienz
- schlechter Mundflora

Traditionelle Anwendung

- TCM: Blut tonisieren, Gifte ausleiten

Wissenschaftlich nachgewiesene Wirkung:[22]

- Steigerung des Jodgehaltes im menschlichen Körper
- Zahngesundheit: kann Zahnsteinbildung, Plaque und Zahnfleischbluten reduzieren

Undaria pinnatifida – Wakame

Verbreitungsgebiet: Meeresküsten des West-Pazifik

Wichtigste Inhaltsstoffe: Eisen, Magnesium, Polysaccharide, Vitamine

Anwendung bei

- Bluthochdruck

Traditionelle Anwendung

- TCM: Entgiftung, gilt als bluttonisierend

Wissenschaftlich nachgewiesene Wirkung:[23]

- Blutdruck: kann den Blutdruck signifikant senken

Chlorella – Chlorella-Alge

Verbreitungsgebiet: mineralstoffhaltige Süßwasserseen

Wichtigste Inhaltsstoffe: Eisen, Zink, essentielle Fettsäuren, Chlorophyll

Empfohlene Einnahmemenge: Presslinge: 3-6 g täglich als Nahrungsergänzung, 2 x 4 g täglich für den Schutz vor Umweltstoffen

Anwendung bei

- Krebserkrankungen (auch präventiv)
- Abwehrschwäche

Traditionelle Anwendung

- Blutarmut, Eisenmangel
- zum Schutz vor der Aufnahme von Schwermetallen

Wissenschaftlich nachgewiesene Wirkung:[24]

- Krebsbehandlung: reduziert Migration von Tumorzellen, verhindert Metastasenbildung (z. B. Lungenkrebs)
- Immunmodulation
- antioxidativ

Schizochytrium – Perfekte Omega-3-Versorgung Hochwertiges Algenöl mit Vitamin D und Kurkuma

Bei der Schizochytrium-Alge handelt es sich um einzellige Mikroalgen. Sie produzieren von Natur aus große Mengen an Omega-3-Fettsäuren, insbesondere DHA und EPA. DHA und EPA sind für den menschlichen Organismus direkt verwertbar und essenziell notwendig. Die Schizochytrium-Alge wird heute in Süßwasser unter idealen umweltschonenden

Bedingungen gezüchtet. Unter Zugabe von Licht wird in den Algenanlagen CO_2 in O_2 umgewandelt, wobei die von uns so dringend benötigten Omega-3-Fette EPA und DHA entstehen. Sie werden von unserem „Frontalhirnakku" benötigt wie kaum eine andere Substanz. Konzentriertes Denken, das Treffen von Entscheidungen und die Umsetzung von Plänen benötigen eine „aufgetankte Infrastruktur" von Neuronen, die zum größten Teil aus DHA-Fettsäuren bestehen. Unsere zunehmend artfremder werdende Lebensweise führt inzwischen dazu, dass der mentale Akku zunehmend schrumpft. Erschöpfung tritt immer früher ein und ein Entzündungsaltern gibt uns dabei den Rest.

Der perfekte Omega-3-Lieferant

Als ideale natürliche Quelle von Omega-3-Fettsäuren für den Menschen galt bisher der Verzehr von Fisch bzw. die Einnahme von Fischöl. Der Homo sapiens, der als Fischer und Sammler die Ostküste Afrikas entlang in Richtung Norden wanderte, verdankte die prosoziale Entwicklung seines Neokortex und seines vorderen Vagusastes dem regelmäßigen Verzehr von Fischen bzw. den für die Evolution so wichtigen aquatischen Fettsäuren. Dabei ist klar, dass die meisten Fische ihren hohen Gehalt an Omega-3 selbst aus ihrer Nahrung, den Algen, beziehen. Algenöl ist ein pflanzliches Öl, das direkt aus dieser Alge gewonnen wird. Es ist einer der potentesten natürlichen Lieferanten von Docosahexaensäure (DHA) und Eicosapentaensäure (EPA). Dabei handelt es sich um mehrfach ungesättigte Fettsäuren aus der Klasse der für den Körper so wertvollen Omega-3-Fettsäuren. Algenöl ist also die logische umwelt- und tierfreundliche Alternative zu Fischöl.

Die EPA- und DHA-Fettsäuren aus der Schizochytrium-Alge fördern die kooperative Wahrnehmung und kooperatives Verhalten, unterstützen alle Hirnfunktionen, dämmen Entzündungen ein, stärken das Immunsystem, fördern die Zellteilung, wirken Arteriosklerose entgegen und schützen die Zellen besonders der Darmschleimhaut.

Erstaunliche Studien zeigen eine signifikante Steigerung der Hirnleistung in allen Altersstufen, angefangen bei Säuglingen, deren Mütter schon in der Schwangerschaft Omega-3-Öl zu sich genommen haben. Der Omega-3-Index der Firma Omegametrix GmbH gibt über einen Trockenbluttest eine Aussage, ob der Index im Normbereich liegt (8-11%).

Mehr zum Omega-3-Index und seinem Einfluss auf unsere Gesundheit finden Sie auf Seite 220.

Die besten Heilpilze (Element Metall – Struktur)

Pilzkraft

Wirkungsweise: Stärkung des Metallelements, Stärkung des Immunssystems, tonisierend, Stärkung der Vitalität, wirken aufbauend bei körperlicher Erschöpfung, antioxidativ, Anregung von T-Zellen und Killerzellen

Vital- und Heilpilze gehören zu den ältesten Naturheilmitteln der Menschheitsgeschichte und kommen seit jeher in der Traditionellen Chinesischen Medizin zum Einsatz. Diese fünf ausgewählten Heilpilze gehören zu den wirkungsvollsten und am besten wissenschaftlich erforschten Heilpilzen. Sie stärken in hohem Maße das Immunsystem, das Herz-Kreislauf-System, entgiften und senken Blutdruck und Zuckerspiegel. Insbesondere die antikarzinogene Wirkung, die vor allem aufgrund der enthaltenen Polysaccharide eintritt, zeichnet Pilzkraft aus. Das habe ich bei sehr vielen Patienten bestätigt gesehen. Diese Heilpilze sind bei mir fester Bestandteil der biologischen Krebstherapie.

Anwendung bei: Immunschwäche, Fettstoffwechselstörung, Infekten, Osteoporose, Rheuma, Herz-Kreislauf-Erkrankungen, allen Krebserkrankungen, Kopfschmerz, Diabetes, Fettstoffwechselstörungen, Allergien auch Nahrungsmittelallergie

Leitsatz: Möge ich loslassen können, was mein Leben einschränkt.

Pilzkraft (Ethno Health): 21,4 % Reishi-Extrakt (enthält 30 % Polysaccharide), 21,4 % Raupenpilz-Extrakt 10:1, Überzugsmittel: Hydroxypropylmethyl-Cellulose (pflanzliche Kapselhülle), 12,3 % Hericium-Extrakt (enthält 30 % Polysaccharide), 12,3 % Shiitake-Extrakt (enthält 10 % Polysaccharide), 12,3 % Maitake-Extrakt (davon 25 % Polysaccharide)

Dosierung: 2 x 1 Kps. täglich (therapeutische Dosis bis 2 x 3 Kps.)

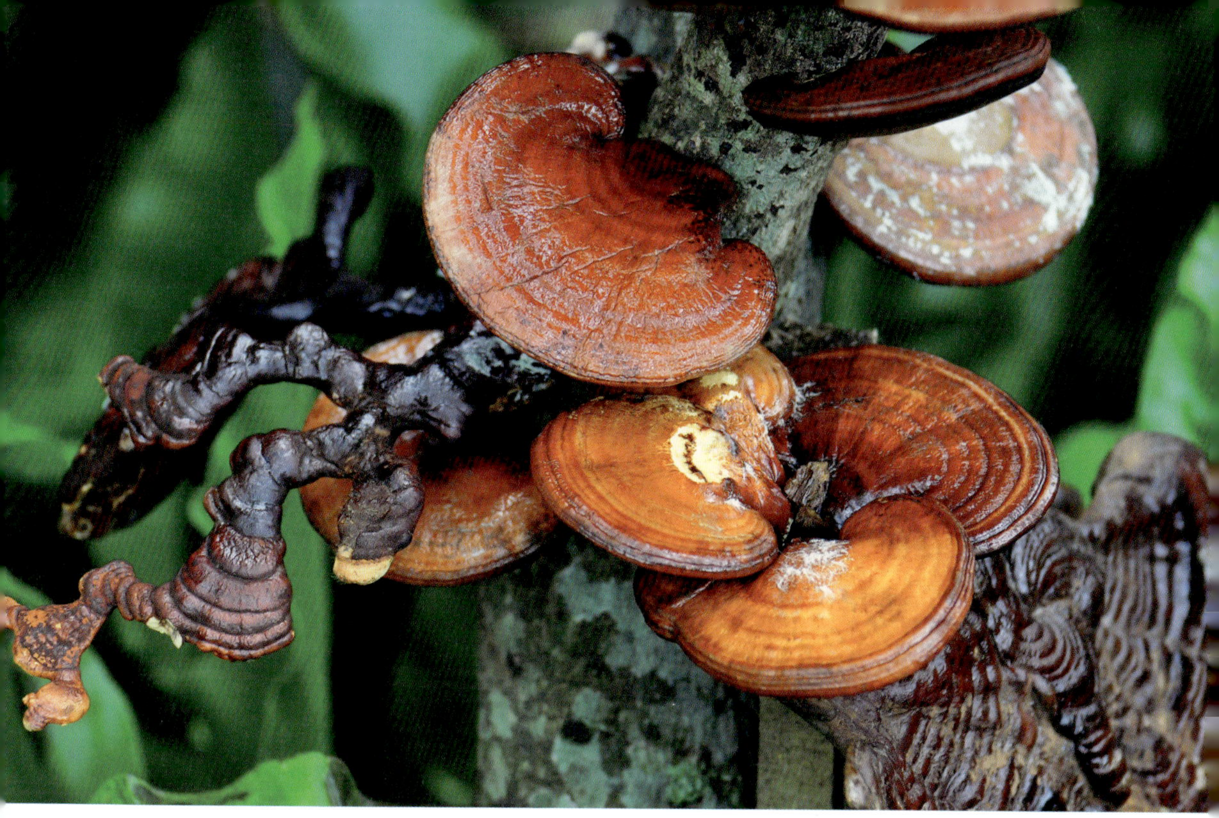

Ganoderma lucidum – Reishi

Anwendung bei

- Krebserkrankungen
- geschädigten Organen (auch präventiv)
- Immundefiziten

Traditionelle Anwendung

- allgemeine Stärkung des Körpers – gilt als nährend, tonisierend, entgiftend

Wissenschaftlich nachgewiesene Wirkung:[25]

- antioxidativ – kann Zellschädigungen verhindern (z. B. bei Herz und Leber)
- antiinflammatorisch (z. B. entzündliche Krebserkrankungen)
- Antitumoraktivität gegen Karzinomzellen
- kann Zellanhaftung und -wanderung von stark invasiven Brust- und Prostatakrebszellen unterdrücken

Verbreitungsgebiet:
fast weltweit

Wichtigste Inhaltsstoffe:
Polysaccharide, Antioxidantien

Empfohlene Einnahmemenge:
Pulver: 3-4 g zusammen mit Wasser, 1 TL für einen Tee täglich

Verbreitungsgebiet:
u. a. Tibet, weitere Regionen Chinas

Wichtigste Inhaltsstoffe:
Cordycepin, Polysaccharide, Aminosäuren, Sterole

Empfohlene Einnahmemenge:
Pulver oder Extrakt:
¾-3 g täglich

Cordyceps sinensis – Raupenpilz

Anwendung bei

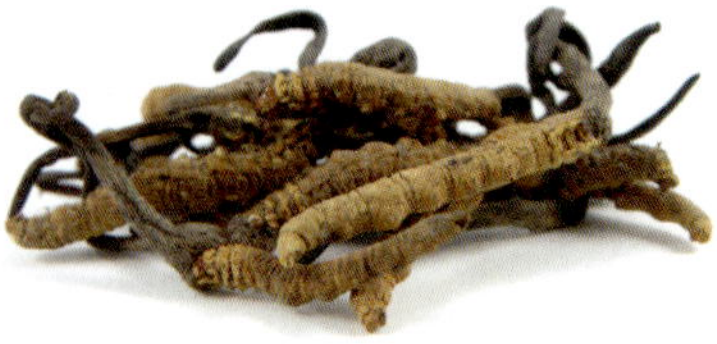

- Krebserkrankungen
- Libidomangel
- Fertilitätsmangel (Frauen)
- Testosteronmangel (Männer)

Traditionelle Anwendung

- TCM: Verbesserung von Gesundheit und Vitalität – lindert u. a. altersbedingte Krankheitsbilder, Libidoverlust

Wissenschaftlich nachgewiesene Wirkung:[26]

- Sexualität: besitzt libidosteigernde Eigenschaften, kann die Fruchtbarkeit von Frauen und den Testosteronspiegel erhöhen
- Tumornachsorge: fördert Bildung weißer Blutkörperchen nach einer Bestrahlung oder Chemotherapie

Verbreitungsgebiet:
China, Japan

Wichtigste Inhaltsstoffe:
Polysaccharide, Aminosäuren, Kalium, Zink

Empfohlene Einnahmemenge:
getrocknet: 2 g täglich
frisch: eine normale Essportion

Lentinus edodes – Shiitake

Anwendung bei

- Krebserkrankungen
- Immundefiziten
- mikrobiellem Befall

Traditionelle Anwendung

- Aktivierung des Blutes
- bei Infekten, Bronchitis, Bluthochdruck, Tumorerkrankungen

Wissenschaftlich nachgewiesene Wirkung:[27]

- Immunmodulation: Anregung von Killerzellen, Fresszellen und T-Helferzellen
- Aktivierung der Immunantwort (dadurch z. B. Tumorrückbildung, gehemmte Metastasenbildung)
- antimikrobiell: Wachstum der Mikroorganismen (z. B. Pilze, Bakterien) wird beeinflusst, die Abwehrfähigkeit stimuliert

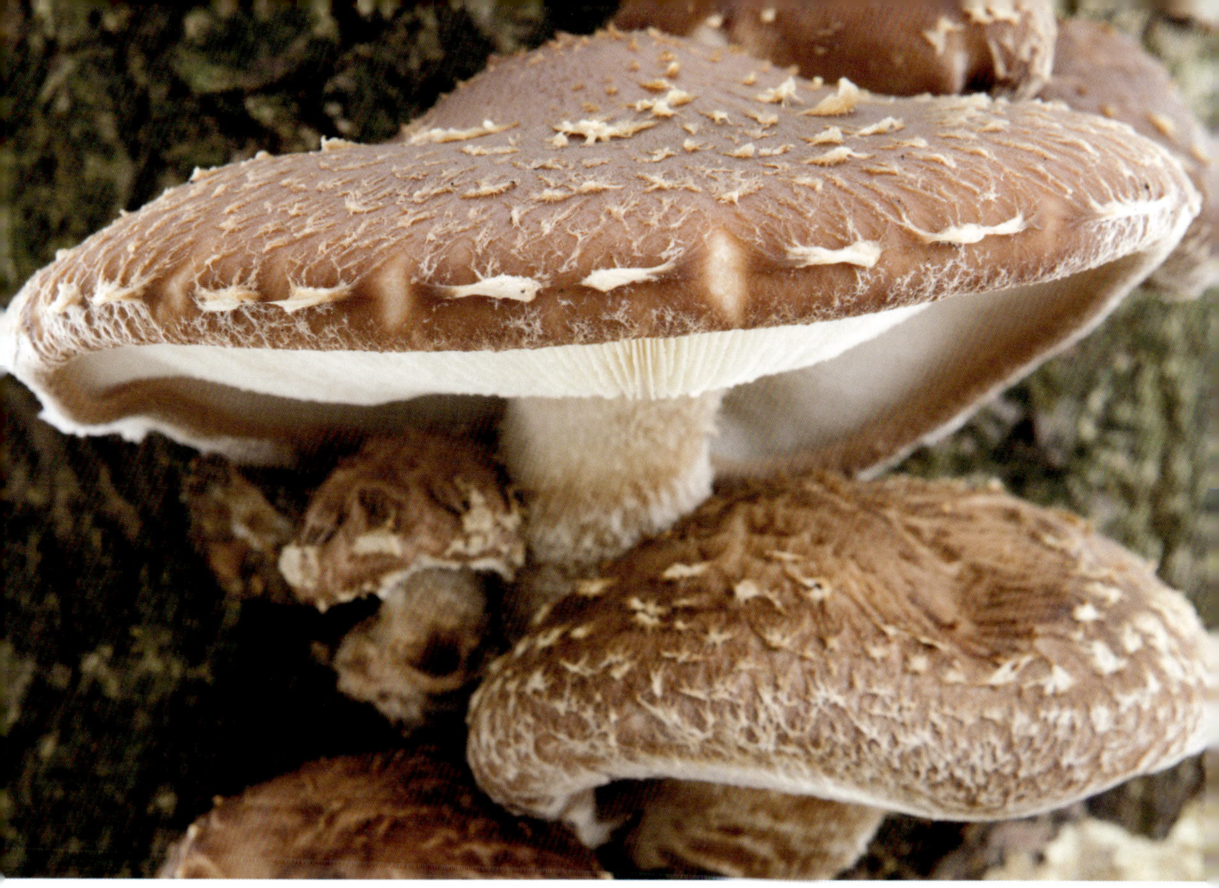

Grifola frondosa – Maitake

Anwendung bei:

- Diabetes Typ I und II
- erhöhter Blutzuckerspiegel
- Krebserkrankungen

Traditionelle Anwendung

- TCM: zur Verbesserung von Gesundheit und Stärke insgesamt
- löst Feuchtigkeit und Ödeme auf

Wissenschaftlich nachgewiesene Wirkung:[28]

- Erhöhung der Insulinsensitivität: Senkung des Blutzuckerspiegels
- Aktivierung natürlicher Killerzellen
- Immunmodulation (z. B. bei Brustkrebs)

Verbreitungsgebiet:
u. a. Japan, Europa, Nordamerika

Wichtigste Inhaltsstoffe:
Polysaccharide

Empfohlene Einnahmemenge:
Pulver: 0,5-5 g täglich

Verbreitungsgebiet:
u. a. Nordamerika, Japan, China

Wichtigste Inhaltsstoffe:
Protein, Ballaststoffe, Niacin, Vitamin D

Empfohlene Einnahmemenge:
Pulver: 2-3 g täglich

Hericium erinaceus – Igelstachelbart

Anwendung bei:

- psychischen Erkrankungen (z. B. Depressionen, Schizophrenie)
- Angststörungen
- Schlafstörungen
- kognitiven Verhaltensstörungen

Traditionelle Anwendung

- TCM: regulierende Wirkung auf Körper und Psyche

Wissenschaftlich nachgewiesene Wirkung:[29]

- stimmungsaufhellend: kann die mentale Wachsamkeit erhöhen, die Stimmung verbessern und die Aufmerksamkeit gegenüber der Umgebung stärken (u. a. Steigerung von Lernfähigkeit, Motivation)

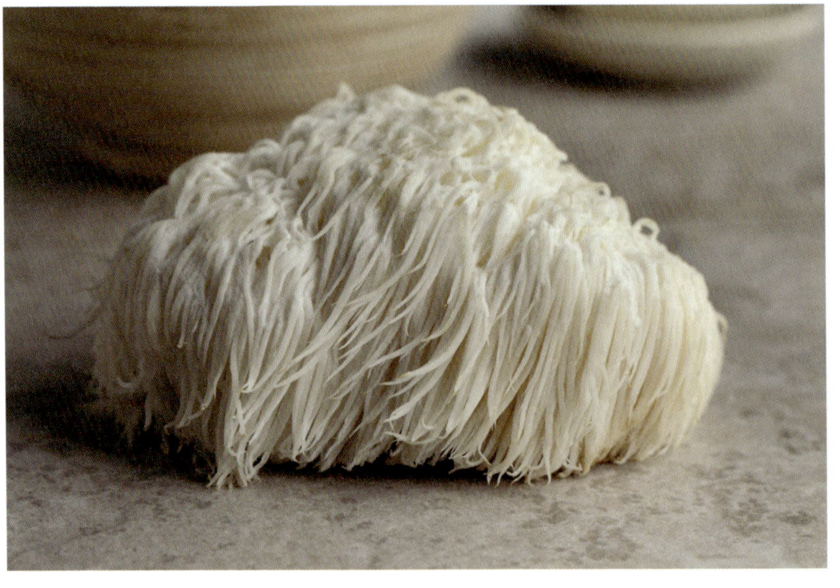

Die bewährtesten Enzyme (Element Feuer – Leidenschaft)

Enzymkraft

Die besten Heilpflanzenfrüchte sind Papaya, Guave, Ananas und Feige. Ihre Wirkung fasziniert mich immer wieder. Sie haben eine zentrale Bedeutung bei allen Stoffwechselfunktionen. Gerade im Alter kann der Körper, bedingt durch verschiedene negative Einflüsse wie Umweltverschmutzung und Stress, selbst nicht mehr ausreichend Enzyme herstellen. Bei Entzündungen, Schwellungen und allen Formen von Verletzungen reparieren Enzyme schnell und zuverlässig.

Wirkungsweise: Stärkung des Feuerelements, Immunstärkung, Abschwellung bei Ödemen oder bei Entzündungen, Wundheilungsbeschleunigung nach Operationen und Traumata, entzündungshemmend, antioxidativ, blutverdünnend

Anwendung bei: Frühstadium von Grippe und Infekten, akuten Entzündungen, Gelenkschwellungen, Verletzungen, Nachbehandlung nach Operationen, Ödemen, Gelenkschmerzen und Schwellungen, begleitende Krebstherapie, Herzinfarkt und Schlaganfallvorbeugung

Enyzmkraft (Ethno Health): Bromelain 200 mg, Papain 200 mg, Traubenkern-Extrakt 200 mg (enthält 70 % oligomere Proanthocyanidine), Quercetin 100 mg, Ficin 100 mg, Rutin 95 mg, Proanthocyanidin 140 mg

Leitsatz: Mögen Freude und Leidenschaft meinen Alltag bestimmen.

Dosierung: 2 x 1 Kps. täglich (therapeutische Dosis bis 3 x 3 Kps.)

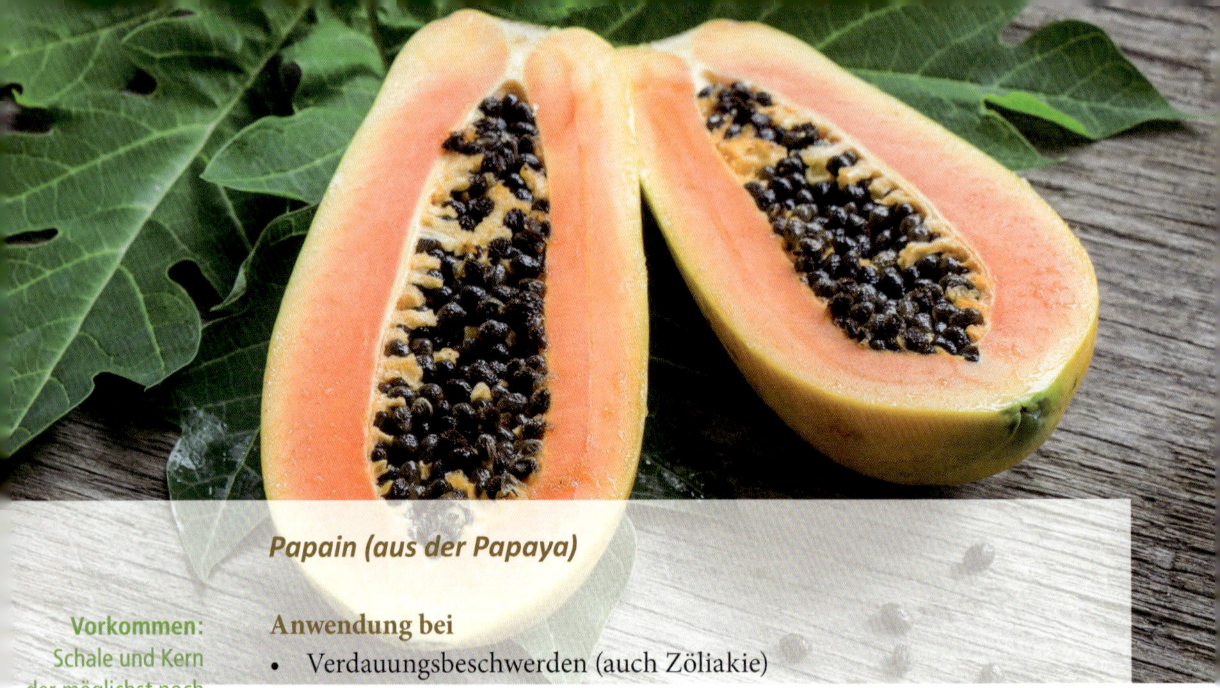

Papain (aus der Papaya)

Vorkommen: Schale und Kern der möglichst noch unreifen Papaya

Anwendung bei

- Verdauungsbeschwerden (auch Zöliakie)
- Immundefiziten
- Krebserkrankungen

Empfohlene Einnahmemenge: Kapsel oder Tablette: 100 mg täglich

Wissenschaftlich nachgewiesene Wirkung:[30]

- verdauungsfördernd, magenberuhigend
- kann die Verdauung von Gliadin bei Zöliakie-Patienten fördern
- Immunmodulation: wirkt antientzündlich, antibakteriell, antioxidativ

Bromelain (aus der Ananas)

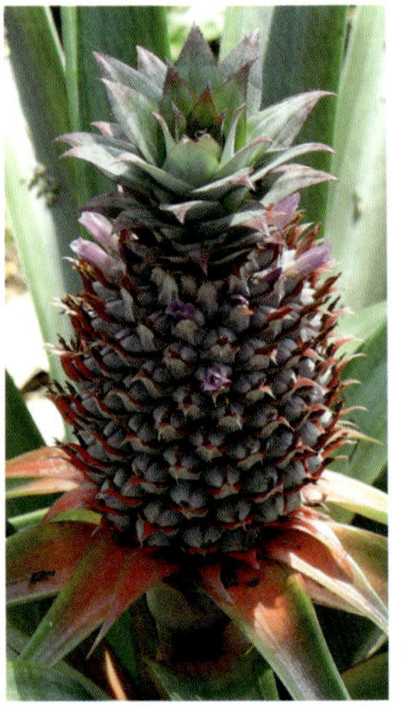

Vorkommen: Ananaspflanze und -frucht

Anwendung bei

- Krebserkrankungen
- Gelenkschmerzen/-erkrankungen

Empfohlene Einnahmemenge: 3 x 200 mg täglich

Wissenschaftlich nachgewiesene Wirkung:

- Krebstherapie: krebs-, infektions- und entzündungshemmend
- Abtöten von Krebszellen (Peritoneal-Mesotheliom)
- schmerzlindernd, entzündungshemmend bei Gelenkschmerzen (z. B. Arthrose)

OPC – Oligomere Proanthocyanidine

Anwendung bei

- Krebserkrankungen
- DNA-Schädigungen (z. B. Organschäden)
- Entzündungen

Wissenschaftlich nachgewiesene Wirkung:[31]

- antioxidativ – Regulierung von DNA-Schäden (z. B. Leberschäden, die durch oxidativen Stress bedingt sind)
- antioxidativ – Krebstherapie: Zerstörung von Adenokarzinomzellen (z. B. Brust-, Lungen-, Magenkrebs)
- Hemmung von Krebszellwachstum (z. B. Prostatakrebs)
- antientzündlich (z. B. Schutz vor Hautentzündungen, Reduzierung der Entzündungswerte des Fettgewebes)

Vorkommen:
z. B. Traubenkerne, Erdbeeren, Kakaobohnen

Empfohlene Einnahmemenge:
500 mg/Tag

Quercetin

Anwendung bei

- Krebserkrankungen (auch präventiv)
- Inflammationen
- neurodegenerativen Erkrankungen (präventiv)

Wissenschaftlich nachgewiesene Wirkung:[32]

- Zurückdrängen von Darmpolypen (Vorstufe von Darmkrebs)
- Schutz vor malignen Tumoren (z. B. Darm- und Lungenkrebs)
- antiinflammatorisch: Schutz von Gehirn-Nervenzellen (möglicherweise Schutz vor z. B. Alzheimer, Parkinson)
- Hemmung von Entzündungsmarkern allgemein

Vorkommen:
insbes. Schale verschiedener Früchte wie Zwiebeln, Äpfel, Brokkoli

Empfohlene Einnahmemenge:
12,5-25 mg pro kg Körpergewicht täglich

Ficin

Vorkommen:
Saft von Feigen, Blätter des Feigenbaumes

Empfohlene Einnahmemenge:
100 mg/Tag

Anwendung bei

- Verdauungsbeschwerden

Wissenschaftlich nachgewiesene Wirkung:[33]

- eiweißspaltend

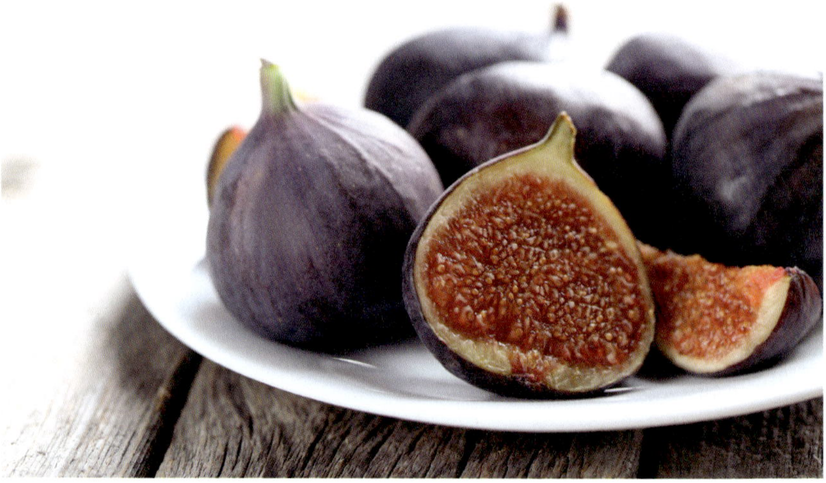

Rutin

Vorkommen:
z. B. Buchweizen, japanischer Schnurbaum

Empfohlene Einnahmemenge:
Kapsel oder Tablette:
1-2 g täglich

Anwendung bei

- Durchblutungsstörungen
- Krebserkrankungen
- Geschwüren

Wissenschaftlich nachgewiesene Wirkung:[34]

- Stärkung der Blutgefäße
- Verbesserung der Durchblutung (Linderung von Symptomen wie: Wadenkrämpfe, schwere/unruhige Beine, Ekzeme, Krampfadern, Hämorrhoiden)
- antioxidativ (z. B. Schutz vor Magengeschwüren, die durch Verletzungen entstehen können)

Die besten Probiotika (Element Metall – Loslassen)

Darmkraft

Zur Stärkung und Stabilisierung des Mikrobions sind Probiotika die Medizin der Zukunft. Es ist unfassbar, welche Intelligenz im Darm wohnt, wie wichtig unsere Ernährung und damit unser körpereigenes Bakteriensystem ist. Wir haben mehr Bakterien als Zellen in unserem Körper – diese wollen probiotisch gepflegt und nicht antibiotisch bekämpft werden.

In Darmkraft sind alle wichtigen Inhaltsstoffe enthalten, die entscheidend für eine gesunde Darmflora sind. Verschiedene Lactobacillus-Arten und Bifidobakterien wirken schädlichen Mikroorganismen im Verdauungstrakt entgegen und hindern diese am Wachstum – beispielsweise durch die Umwandlung von Zucker in Milch- und Essigsäure, was eine Senkung des pH-Wertes zur Folge hat. Auch Zink als wichtiges Spurenelement ist in Darmkraft enthalten sowie Inulin, das den Darmbakterien als Nahrung dient.

Wirkungsweise: Stärkung des Metallelements, Stärkung des Mikrobion, gesunde Darmflora, Schleimhautstabilisierung, Darmregulierung, Entzündungshemmung, Anregung von Entgiftungsprozessen, Entzündungshemmung bei Colitis ulcerosa

Anwendung bei: Darmsanierung, Darmfloraaufbau nach Antibiotikatherapie oder Chemotherapie, bei Dysbiose und Fehlbesiedelung, Blähungen, Meteorismus, Colitis ulcerosa, Morbus Crohn, Divertikulose, chronischen Durchfallerkrankungen, akutem Durchfall, Verstopfung

Leitsatz: Möge ich loslassen können, was mich belastet.

Darmkraft (Ethno Health): Zinkgluconat, Lactobacillus rhamnosus, Bifidobacterium breve (mikroverkapselt, Emulgator: E471), Bifidobacterium lactis (mikroverkapselt, Emulgator: E471), Lactobacillus bulgaricus, Lactobacillus casei, Lactobacillus plantarum (mikroverkapselt, Emulgator: E471), Lactobacillus salivarius (mikroverkapselt, Emulgator: E471), Lactobacillus paracasei (mikroverkapselt, Emulgator: E471), Bifidobacterium bifidum, Bifidobacterium infantis (mikroverkapselt, Emulgator: E471), Bifidobacterium longum (mikroverkapselt, Emulgator: E471).

Dosierung: 2 x 1 Kps. täglich (therapeutische Dosis bis 3 x 3 Kps. – Kur über 6-12 Wochen)

Lactobacillus bulgaricus

Vorkommen: insbes. bulgarischer Joghurt, Schweizer Käse

Anwendung bei
- Laktoseintoleranz
- Blähungen

Wissenschaftlich nachgewiesene Wirkung:[35]
- Erhöhung der Laktosetoleranz durch gesteigerten Lactase-Austritt – erhöhte Lactose-Spaltung im Darm

Lactobacillus rhamnosus

Vorkommen: Milch und Milchprodukte

Anwendung bei
- Diarrhö (auch nach Chemotherapie)
- Rotaviren
- Neurodermitis

Wissenschaftlich nachgewiesene Wirkung:[36]
- Schutz vor Durchfallerkrankungen
- Schutz vor Rotaviren
- Reduktion der Wahrscheinlichkeit, an Neurodermitis zu erkranken (z. B. bei Säuglingen)

Lactobacillus casei

Vorkommen: insbes. bei der Reifung von Käse

Anwendung bei
- Magen-Darm-Beschwerden
- Darmerkrankungen
- Krebserkrankungen (auch präventiv)

Wissenschaftlich nachgewiesene Wirkung:[37]
- lindert Darmträgheit und Verstopfungen
- Schutz gegen entzündliche Darmerkrankungen (z. B. Divertikulitis)
- positive Veränderung der Dickdarm-Mikroorganismen (Schutz vor Aktivatoren für Vorstufen krebsauslösender Substanzen)

- Reduktion des Risikos, erneut an Krebs zu erkranken (z. B. Blasenkrebs)

Lactobacillus plantarum

Vorkommen: bspw. Kimchi, Sauerkraut, Silage

Anwendung bei

- Reizdarmsyndrom
- Blähungen
- Darmkrebs (präventiv)

Wissenschaftlich nachgewiesene Wirkung:[38]

- nachhaltige Linderung des Reizdarmsyndroms und damit einhergehenden Schmerzen und Blähungen
- antioxidativ: kann vor Darmkrebs schützen

Lactobacillus salivarius

Vorkommen: natürlicherweise im menschlichen Darm

Anwendung bei

- schlechter Mundflora (auch präventiv)
- Plaque (auch präventiv)
- Parodontose (auch präventiv)

Wissenschaftlich nachgewiesene Wirkung:[39]

- kann die Ansiedlung von Plaques reduzieren
- kann die Tiefe von Zahntaschen (Parodontose) vermindern
- kann die Anzahl verschiedener parodontalpathogener Bakterien verringern, die Parodontose verursachen

Lactobacillus paracasei

Vorkommen: menschlicher Darm, fermentierte Lebensmittel

Anwendung bei

- Immundefiziten
- Abwehrschwäche
- Diarrhö

Empfohlene Einnahmemenge: koloniebildende Einheiten: mind. 1 Milliarde täglich

Wissenschaftlich nachgewiesene Wirkung:[40]

- immunmodulierend (z. B. Schutz vor Erkältungen, Grippe)
- Senkung des Risikos, als Nebenwirkung von einer Antibiotikaeinnahme an Durchfall zu erkranken

Bifidobacterium bifidum

Vorkommen: menschlicher Verdauungstrakt, Scheide

Anwendung bei

- Scheideninfektionen
- Diarrhö (präventiv)
- Verdauungsbeschwerden

Wissenschaftlich nachgewiesene Wirkung:[41]

- Schutz vor Scheideninfektionen: hemmt das Wachstum von Pilzen (z. B. Candida-Pilz)
- Schutz vor Durchfallerkrankungen (gestillte Säuglinge)
- regt die Verdauung an

Bifidobacterium lactis

Vorkommen: menschlicher Darm

Anwendung bei

- Immundefiziten
- Abwehrschwäche
- Diarrhö
- Verdauungsbeschwerden

Wissenschaftlich nachgewiesene Wirkung:[42]

- Verringerung von Bauchweh, Koliken und Häufigkeit der Antibiotikaeinnahme bei Kindern
- verringert Dauer und Häufigkeit akuter Durchfallerkrankungen bei Kindern
- Vorbeugung von Verstopfungen

Bifidobacterium infantis

Anwendung bei

- Diarrhö
- Reizdarmsyndrom
- Entzündungen im Magen-Darm-Trakt

Vorkommen: menschlicher Dickdarm

Wissenschaftlich nachgewiesene Wirkung:[43]

- Schutz vor akuter Diarrhö (bspw. bei Kindern)
- entzündungshemmend, Linderung von Schmerzen und Unwohlsein in der Bauchregion

Bifidobacterium longum

Anwendung bei

- Verdauungsbeschwerden
- Krebserkrankungen
- erhöhten Cholesterinwerten

Vorkommen: menschlicher Darm

Wissenschaftlich nachgewiesene Wirkung:[44]

- vermindert Darmträgheit, die bspw. im Rahmen von Diäten auftritt
- kann Tumorentwicklung in Brust, Leber und Darm hemmen oder sogar verhindern
- kann den Cholesterinspiegel regulieren

Bifidobacterium breve

Anwendung bei

- Allergien
- Verdauungsbeschwerden

Vorkommen: fermentierte Lebensmittel, menschlicher Darm

Wissenschaftlich nachgewiesene Wirkung:[45]

- Verminderung des Allergierisikos (Kinder) durch Hemmung einer Überreaktion der Immunzellen
- normale Darmfunktion (z. B. bei Darmträgheit, Verstopfungen, Bauchschmerzen)

Die besten OPC (Element Feuer – Freude)

Kern-Kraft

Wirkungsweise: Stärkung des Feuerelements, Immunstärkung und -modulation, Anregung und Beschleunigung von Heilungsprozessen, antimikrobiell, Entzündungshemmung, wichtige Unterstützung in der Krebstherapie bei allen Krebserkrankungen

OPC (Oligomere Proanthocyanidine) sind für mich die Heilungsbooster schlechthin. Kaum etwas fördert Heilungsprozesse mehr als diese Substanz, die beispielsweise aus Traubenkernen, Pinienrinde und Pomeranzenschale gewonnen wird. OPC-Kraft zeichnet sich vor allem durch einen sehr hohen Anteil potenter Antioxidantien aus, welche wiederum freie Radikale abwehren und so vor Erkrankungen wie Krebs, Rheuma, Arteriosklerose oder auch Asthma schützen beziehungsweise hier auch Selbstheilungsprozesse anstoßen. Hinzu kommen wertvolle Inhaltsstoffe wie Salvestrol, Resveratrol und Hesperidin, die diese Wirkung noch verstärken.

Anwendung bei: rezidivierenden Infektionen, chronischer Immunschwäche, Schwäche nach Operationen, Rekonvaleszenz, akuten und chronische Infektionen, andauernden fieberhaften Zuständen, allen Krebserkrankungen, Allergien

Leitsatz: Möge ich gesund und stark sein.

OPC-Kraft (Ethno Health): 40,8 % Traubenkern-Extrakt 120:1 (enthält oligomere Proanthocyanidine), Überzugsmittel: Hydroxypropylmethyl-Cellulose (pflanzliche Kapselhülle), 6,8 % Pomeranzenfrucht-Extrakt 6:1 (enthält 60 % Bioflavonoide), Polygonum-cuspidatum-Extrakt (enthält 98 % Resveratrol), Papaya-Extrakt 10:1, Hesperidin (aus Citrus x aurantium), 4,8 % Pinienrinden-Extrakt 15:1 (enthält 95 % Proanthocyanidine), Quercetin, Rutin, Salvestrol

Dosierung: 2 x 1 Kps. täglich (therapeutische Dosis bis 2 x 2 Kps.)

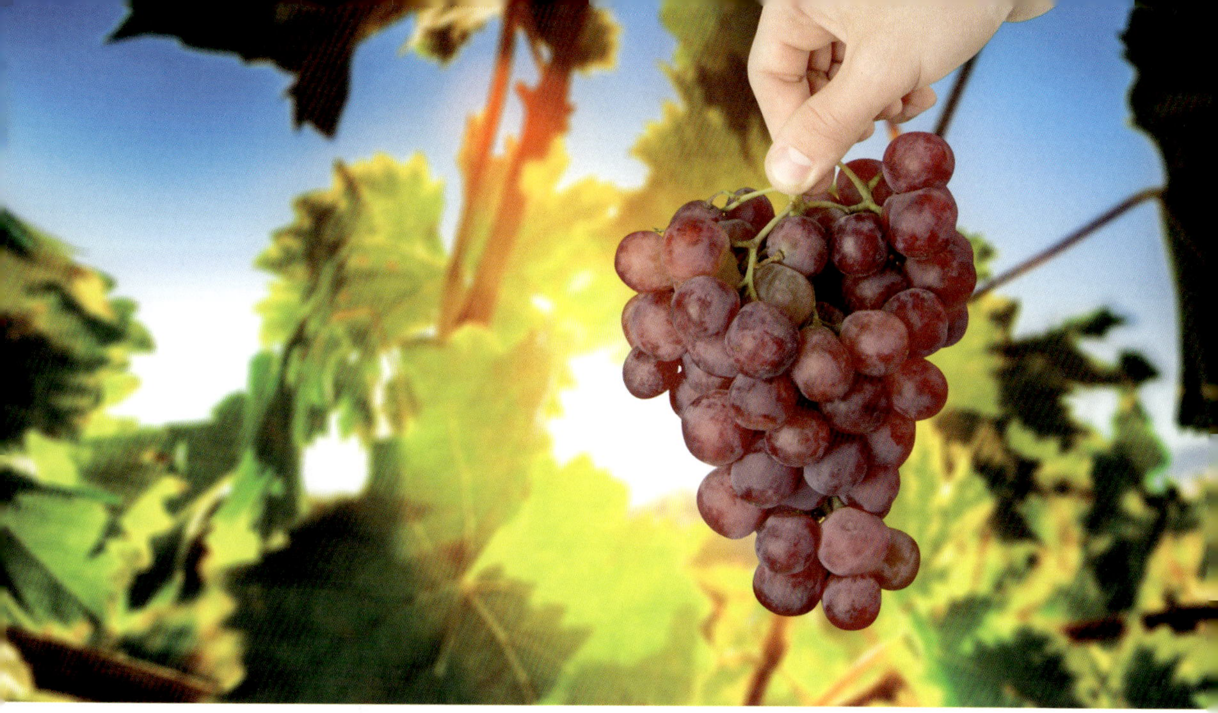

Vitis vinifera – Weintraube (Traubenkerne)

OPC-Gehalt:
20-60 mg pro g Traubenkernmehl

Anwendung bei

- Krebserkrankungen (präventiv und akut)
- Immundefiziten
- Organerkrankungen

Traditionelle Anwendung

- TCM: tonisiert Yin, Qi und Blut – Stärkung des Körpers

Wissenschaftlich nachgewiesene Wirkung (OPC):[46]

- zytotoxisch: Hemmung des Zellwachstums verschiedener Krebsarten (z. B. Brust- und Lungenkrebs)
- antioxidativ: Bekämpfung von Krebs in jedem Stadium
- antioxidativ: Schutz der Organe (z. B. Herz)
- antibakteriell (z. B. bei *Escherichia choli* und *Staphylococcus aureus*)

Verbreitungsgebiet:
weltweit

Wichtigste Inhaltsstoffe:
OPC, Vitamin B1, B6, Niacin

Empfohlene Einnahmemenge:
Traubenkernmehl: 5 g täglich

Malus – Apfel

Verbreitungsgebiet:
fast weltweit, v. a. Nordhalbkugel

Wichtigste Inhaltsstoffe:
OPC, Vitamin C

Empfohlene Einnahmemenge:
Frucht: 500 g pro Tag (bei empf. Tagesdosis von 200 mg OPC)

OPC-Gehalt:
41 mg je 100 g

Anwendung bei
- Krebserkrankungen
- Tumorbildung
- Immundefiziten

Traditionelle Anwendung
- Kopf- und Gliederschmerzen, Durchfall, Magenschmerzen

Wissenschaftlich nachgewiesene Wirkung:[47]
- antioxidativ
- Veränderung intrazellulärer Signalübertragungswege – Blockierung der Signalübertragung in den Krebszellen (z. B. Darmkrebs)
- Auslösen des programmierten Zelltods von Krebszellen

Arachis hypogaea – Erdnuss

Verbreitungsgebiet:
Tropen, Subtropen

Wichtigste Inhaltsstoffe:
OPC, Proteine

OPC-Gehalt:
ca. 140-150 mg je g entfettete Erdnusshaut

Anwendung bei
- Immundefiziten
- Hautirritationen
- Krebserkrankungen (insbes. Hautkrebs)

Traditionelle Anwendung
- TCM: Blutstillung, Blutregulation

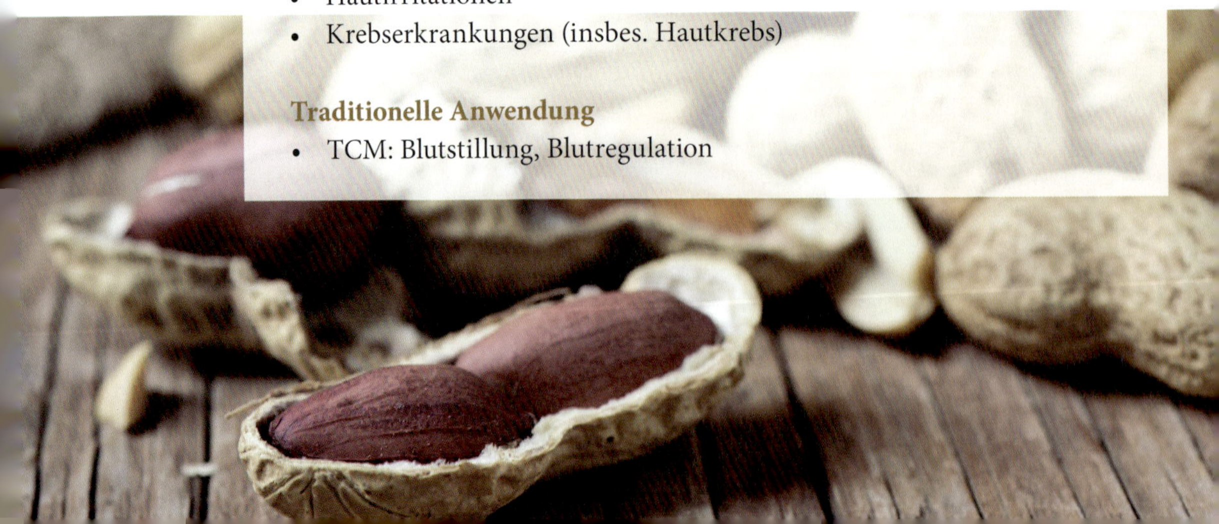

Wissenschaftlich nachgewiesene Wirkung:[48]
- antioxidativ
- antientzündlich: Reduktion entzündlicher Zytokine und des Tumornekrosefaktors (Entzündungssignalstoff)
- verringerte Melaninsynthese

Theobroma cacao – Kakao (Kakaobohne)

OPC-Gehalt:
knapp 6 g pro 100 g

Verbreitungsgebiet:
u. a. Lateinamerika, Ghana, Indien

Wichtigste Inhaltsstoffe:
OPC, Magnesium

Anwendung bei
- neurodegenerativen Erkrankungen (z. B. Depressionen)
- Wahrnehmungsstörungen

Traditionelle Anwendung
- TCM: beruhigt den Geist, stimmungsaufhellend

Wissenschaftlich nachgewiesene Wirkung:[49]
- Schutz von Gehirnfunktion/Nervenzellen
- verbessert Blutfluss im Gehirn, wirkt Absterben von Neuronen entgegen, durch bspw. Sauerstoffradikale
- Verbesserung verschiedener Aspekte der Wahrnehmung
- stimmungsaufhellend

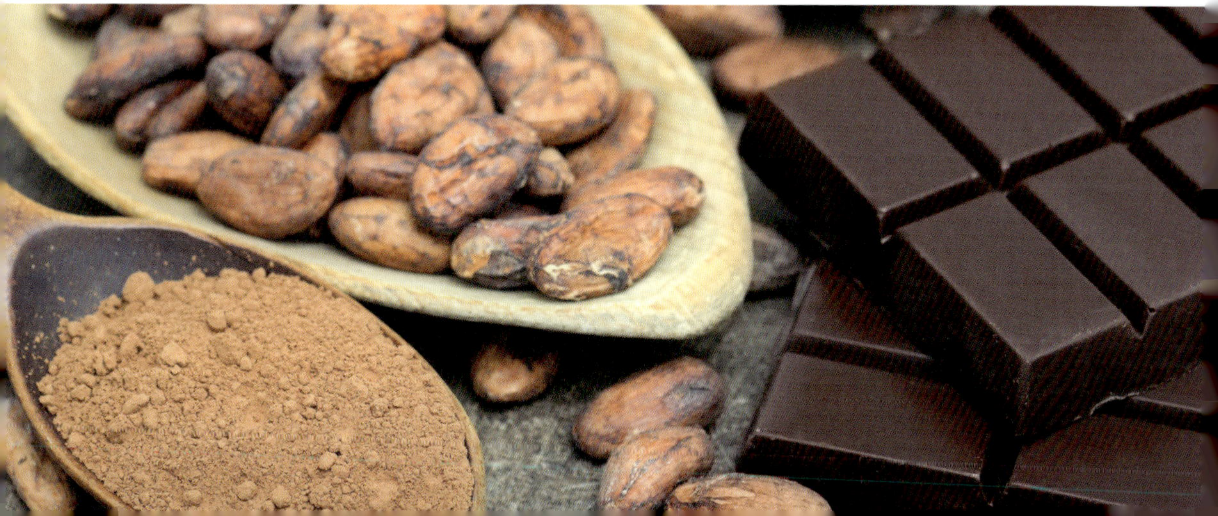

Vaccinium myrtillus – Heidelbeere

OPC-Gehalt:
44 mg je 100 g

Weitere Informationen:
siehe Heidelbeere in „Die besten Beeren“

Fragaria – Erdbeere

Verbreitungsgebiet:
gemäßigte Zonen der Nordhalbkugel

Wichtigste Inhaltsstoffe:
OPC, Eisen

OPC-Gehalt:
42 mg je 100 g

Anwendung bei
- Krebserkrankungen (auch präventiv)
- Immundefiziten

Traditionelle Anwendung
- Blutarmut, Bleichsucht, Rheuma, Gicht

Wissenschaftlich nachgewiesene Wirkung:[50]
- Hemmung des Tumorwachstum (z. B. Darm-, Prostata-, Mundkrebs)
- antioxidativ

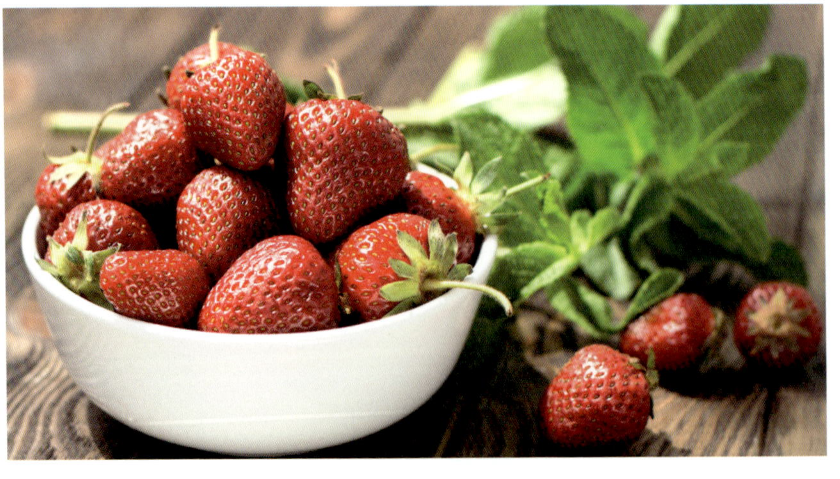

Prunus avium – Vogel-Kirsche

Verbreitungsgebiet:
Europa, nördliche Türkei, Iran etc.

Wichtigste Inhaltsstoffe:
OPC, Folsäure

OPC-Gehalt:
17 mg je 100 g

Anwendung bei

- Immundefiziten
- Abwehrschwäche
- Krebserkrankungen

Traditionelle Anwendung

- Blutbildung
- als Heizkissen zum Bekämpfen von Verspannungen, Kopfschmerzen und Erkältungen

Wissenschaftlich nachgewiesene Wirkung:[51]

- antioxidativ
- veränderte Zytokinausschüttung (von entzündungsfördernd zu entzündungshemmend)
- kann das Tumorwachstum hemmen

Musa – Banane

Verbreitungsgebiet:
überwiegend westlicher Pazifikraum

Wichtigste Inhaltsstoffe:
OPC, Polysaccharide

OPC-Gehalt:
3,37 mg je 100 g

Anwendung bei

- Immundefiziten
- Krebserkrankungen (auch präventiv)

Traditionelle Anwendung

- TCM: tonisiert Yin/Qi, wirkt abführend, beruhigt den Geist

Wissenschaftlich nachgewiesene Wirkung:[52]

- antioxidativ
- wirkt der Bildung von Geschwüren entgegen (z. B. Magengeschwüre)

Die besten pflanzlichen Eiweiße (Element Erde – Sicherheit)

Eiweiß-Vitalkomplex

Wirkungsweise: Stärkung des Erdelements, gesteigerte Lebenskraft, erhöhte Vitalität und Widerstandskraft, Entgiftung, zusätzliche Eiweißnahrung bei Kachexie, Stärkung aller Stoffwechselvorgänge, Tonisierung, Aufbau

Leitsatz: Möge ich die Samen der Gesundheit sehen und wertschätzen können.

Nur allzuoft stand ich vor der Frage, was wir als Menschen wirklich bedingungslos essen können oder was eine Mahlzeit so ersetzen könnte, dass es uns an nichts fehlt. Die von mir empfohlene Eiweiß-Vitalkomplex-Mischung bietet alles, was für eine eiweißreiche Ernährung und ein vitales Lebensgefühl benötigt wird. Hochkonzentriertes pflanzliches Eiweiß, beispielsweise aus Hanf, Reis und Erbsen, kombiniert mit zahlreichen Vitaminen, etwa Vitamin B1, B6, C und E, Magnesium und dem Ballaststoff Inulin, ergeben einen hochwirksamen Komplex. Dabei eignet sich Eiweiß-Vitalkomplex nicht nur für Sportler, sondern insgesamt für Menschen, die eine vollumfassende Nahrungsergänzung mit allen wichtigen Nährstoffen wünschen.

Anwendung bei: Mangelzuständen, Erschöpfung, körperlicher Schwäche, Muskelschwund, Antriebslosigkeit, Burnout. Gut in Verbindung mit Smoothies, Nahrungsmittelersatz bei Fastenkuren – beschleunigt Fettgewebsverbrennung, ersetzt vollständig weitere Nahrungsaufnahme bei Entgiftungskuren, Adipositas, Diät

Eiweiß-Vitalkomplex (Ethno Health): 32 % Hanfprotein (enthält 50 % Protein), 22 % Reisproteinkonzentrat (enthält 80 % Protein), 18 % Erbsenproteinisolat (enthält 80 % Protein), Bio-Agavensaftpulver, Erdmandelpulver, Roh-Inulin (Agave), Süßlupinenmehl, Calciumhydrogenphosphat, Acerola-Extrakt (17 % Vitamin C), Camu-Camu-Extrakt (25 % Vitamin C), Baobab-Fruchtpulver, Goji-Extrakt (50 % Polysaccharide), Granatapfelsaftpulver, Aronia-melanocarpa-Extrakt 8:1 (2 % Proanthocyanidine), Spinat-Extrakt 10:1, Brokkoli-Extrakt 20:1, Acai-Extrakt 15:1, Garcinia-mangostana-Extrakt (20 % Mangostin), Spirulinapulver, Chlorellapulver, Bio-Macapulver, Matcha-Teemischung, Magnesiumoxid, Kakaopulver (enthält Sojalecithin), Süßungsmittel: Steviolglycoside, Zinkgluconat, D-alpha-Tocopherylacetat, Eisen(II)sulfat, Natriumselenit, Nicotinsäureamid, Kupfersulfat, Retinylacetat, Mangansulfat, Calcium-D-pantothenat, Thiaminhydrochlorid, Riboflavin, Pyridoxinhydrochlorid, Cholecalciferol, Methylcobalamin, Kaliumiodid, Folsäure, D-Biotin.

Dosierung: 2-3 Esslöffel pro Tag, z. B. in 200 ml Wasser
(begleitend beim Fasten verteilen auf 6 x ein gehäufter Teelöffel pro Tag)

Cannabis sativa – Hanf

Proteingehalt:
22-25 g pro 100 g

Anwendung bei

- Eiweißmangel
- Schwächezuständen
- Muskelschwäche

Traditionelle Anwendung

- TCM: abführend

Wissenschaftlich nachgewiesene Wirkung:[53]

- Muskelaufbau und -regeneration durch verzweigtkettige Aminosäuren (BCAA)

Verbreitungsgebiet:
gemäßigte, tropische Zonen fast weltweit

Wichtigste Inhaltsstoffe: des Proteins
Aminosäuren (auch alle essentiellen), Fettsäuren

Empfohlene Einnahmemenge:
Öl: 15-20 g täglich

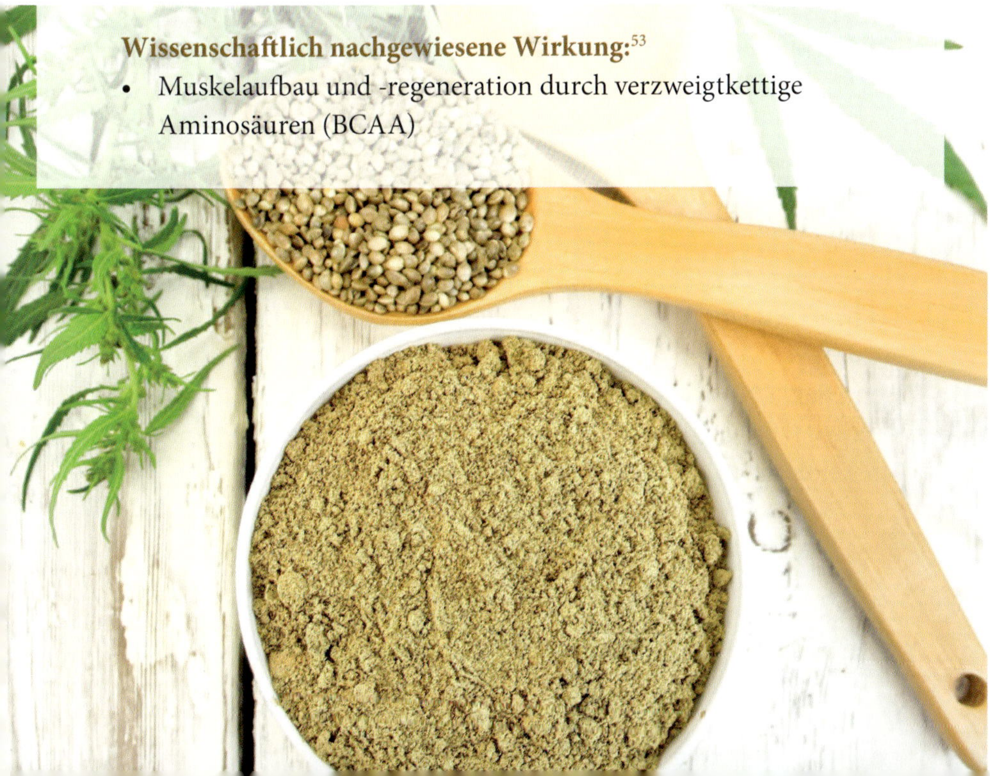

Glycine max – Sojabohne

Verbreitungsgebiet: hauptsächlich USA, Brasilien, Argentinien

Wichtigste Inhaltsstoffe: des Proteins Isoflavone

Proteingehalt:
35 g pro 100 g

Anwendung bei

- erhöhtem Cholesterinspiegel
- Bluthochdruck
- Wechseljahrsbeschwerden

Traditionelle Anwendung

- TCM: schweißtreibend, soll Reizbarkeit lindern

Wissenschaftlich nachgewiesene Wirkung:[54]

- enthaltene Isoflavone senken den Cholesterinspiegel
- signifikante Verbesserung eines zu hohen Blutdrucks
- Linderung von Symptomen der Menopause (z. B. Hitzewallungen, Nachtschweiß)

Oryza sativa – Reis

Verbreitungsgebiet: fast weltweit

Wichtigste Inhaltsstoffe: des Proteins Aminosäuren, Vitamine (z. B. B2, B6), Spurenelemente (z. B. Jod)

Empfohlene Einnahmemenge: Pulver: 0,8 g Protein pro kg Körpergewicht, 1 g pro kg Körpergewicht bei moderatem Sport, 2 g pro kg Körpergewicht bei Bodybuilding

Proteingehalt:
je nach Sorte ca. 5-7,8 g pro 100 g

Anwendung bei

- Muskelschwäche

Traditionelle Anwendung

- TCM: stärkt das Qi, baut Säfte auf, harmonisiert den Magen

Wissenschaftlich nachgewiesene Wirkung:[55]

- Verzweigtkettige Aminosäuren (BCAA) tragen zu Muskelaufbau und Muskelregeneration bei

Pisum sativum – Erbse

Proteingehalt:
23 g pro 100 g

Anwendung bei
- Abwehrschwäche
- Immundefiziten
- Muskelschwäche

Traditionelle Anwendung
- TCM: Stärkung der Milzbahn

Wissenschaftlich nachgewiesene Wirkung:[56]
- antioxidativ – verhindert Produktion des freien Radikals Stickstoffmonoxid signifikant
- antientzündlich – reduziert Absonderung proentzündlicher Zytokine
- verzweigtkettige Aminosäuren (BCAA) tragen zu Muskelaufbau und Muskelregeneration bei

Verbreitungsgebiet:
fast weltweit, Hauptanbauland ist Kanada

Wichtigste Inhaltsstoffe: des Proteins
Aminosäuren (alle essentiellen)

Empfohlene Einnahmemenge:
konzentriertes Protein: 30–50 g täglich bei Kraftsportlern, zur normalen Deckung des Eiweißbedarfs ca. 25 g täglich

Lupinus L. ssp. – Süßlupine

Proteingehalt:
ca. 20 g pro 100 g, Konzentration als Mehl höher

Anwendung bei
- Abwehrschwäche
- Immundefiziten
- erhöhtem Cholesterinspiegel
- kardiovaskulären Erkrankungen (präventiv)

Traditionelle Anwendung
- Nahrungsmittel u. a. im alten Ägypten, Griechenland

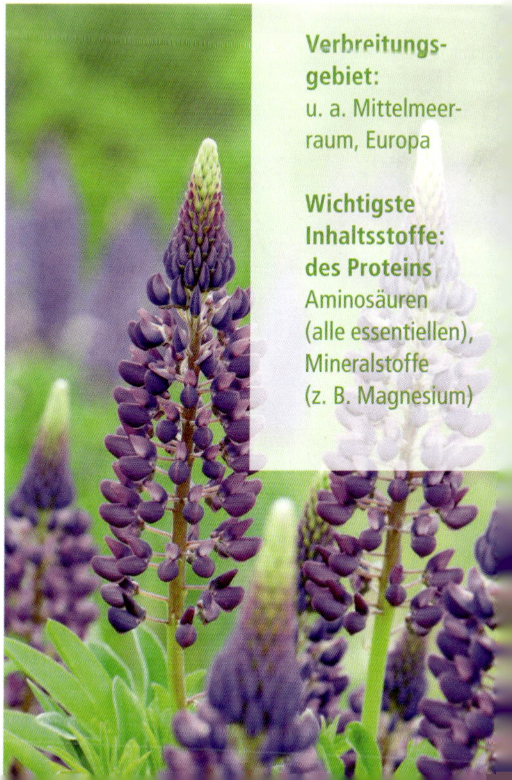

Verbreitungsgebiet:
u. a. Mittelmeerraum, Europa

Wichtigste Inhaltsstoffe: des Proteins
Aminosäuren (alle essentiellen), Mineralstoffe (z. B. Magnesium)

Wissenschaftlich nachgewiesene Wirkung:[57]
- antioxidativ
- beschleunigt Abbau von LDL-Cholesterin
- verringert Cholesterinwert im Blutplasma

Prunus dulcis – Mandelbaum (Mandel)

Verbreitungsgebiet: Südwestasien, Mittelmeerraum, USA

Wichtigste Inhaltsstoffe: des Proteins Essentielle Aminosäuren (Lysin, Methionin), Ballaststoffe

Proteingehalt:
20 g pro 100 g

Anwendung bei
- Herz-Kreislauf-Erkrankungen
- Bluthochdruck

Traditionelle Anwendung
- TCM: tonisiert Yin, Qi und das Blut, befeuchtet den Darm

Wissenschaftlich nachgewiesene Wirkung:[58]
- normalisiert die Funktion der Endothelzellen
- hemmt blutdruckerhöhendes Hormon Angiotensin
- Schutz des Gefäßsystems

Salvia hispanica – Mexikanische Chia (Chiasamen)

Verbreitungsgebiet: u. a. Mexiko, Guatemala, Australien

Proteingehalt:
17-23 g pro 100 g

Anwendung bei
- hohem Cholesterinspiegel
- Schlafstörungen
- Depressionen

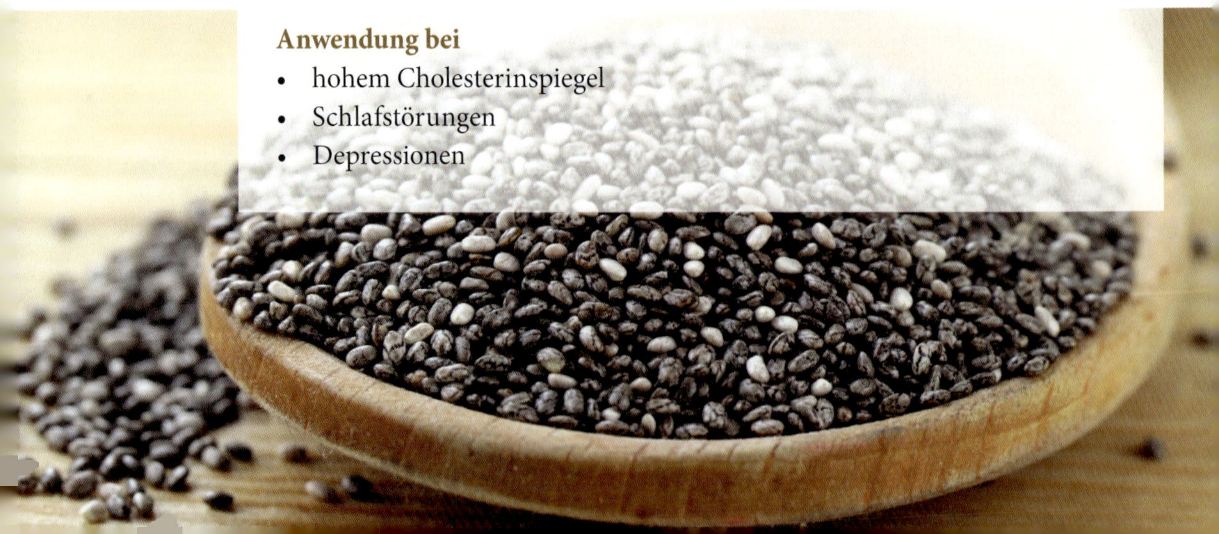

Traditionelle Anwendung
- Maya, Azteken: kräftigend, energiespendend, Läufernahrung

Wissenschaftlich nachgewiesene Wirkung:[59]
- Fettsenkung

Wichtigste Inhaltsstoffe: des Proteins
Aminosäuren (insbesondere Tryptophan)

Chenopodium quinoa – Quinoa

Verbreitungsgebiet:
Anden, Südamerika, Mitteleuropa

Proteingehalt:
14-16 g pro 100 g

Anwendung bei
- Abwehrschwäche
- Immundefiziten
- Bluthochdruck

Wichtigste Inhaltsstoffe: des Proteins
Aminosäuren (alle essentiellen)

Traditionelle Anwendung
- Inkas, Azteken: Nahrungsmittel

Wissenschaftlich nachgewiesene Wirkung:[60]
- antioxidativ
- kann angiotensinkonvertierendes Enzym (verantwortlich für erhöhten Blutdruck) hemmen

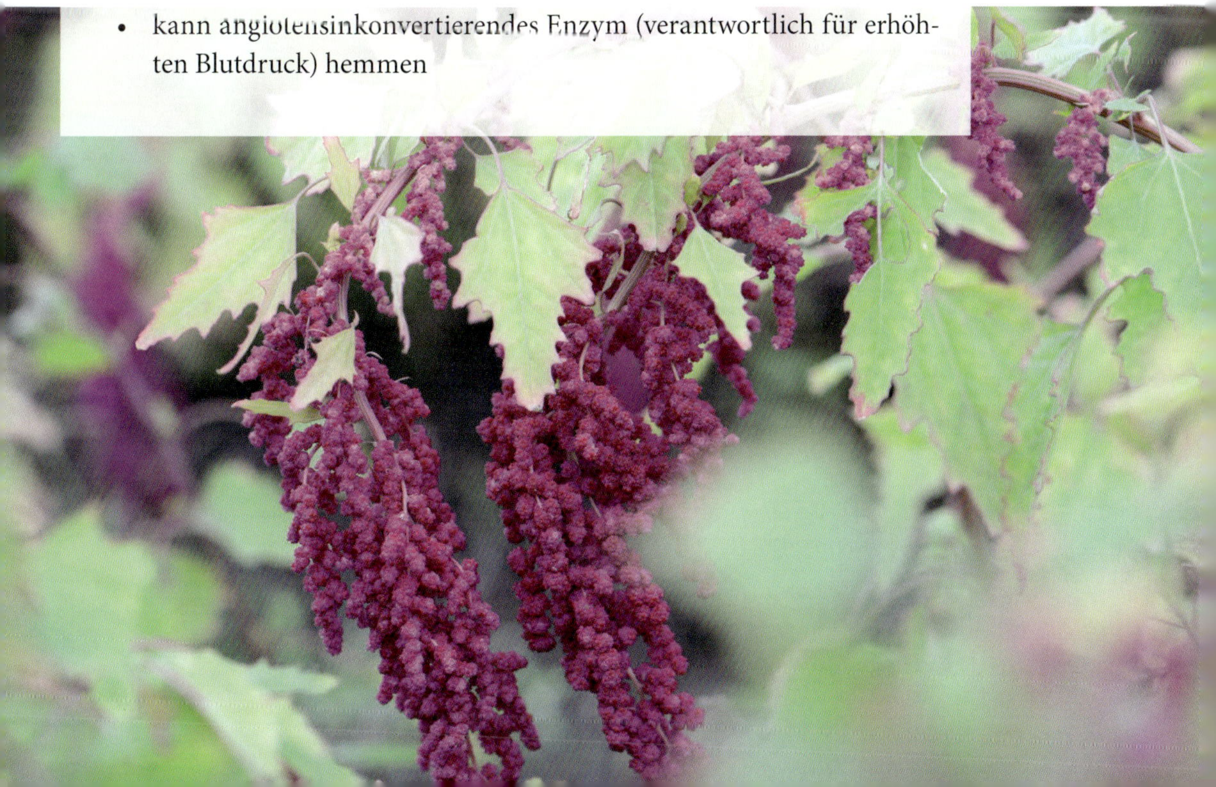

Cicer arietinum – Kichererbse

Verbreitungsgebiet: subtropische Gebiete, u. a. Australien

Wichtigste Inhaltsstoffe: des Proteins Aminosäuren

Proteingehalt:
18 g pro 100 g

Anwendung bei

- Abwehrschwäche
- Immundefiziten
- erhöhtem Cholesterinspiegel

Traditionelle Anwendung

- Mittel gegen Fieber
- TCM: tonisiert Qi und Blut, beruhigt den Geist

Wissenschaftlich nachgewiesene Wirkung:[61]

- antioxidativ – hemmt u. a. Oxidation von Linolsäure (kann massive Schäden in der Zellmembran verursachen)
- kann Cholesterinspiegel signifikant senken
- vermindert LDL-Cholesterin im Blut

Dazu kommen Vitamine in natürlichster Form

Vitamin	Wirkung	Vorkommen (unter anderem)
A	Verbessertes Sehvermögen, Schutz vor Infektionen, Schutz der Atemwege, gesundes Wachstum, gesunde Haut, gesundes Haar, gesunde Zähne und Zahnfleisch	Als Provitamin A (beta-Carotin, Vorstufe): Mango, Grapefruit, Grünkohl, Spinat
B1 (Thiamin)	Gesunde Muskel- und Nervenfunktion, Wachstum (bei Kindern), unterstützt Energieproduktion und Kohlenhydrat-Stoffwechsel	Vollkornprodukte, Hülsenfrüchte
B2 (Riboflavin)	Unterstützt Energieproduktion und Bildung gesunden Gewebes sowie roter Blutkörperchen, gesunde Haut, gesundes Haar, feste Fingernägel, stärkt das Sehvermögen	Mandeln, Champignons, Kürbiskerne, Haselnüsse, Brokkoli, Avocado

Vitamin	Wirkung	Vorkommen (unter anderem)
B3 (Niacin)	Blutfettspiegel senkend, Weiten von Blutgefäßen, Linderung von Kopfschmerzen	Tomaten, Brokkoli, Kartoffeln, Ananas, Sojabohnen
B5 (Pantothensäure)	Fördert das Wachstum, unterstützt das Immunsystem, gesunder Zellaufbau, Heilung von Hautverletzungen und Verbrennungen	Heidelbeere, Himbeere, Sojabohnen, Erbsen, Paprika, Rotkohl, Spargel, Brokkoli
B6 (Pyridoxin)	Regulierung des Hormonhaushaltes, Verhütung von Diabetes und Herzkrankheiten, Stärkung des Immunsystems, Behandlung von Arthritis	Hülsenfrüchte, Kartoffeln, Avocados, Bananen, Kohl, grüne Bohnen, Linsen
B12 (Cobalamin)	Bildung roter Blutkörperchen, Sauerstofftransport im Blut, Zellaufbau	Fermentiertes Gemüse, z. B. Sauerkraut
B15 (Pamgamsäure)	Muskelentspannung, unterstützt die Lebertätigkeit, bei geplatzten Äderchen, Ekzemen, Cellulite anwendbar, verbessert den Blutkreislauf	Reis, Hülsenfrüchte, speziell Kichererbsen und Sesamsamen, Kürbiskerne
Biotin	Festigt die Nägel, gesundes Haar, gesunde Haut, gegen Muskelschmerzen	Nüsse, Champignons, Avocados
Cholin, Inositol	Bildung von Nervenzellen, Unterstützung der Leber, Fettverbrennung	Blumenkohl, Quinoa, Spinat, Amaranth
Folsäure	Aufbau roter Blutkörperchen, Produktion körpereigener DNS	Weiße Bohnen, Spinat, Brokkoli, Weintrauben, Spargel
Vitamin C	Antioxidativ, Stärkung des Immunsystems	Heidelbeere, Rosenkohl, Grünkohl, Brokkoli, Paprika, Johannisbeere, Kiwi
Vitamin D	Gesunde Knochen und Zähne, unterstützt Aufnahme v. Vitamin A, Calcium und Phosphor	Avocados, Champignons, Leinsamen
Vitamin E (Tocopherol)	antioxidativ, immunmodulierend	Avocados, Heidelbeeren, schwarze Johannisbeeren, Spargel, Wirsing, Grünkohl
Vitamin K (Phyllochinon)	förderlich für Blutgerinnung und Wundheilung, Stabilisierung der Knochen	Grünkohl, Spinat, Schnittlauch, Rosenkohl

Kapitel 4: Das Beste aus den grossen Kulturen

Das Beste aus der Traditionellen Chinesischen Medizin

„Viele menschliche Probleme haben ihre Ursache weniger in den äußeren Lebensbedingungen als in der Unruhe des eigenen Geistes und im fehlenden seelischen Gleichgewicht."
Dalai Lama

Wie Vorbeugung und Heilung mit den Werkzeugen der Traditionellen Chinesischen Medizin gelingen können

Aus Sicht der chinesischen Medizin haben wir in hohem Grad Einfluss darauf, wie schnell wir altern, wie oft wir krank werden und ob wir in den ersten zwei Dritteln unseres Lebens Krebs bekommen oder nicht. Es ist einer der wichtigsten Grundsätze der TCM, dass neben dem Blut insbesondere auch das Qi, die Lebenskraft, frei fließen muss, damit das körperliche System funktioniert. Nur wenn Leitbahnen, Netzwerkgefäße und Organe frei von Blockaden sind, werden alle Körperbereiche ausreichend mit Qi, Blut und Flüssigkeiten versorgt und bleiben gesund. Ist jedoch der Fluss dieser Substanzen durch definierte Faktoren blockiert, so leidet die Versorgung des entsprechenden Körperbereichs, es kommt zu einem Mangel und die Organe können ihre normale Funktion nicht mehr erfüllen.

Wir können die Rahmenbedingungen, unter denen Gesundheit nachhaltig gelingen kann, durch Achtsamkeit und praktische Umsetzung unseres Wissens deutlich günstiger gestalten.

Ursache der Fehlfunktion ist dabei zunächst nicht ein Mangel, sondern die Blockade. Wird die Blockade gelöst, kann das System wieder ungestört funktionieren. In dieser Weise lässt sich auch der Alterungsprozess erklären. Wir altern primär nicht, weil unsere „Essenz" (Substanz) abnimmt, sondern weil wir im Laufe der Jahre in zunehmender Weise Blockaden ansammeln, die die Funktion unseres Körpers immer mehr einschränken. So ist der Alterungsprozess von Geburt bis zum Tod aus TCM-Sicht genauso wie die Krebsentartung dadurch gekennzeichnet, dass eine Blockade zur nächsten führt und damit unsere Energiebahnen langsam immer mehr verstopfen.

Was löst Blockaden aus?

Während wir bei der Geburt mit allen Sinnen und Funktionen frei von Blockaden sind, ohne Flecken auf der Haut oder Besenreiser, so wird unser Körper zunehmend überfordert von äußeren Einflüssen, die er abwehren muss. Zu viel Essen, falsche Nahrung, zu wenig Bewegung, übertriebener Sport, Verletzungen, chirurgische Eingriffe, Hitze, Kälte, Feuchtigkeit, Trockenheit, Gifte und Mikroben und unterschiedlichste Krankheiten führen zu immer neuen Blockaden. Dazu kommen Blockaden, die durch unser Denken und unsere innere Haltung ausgelöst werden: Da sind Emotionen wie Wut, Trauer und Angst, zu viel Denken, Werten und Grübeln, die Erwartungen und Einstellungen, die zu physischem und psychischem Stress führen, da sind der Selbstzweifel und die Selbstablehnung und vieles mehr. Im Mittelpunkt steht jedoch der Gedanke der Trennung und des daraus resultierenden Mangelgefühls. Dies peitscht viele Menschen auf der Suche im Außen durch die Tage beziehungsweise durch das Leben. Da es im Außen gar nicht gefunden werden kann und wir Menschen uns so schwer tun, uns mit Dankbarkeit an dem zu erfreuen, was ist, entsteht meist ein immer größerer Widerstand gegen das, was ist. Dies führt zu Blockaden, die sich langfristig über Symptome und dann Krankheiten entladen.

Es liegt in unserer Hand, welche Aufmerksamkeit wir darauf verwenden, immer wieder aufs Neue Rahmenbedingungen zu schaffen und zu optimieren, unter denen das Qi frei fließen kann. Der freie Fluss des Qi ist inzwischen mit feinen bioelektrischen Methoden messbar, aber auch bei aufmerksamer Betrachtung für jeden leicht erkennbar.

Ein Mensch, dessen Lebenskraft frei fließt, hat einen klaren, festen Blick, leuchtende Augen, eine starke, deutliche Stimme, einen festen Händedruck und ein bestimmtes, präsentes Auftreten, sein Abwehrschild, das Immunsystem, ist intakt.

Ein Mensch, dessen Kraft fließt, kann sich selbst aushalten, kann Situationen und Herausforderungen aushalten, ohne gleich „getriggert" zu sein, er kann sich aufrecht stehend wehren und für seine Haltung einstehen. Er versprüht Lebendigkeit, Begeisterungsfähigkeit und innere Stärke. Er hat Charisma. Sein Lebensmut und seine Freude sind Ausdruck eines gleichmäßigen Flusses dieser Lebensenergie. Die Dinge in seinem Leben sind im Fluss! Seine Energie fließt, was ihn als Quelle für andere attraktiv macht.

Wenn dieses Feuer jedoch nicht mehr lodert, wenn nichts mehr brennt, wenn nichts fließt, dann ist die Ursache dieser Fehlfunktion (die sich später in Krankheit und vorzeitiger Alterung ausdrücken kann) das Ergebnis sich akkumulierender Blockaden im Energiefluss. Wir altern nicht primär, weil die körperliche Essenz abnimmt, sondern weil wir im Laufe unseres Lebens immer mehr kleinere und größere Blockaden ansammeln, die unser System verstopfen und damit die Funktionen unseres Körpers zunehmend einschränken und den Alterungsprozess vorantreiben.

Wie können Ort und Form der Blockade diagnostiziert werden?

Die frühzeitige Erkennung und Behandlung dieser Blockaden und energetischer Funktionsstörungen, lange bevor eine Krankheit ausbricht und schulmedizinisch messbar wird, ist einer der wertvollsten Beiträge der TCM-Diagnostik.

Über Jahrtausende ausgereifte Diagnoseverfahren der genauen Beobachtung und Betastung des Körpers lassen Krankheiten bereits im Frühstadium erkennbar werden. Sie liefern die Diagnose, die bereits Hinweise auf die Ursache offenbart und damit die Botschaft für die notwendige Verhaltensänderung in sich trägt. Die Pulsdiagnose spielt an dieser Stelle neben der Augen-, Zungen- und Urindiagnose eine entscheidende Rolle. Mit ihrer Hilfe können ausgebrannte, leere Energiesysteme ebenso wie unterschiedlichste Blockaden im Energiefluss aufgedeckt werden. Bevor diese sich als „Krankheiten" entladen, können notwendige gegenregulatorische Schritte eingeleitet werden.

Wie können die Blockaden aufgelöst werden?

Mit bewährten chinesischen Verfahren wie Akupunktur, Kräuterrezepturen, Entgiftung, Ernährungsumstellung, Qi Gong, Meditation u.v.m. können Blockaden auf allen Ebenen Stück für Stück aufgelöst werden. Es geht dabei um ein Optimieren und Stabilisieren der „Mitte", das Umwandeln von allfälligem Schleim, das Ausleiten von Feuchtigkeit und Toxinen, das Befreien des Qi-Flusses, das Aktivieren von Blutstase, das Vertreiben von Wind, das Klären von Hitze oder das Zerstreuen von Kälte. Daneben ist aber persönliche Verantwortung und damit Arbeit und Disziplin erforderlich. Ein wacher Geist und ein klares Bewusstsein sollten geübt werden, um ungünstige Denk- und Verhaltensweisen frühzeitig zu erkennen und zu verändern. Die regelmäßige Anwendung von Entspannungstechniken ist dabei sehr hilfreich.

Wenn sich Ost und West auf diese Weise treffen, ist ein Fundament gelegt, auf dem Prävention ebenso wie Heilung gelingen kann.

Die besten Kräuterrezepturen der chinesischen Medizin

Bei diesen TCM-Rezepturen handelt es sich um spezielle Rezepturen hocheffektiver Heilkräuter-Extrakte, die sich seit Jahrtausenden in der Medizin Chinas bewährt haben. Die meisten von ihnen wurden bereits 2.000 Jahre vor Christus beschrieben und sind auf Grund ihrer „perfekten" Zusammensetzung bis heute von Generation zu Generation weitergegeben worden. Die Komposition und das richtige Zusammenspiel der einzelnen Heilkräuter sind entscheidend, wenn es darum geht, eine Krankheit wirklich von der Wurzel an zu heilen. So haben sich über die Generationen hinweg bestimmte Rezepturen bei genau definierten Krankheitsbildern mit typischen Symptomen als wirksam erwiesen. Dabei wurden sie über die Jahrhunderte immer wieder von berühmten chinesischen Ärzten und Wissenschaftlern auf den Prüfstand gestellt und manchmal hier und da noch etwas weiter verfeinert. Ihre Heilwirkung ist immer wieder verblüffend. Die bewährtesten dieser Rezepturen sollen hier vorgestellt werden.

Astragalus-Rezeptur (Astragalus 10)

Lebensgeister wecken – aufbauen – stärken

Diese Rezeptur ist eine der stärksten Tonika der chinesischen Medizin und zugleich meine Lieblingspflanze bzw. Wurzel, weil sie so vielfältige Wirkungen hat und ich seit Jahren nur allerbeste Rückmeldungen bekomme. Sie wurde in der Yuan-Dynastie erstmals beschrieben und wird seitdem zum Aufbau und zur Vitalisierung bei allen körperlichen Schwächezuständen eingesetzt. Sie hebt u. a. das Yang-Qi, stärkt das Immunsystem, verbessert und stärkt Lungen-, Magen- und Darmfunktion.

Bu zhong yi qi tang stärkt die Mitte, tonisiert Qi, hebt Yang und sinkendes Qi, nährt das Blut.

Rezeptur Astragalus 10

Astragalus-Extrakt (enthält 10 % Polysaccharide), Ural-Süßholzwurzel-Extrakt 10:1, Panax-ginseng-Extrakt 10:1, Ingwerwurzel-Extrakt (enthält 5 % Gingerole), Atractylodeswurzelstock-Extrakt 4:1, Getrocknete-Mandarinenschalen-Extrakt 10:1, Chinesische-Datteln-Extrakt 10:1, Chinesische-Engelwurz-Wurzel-Extrakt 10:1, Chinesische-Hasenohrwurzel-Extrakt 10:1, Silberkerzenwurzelstock-Extrakt 10:1.

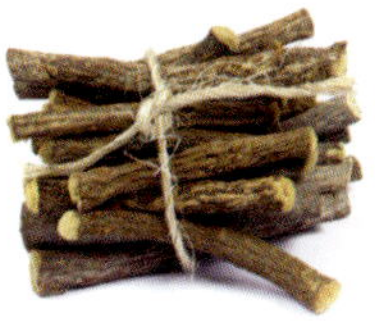

Hauptpflanze:
Astragali radix – Chinesischer Tragant (Wurzel) Astragalus membranaceus

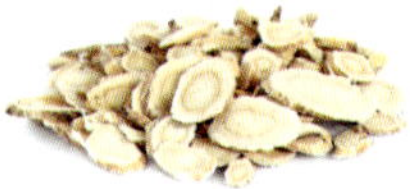

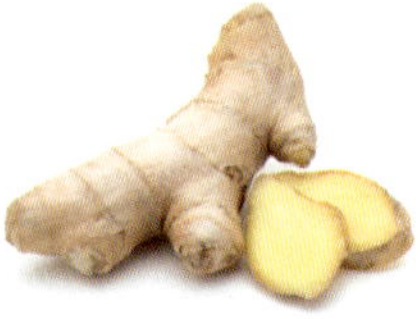

Einnahme: 1 gehäufter Teelöffel pro Tag, ggf. steigern auf 2 x 1 Teelöffel pro Tag (intensiv einrühren in warmes Wasser oder Smoothie)

Indikation

Erschöpfung, Burnout, chronische Lungenerkrankungen, chronische Immunschwäche, Appetitlosigkeit, schwache Glieder, blasse Gesichtsfarbe mit Schwindel, Kurzatmigkeit, unklare Sicht, Hörschwäche, schwache Stimme, Wortkargheit, spontanes Schwitzen, Abneigung gegen Kälte, kalte Finger und Füße, Magen-Darm-Probleme, chronischer Durchfall, Colitis ulcerosa, gynäkologische Blutungen, kraftloser und weicher Puls

Wirkung in der TCM

- Regulierung des Wasserhaushalts, Treiben des Harns, beseitigt Ödeme
- Stärkung des Blutes, Ergänzung des Qi
- Giftausleitung, Beschleunigung der Wundheilung
- Heben des Yang
- Hemmung der Schweißbildung, Stabilisierung des Wei Qi

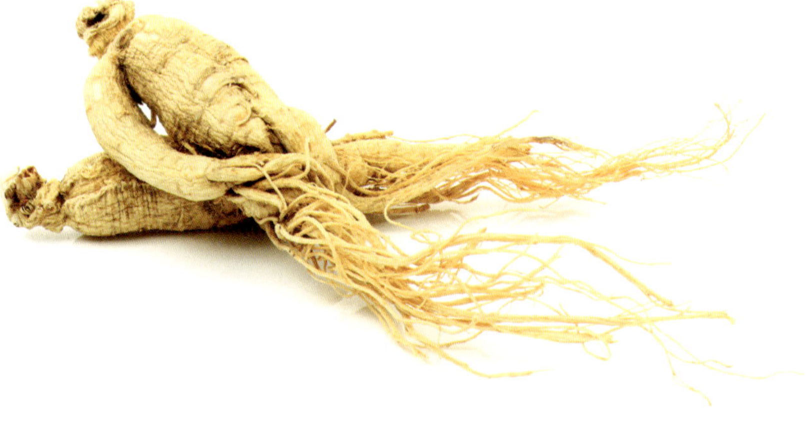

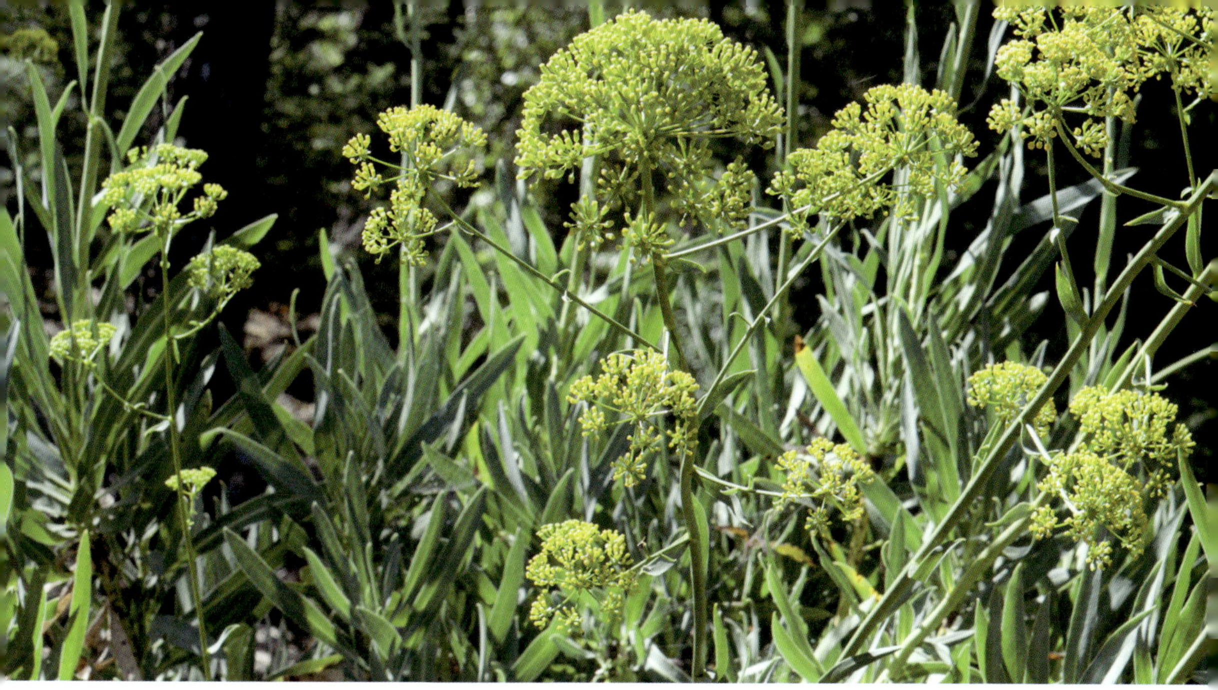

Hasenohrwurzel-Rezeptur (Bupleurum 9)

Schmerzen lösen – entkrampfen – entspannen

Die Wurzel des Chinesischen Hasenohrs – Chai Hu (*Bupleuri radix*) – ist zusammen mit Zimt die Grundlage dieser Rezeptur. Sie ist eine Arznei zur Öffnung der Oberfläche und als Wind/Hitze zerstreuendes Medikament eingesetzt. So können schmerzhafte Schulter-Nackenverspannungen und Gelenkschmerzen ebenso wie Magen-Darm-Krämpfe und innere Anspannung zügig in einen Heilungsprozess geführt werden.

Chai hu gui thi tang löst und befreit die Faszien und Muskeln, harmonisiert die Shaoyang-Schicht.

Rezeptur Bupleurum 9

Chinesische-Hasenohrwurzel-Extrakt 10:1, Pinellia-Extrakt 10:1, Pfingstrosenwurzel-Extrakt 10:1, Zimtkassie-Zweigextrakt 10:1, Baikal-Helmkrautwurzel-Extrakt 10:1, Panax-ginseng-Extrakt 10:1, Chinesische-Datteln-Extrakt 10:1, Ural-Süßholzwurzel- Extrakt 10:1, Ingwerwurzel-Extrakt (enthält 5 % Gingerole).

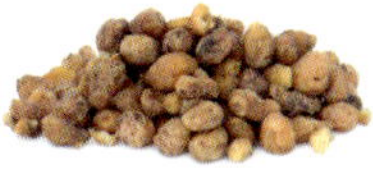

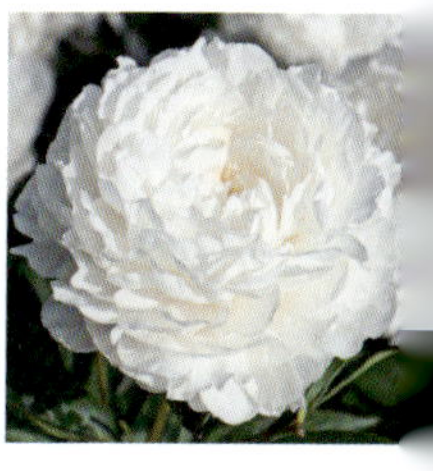

Einnahme: 1 gehäufter Teelöffel pro Tag, ggf. steigern auf 2 x 1 Teelöffel pro Tag (intensiv einrühren in warmes Wasser oder Smoothie)

Hauptpflanze: Bupleuri radix – Chinesisches Hasenohr (Wurzel), Bupleurum chinense DC.

Indikation

Stress, innere Unruhe mit Muskelverspannungen, Nackenschmerzen, Kopfschmerzen, innere Anspannung, manchmal Ohrgeräusche, Gelenkschmerzen, anhaltende Oberflächensymptome wie gleichzeitiges Fieber und Frösteln, oft mit Shaoyang-Symptomen wie Druck oder Völlegefühl in der Brust und im Oberbauch, Leberspannung (eingezwängtes Leber-Qi), zu viel Denken, Widerstand

Wirkung in der TCM

- Eliminieren von Hindernissen im Funktionskreis Leber, Anhebung des Yang, u. a. Anwendung bei allen Stresserkrankungen
- Senken von Fieber, Befreiung der Oberfläche, u. a. Anwendung bei Problemen des Shao Yang
- Anhebung des Qi des mittleren Caloriums

Engelwurz-Wurzel-Rezeptur (Cythula 12)

Shen tong zhu yu tang aktiviert das Blut, wandelt Stase um, befreit die Leitbahnen und Netzwerkgefäße, löst Bi-Syndrom, löst Faszienverklebungen und stoppt Schmerzen.

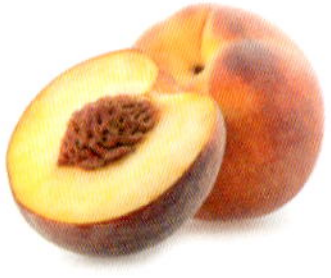

Schmerzen stoppen – Blockaden lösen – Faszienverklebungen befreien

Eine starke traditionelle Rezeptur des chinesischen Meisters Wang Qingren gegen chronische Körperschmerzen und unterschiedlichste Dysbalancen im Bewegungsapparat. Es wirkt vitalisierend, schmerzlindernd und fördert die Beweglichkeit in den Gelenken.

Rezeptur Cythula 12

Chinesische-Engelwurz-Wurzel-Extrakt 10:1, Wilde-Safranblüte-Extrakt 4:1, Pfirsichkern-Extrakt 10:1, Cyathula-Wurzel-Extrakt 10:1, Szechuan-Liebstöckel-Extrakt 10:1, Lumbricus terrestris-Extrakt 10:1, Ural-Süßholzwurzel-Extrakt 10:1, Myrrhe-Extrakt 10:1, Exkremente-Extrakt 10:1 (Komplexzahn-Gleithörnchen), Gebirgsangelikawurzel-Extrakt 10:1, Großblättrige-Enzianwurzel-Extrakt 10:1, Rundes-Zyperngras-Extrakt 10:1 (Nussgras).

Einnahme: 1 gehäufter Teelöffel pro Tag, ggf. steigern auf 2 x 1 Teelöffel pro Tag (intensiv einrühren in warmes Wasser oder Smoothie)

Indikation

Schmerzen: Starke Schmerzen in Faszien, Muskeln und Gelenken, Schulterschmerzen, Armschmerzen, Rückenschmerzen, Faszienverklebungen, Gelenkschmerzen, Nackenschmerzen, Beinschmerzen, Fibromyalgie, Polyarthritis, Taubheitsgefühle, Rheuma, Arthritis, steife Glieder, Taubheitsgefühle

Hauptpflanze: Angelicae sinensis radix – Chinesische Engelwurzwurzel, Angelica polymorpha var. sinensis

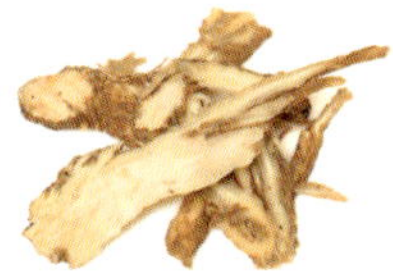

Wirkung in der TCM

- Nähren des Blutes, durchblutungsanregend
- Bewegen des Stuhls (abführend), Befeuchten des Darms

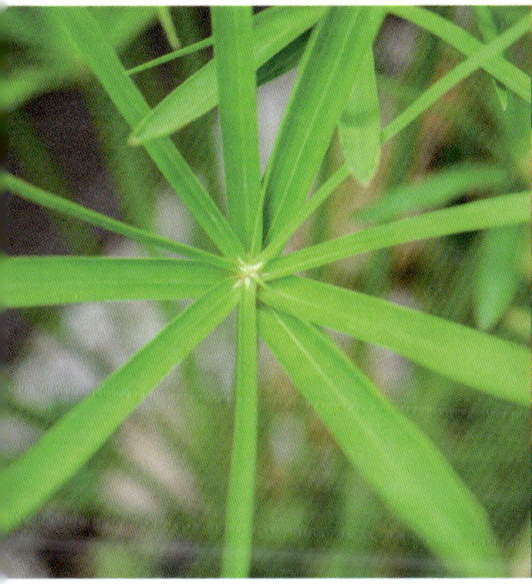

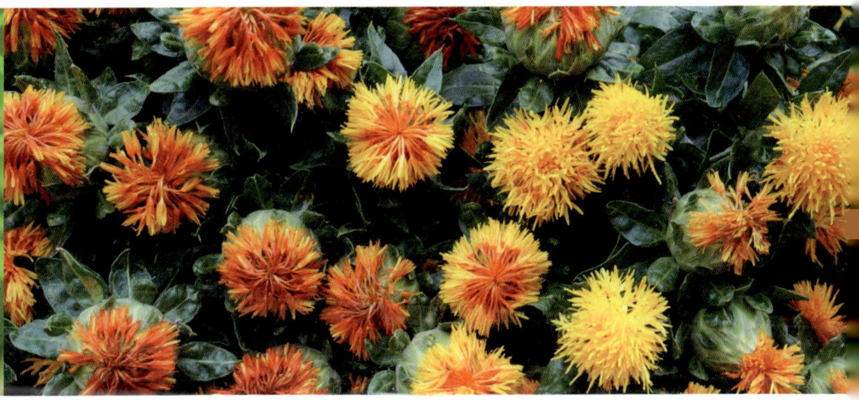

Lebensbaumsamen-Rezeptur (Schisandra 13)

Herz stärken – Geist beruhigen – erholsamen Schlaf fördern

Das „Herztonikum des himmlischen Kaisers" ist eine vor allem herzstärkende und beruhigende Rezeptur aus der Ming-Dynastie. Eine kraftvolle Rezeptur, die hilft, einen unruhigen Geist zu beruhigen, das Herz zu stabilisieren und das Nervenkorsett zu stärken.

Tian wan bu xin dan nährt Yin und Blut, stärkt Herz und Niere, klärt Hitze, beruhigt den Geist.

Rezeptur Schisandra 13

Rehmanniawurzel-Extrakt 10:1, Chinesische-Spargelwurzel-Extrakt 5:1, Schlangenbartwurzel-Extrakt 5:1, Chinesische-Engelwurz-Wurzelextrakt 10:1, Wilde-Dornkirsche-Samen-Extrakt 4:1, Chinesische-

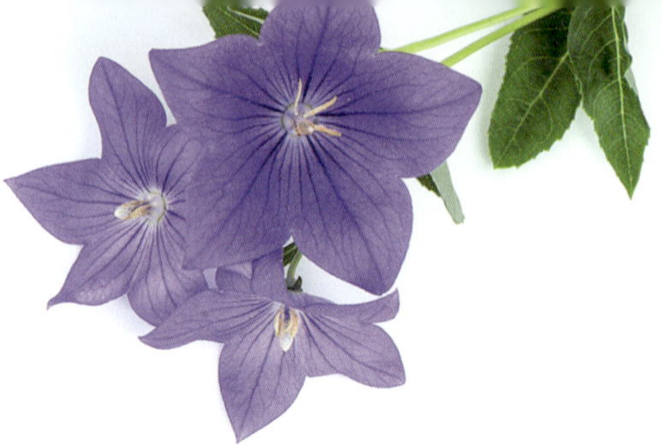

Hauptpflanze:
Biotae seu Platycladi semen – Chinesischer-Lebensbaum-Samen Thuja orientalis/ Biota orientalis

Beerentraube-Extrakt 2:1 (Schisandra chinensis), Chinesischer-Lebensbaum-Samen-Extrakt 10:1, Ballonblumenwurzel-Extrakt 10:1, Ningpo-Braunwurzwurzel-Extrakt 10:1, Rotwurzel-Salbei-Extrakt 10:1, Panax-ginseng-Extrakt 10:1, Kokosmyzel-Extrakt 10:1, Kreuzblumenwurzel-Extrakt 10:1.

Einnahme: 1 gehäufter Teelöffel pro Tag, ggf. steigern auf 2 x 1 Teelöffel pro Tag (intensiv einrühren in warmes Wasser oder Smoothie)

Indikation

Herzunruhe, Panikattacken, Denken (zu viel), Gereiztheit, Widerstand, Palpitationen, Herzklopfen, Müdigkeit, Schlafstörungen, unruhiger Schlaf, Konzentrationsstörungen, Vergesslichkeit, trockener Stuhlgang, Nachtschweiß, Zungenulzerationen, Wechseljahrsbeschwerden

Wirkung in der TCM

- Harmonisierung des Geistes, Nährung des Herzens und des Blutes
- Befeuchtung des Darms

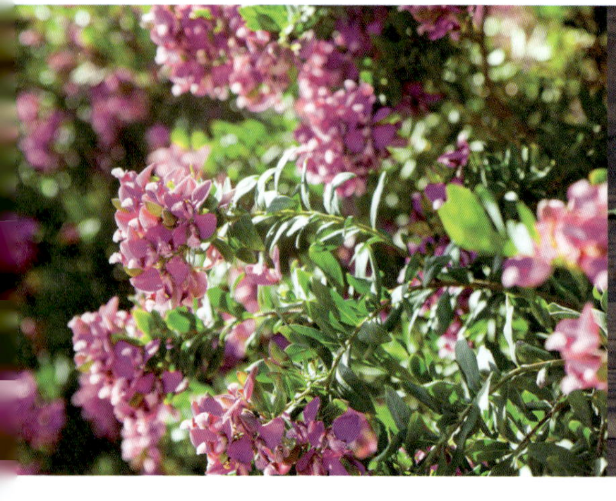

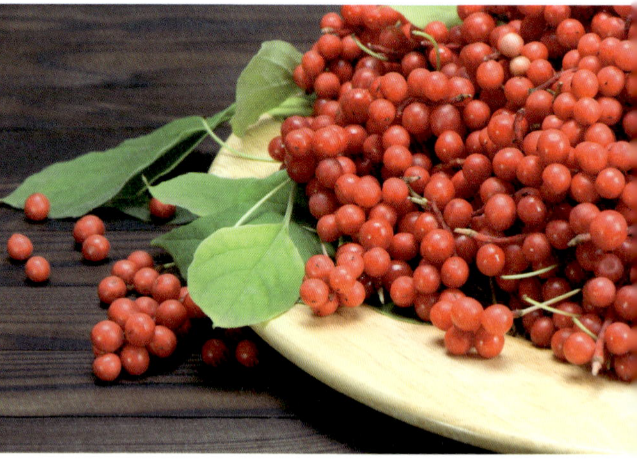

Rehmanniawurzel-Rezeptur (Rehmannia 6)

Substanz stärken – Alterung verlangsamen – Essenz nähren
Diese Originalrezeptur aus der Song-Dynastie (um 1.100 n. Chr.) ist die am häufigsten verwendete Rezeptur in China. Diese Grundrezeptur wird bei Yin-Mangel, Essenzverlust und Leerezuständen (stärkste, tiefgreifendste Erschöpfung) eingesetzt. Sie stärkt, nährt und bewegt vornehmlich das Nieren-Yin und wirkt damit auch in der Remission nach Operationen oder Unfällen oder längeren Schwächeperioden (z. B. verbunden mit Schwäche in den Beinen, Schwindel beim Aufstehen, Antriebsarmut, Vergesslichkeit, Tinnitus u.v.m.) entgegen. Sie kann über längere Zeit verabreicht werden.

Liu wei di huang wan nährt Yin und stärkt die Nieren und die Substanz.

Hauptpflanze: Rehmanniae radix preparata – in Wein angedünstete Rehmannia-Wurzelknolle
Stammpflanze: Rehmannia glutinosa (Gaertn.) Libosch

Rezeptur Rehmannia 6
Rehmannia-Wurzel-Extrakt 10:1, Asiatische-Kornelkirsche-Extrakt 4:1, Yamswurzel-Extrakt (20 % Diosgenin), Kokospilzmyzel-Extrakt 10:1, Strauchpäonien-Wurzelrinden-Extrakt 10:1, Orientalischer-Froschlöffel-Erdspross-Extrakt 10:1.

Einnahme: 1 gehäufter Teelöffel pro Tag, ggf. steigern auf 2 x 1 Teelöffel pro Tag (intensiv einrühren in warmes Wasser oder Smoothie)

Indikation
Tiefgreifende Erschöpfung, Burnout, Muskelschwäche, Schwäche und Schmerzen im Lumbalbereich und in den Knien, Benommenheit, Schwindel, Tinnitus, Gehörschwäche, verschwommene Sicht, Nachtschweiß, heiße Handflächen und Fußsohlen, Mund- und Halstrockenheit, Durst

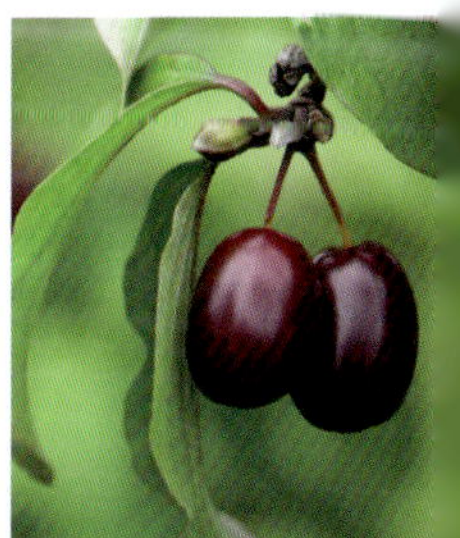

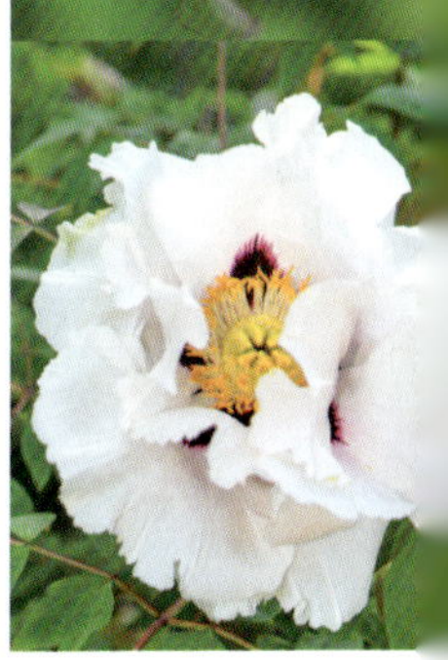

Wirkung in der TCM
- Nährung des Yin
- Ableiten von Hitze
- Fördern von Körpersäften

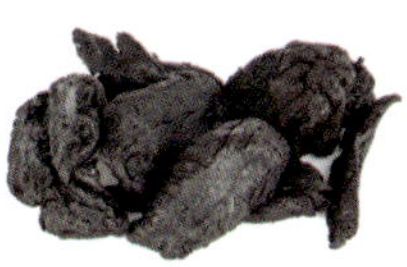

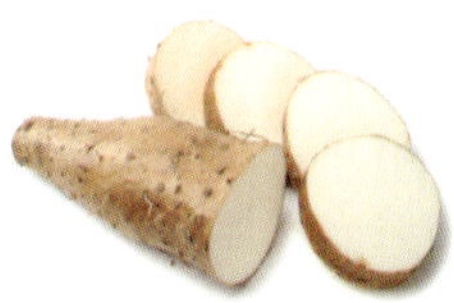

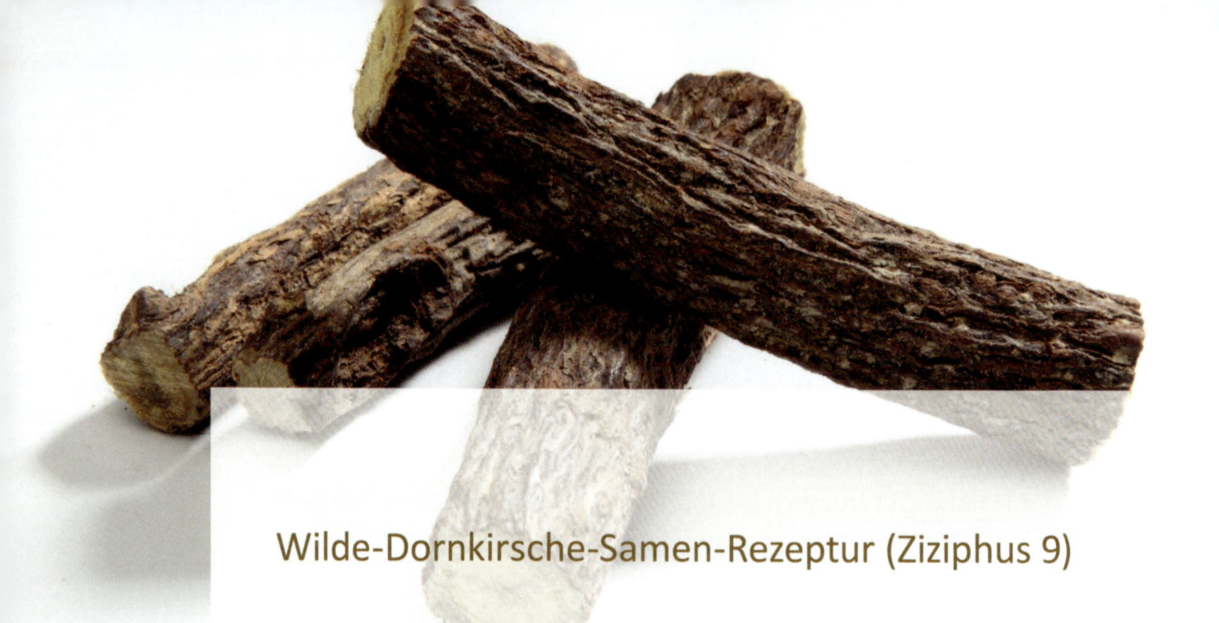

Wilde-Dornkirsche-Samen-Rezeptur (Ziziphus 9)

Gui pi tang stärkt das Qi und die Milz, beruhigt den Geist, nährt das Blut und das Herz

Hauptpflanze: Ziziphi spinosae semen – Wilde-Dornkirsche-Samen

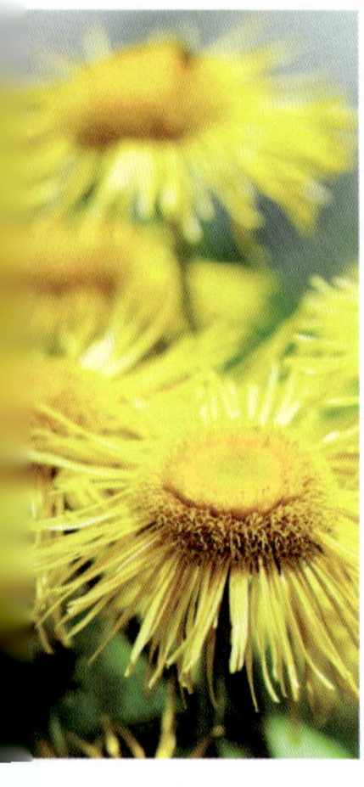

Konzentration fördern – Geist nähren – Bewusstsein schärfen
Eine Rezeptur aus der Qing-Dynastie, die heute oft auch als „Studentenrezeptur" bezeichnet wird, wenn der Denkapparat nicht zur Ruhe kommt und übermäßiges Denken zu Unkonzentriertheit, Vergesslichkeit und ständiger Müdigkeit bei gleichzeitigen Schlafstörungen führt. Diese Rezeptur nährt Blut und Herz, stärkt vor allem aber das Milz-Qi und damit die „Mitte". Ein Mensch mit einer starken Mitte kann wach und klar wahrnehmen, was er braucht und was ihm wirklich guttut, und er richtet sein Handeln danach aus.

Rezeptur Ziziphus 9
Atractylodes-Wurzelstockextrakt 4:1 (Atractylodes macrocephala), Kokospilz-Fruchtkörperextrakt 10:1 (Poria cocos), Tragant-Wurzelextrakt 10:1 (Astragalus membranaceus), Drachenauge-Extrakt 5:1 (Longan), Ginseng-Extrakt 10:1 (Panax ginseng), Wilde-Dornkirschen-Extrakt 4:1 (Ziziphus jujuba Mill), Chinesische-Engelwurz-Wurzelextrakt 10:1 (Angelica sinensis Diels), Kreuzblumen-Wurzelextrakt 10:1 (Polygala tenuifolia), Chinesische-Datteln-Fruchtextrakt 10:1 (Ziziphus jujuba Mill. var.), Ingwer-Wurzelstockextrakt 10:1 (Zingiber officinale), Alant-Wurzelextrakt 10:1 (Aucklandiae radix), Ural-Süßholz-Wurzelextrakt 10:1 (Glycyrrhiza uralensis Fisch).

Einnahme: 1 gehäufter Teelöffel pro Tag, ggf. steigern auf 2 x 1 Teelöffel pro Tag (intensiv einrühren in warmes Wasser oder Smoothie)

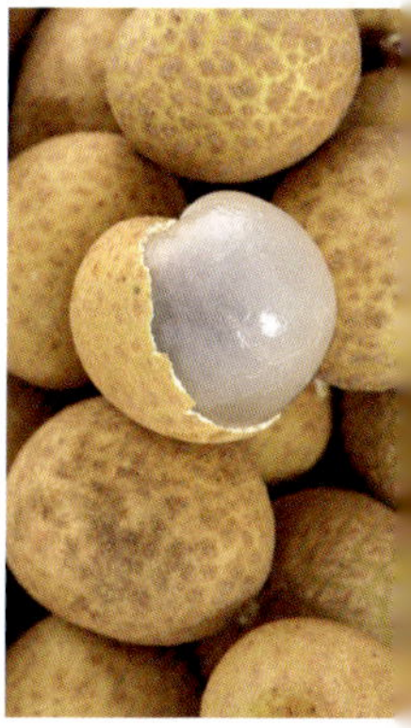

Indikation

Angst, Unruhe, Erschöpfung, Stress, Herzklopfen, Vergesslichkeit, Konzentrationslosigkeit, Schlaflosigkeit, exzessives Träumen, zu viel Denken, Zwänge und Phobien, Blutarmut, Zurückgezogenheit, Appetitlosigkeit, Blässe, schwache Mitte

Wirkung in der TCM

- Harmonisierung des Geistes
- Nähren von Leber und Herz
- vorbeugend gegen unverhältnismäßiges Schwitzen

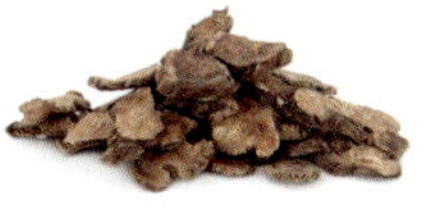

Knöterichwurzel-Rezeptur (Polygoni 7)

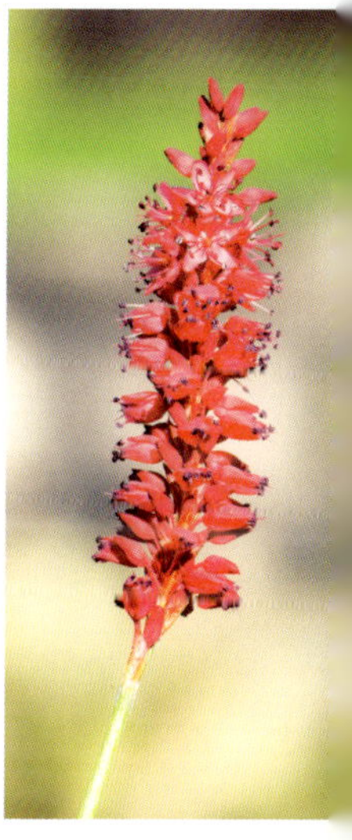

Qi Bao Mei Ran Dan nährt Qi, Blut und Essenz.

Hauptpflanze: Polygoni multiflori radix praeparata – vorbehandelter Vielblütiger Knöterich (Wurzel)

Anti Aging – Haarwachstum anregen –Haut straffen – Zähne festigen Potenz stärken

Diese Rezeptur aus der Qing-Dynastie nährt das Leberblut und stärkt die Substanz bzw. das Yin. Sie wird wegen der nährenden Wirkung vorwiegend im Alter eingesetzt, verlangsamt den Alterungsprozess und stärkt die Grundessenz und damit die Vitalität. Sie wird vorwiegend bei frühzeitigem Ergrauen der Haare oder Haarausfall, bei Zahnproblemen und bei Potenz- und Libido-Schwäche eingesetzt.

Rezeptur Polygoni 7

Vielblütiger-Knöterich-Wurzelextrakt 10:1 (Polygonum multiflorum thunb.), Kokospilz-Fruchtkörperextrakt 10:1 (Poria cocos), Chinesische-Engelwurz-Wurzelextrakt 10:1 (Angelica sinensis Diels), Bocksdorn-Früchteextrakt 10:1 (Lycium barbarum L.), Zweizähnige-Spreublumen-Wurzelextrakt 10:1 (Achyranthes aspera), Chinesischer-Teufelszwirn-Samenextrakt 10:1 (Cuscuta chinensis Lam.), Asphaltklee-Samenextrakt 10:1 (Psoralea corylifolia L.).

Einnahme: 1 gehäufter Teelöffel pro Tag, ggf. steigern auf 2 x 1 Teelöffel pro Tag (intensiv einrühren in warmes Wasser oder Smoothie)

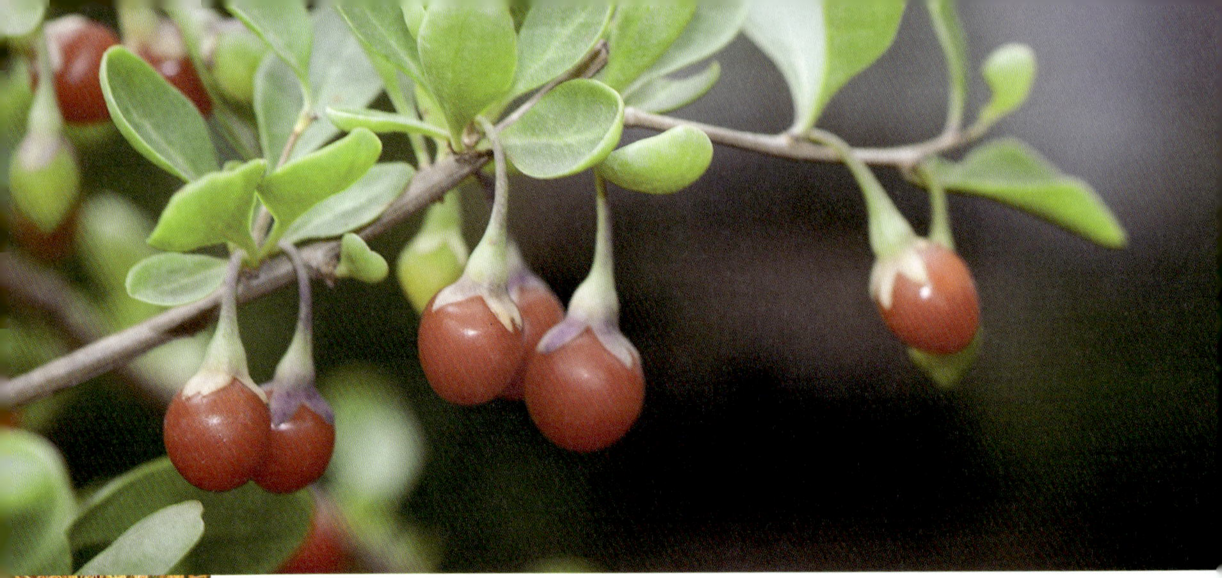

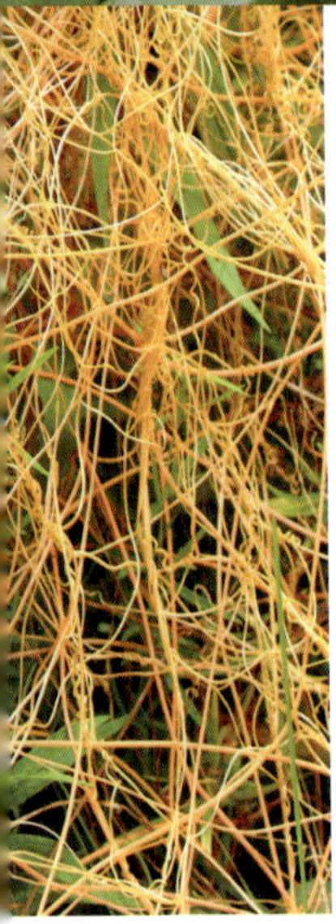

Indikation

Nachlassen der Bindegewebsfestigkeit, Haarverlust oder frühzeitiges Ergrauen der Haare, Zahnprobleme, vorzeitiges Altern, Potenzprobleme, Schwäche und Schmerzen im Lumbalbereich und in den Knien, häufiges Wasserlassen, Prostataprobleme, Osteoporose, chronisch-infektiöse Hepatitis, Unfruchtbarkeit, Potenzprobleme, Durchblutungsstörungen, Vergesslichkeit, Konzentrationsstörungen

Wirkung in der TCM

- Kräftigung von Muskeln und Sehnen
- Mehrung von Jing und Xue
- Befeuchtung des Darms, abführende Wirkung
- Bewahrung vor frühzeitigem Ergrauen des Bartes und der Haare

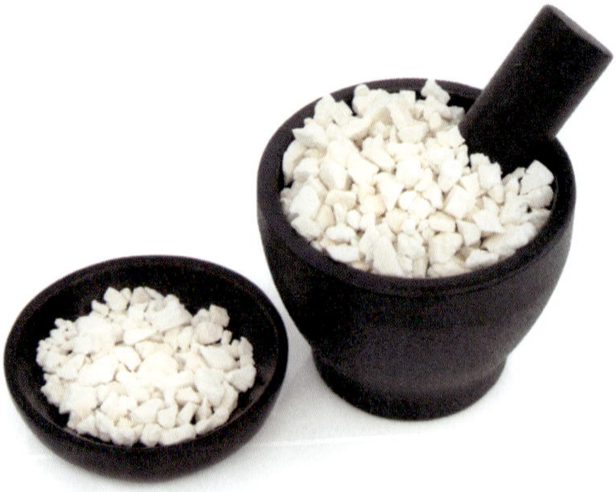

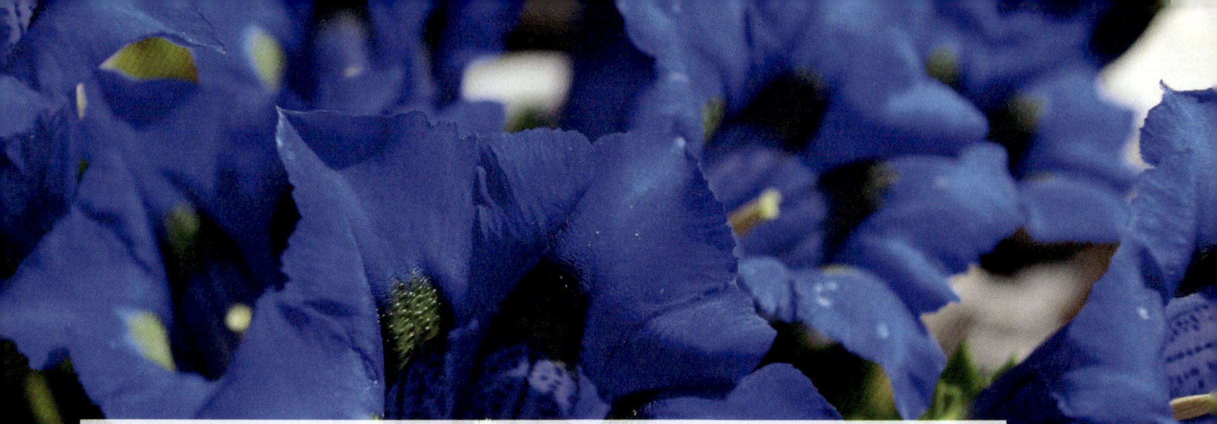

Enziankraut-Rezeptur (Gentiana 10)

Gentiana 10 (Kühler Kopf – Gelassenheit – Entspannung)
Diese Rezeptur wurde von dem berühmten Arzt Wang An während der Qing-Dynastie erfunden. Sie findet sehr verbreitete Anwendung bei der Behandlung von Leber-Galle-Feuer mit Kopfschmerzen, oft heißem oder rotem Kopf, oft Bluthochdruck und Ohrgeräuschen. Durch die Ausleitung von feuchter Hitze wird diese Rezeptur auch verwendet bei vielen Entzündungen, wie Neurodermitis, Herpes, Hepatitis, Sinusitis, Cystitis oder Schilddrüsenüberfunktion.

Long Dan Xie Gan Tang klärt Feuer aus der Leber und der Gallenblase und leitet Feuer und feuchte Hitze nach unten aus.

Rezeptur Gentiana 10
15,4 % Großblättriger-Enzian-Krautextrakt 10:1 (Gentiana L.), Orientalischer-Froschlöffel-Erdsprossextrakt 10:1 (Alisma orientale (Sam.) Juz.), Chinesisches-Hasenohr-Wurzelextrakt 10:1 (Bupleurum falcatum), Asiatischer-Wegerich-Samenextrakt 10:1 (Plantago asiatica L.), Clematis-Stängelextrakt 10:1 (Clematis armandi Franch.), Chinesische-Engelwurz-Wurzelextrakt 10:1 (Angelica sinensis Diels), Ural-Süßholz-Wurzelextrakt 10:1 (Glycyrrhiza uralensis Fisch), Baikal-Helmkraut-Wurzelextrakt 10:1 (Scutellaria baicalensis), Rehmannia-Wurzelextrakt 10:1 (rehmanniae), Gelbbeeren-Fruchtextrakt 10:1 (Gardenia florida).

Hauptpflanze: Gentianae Radix – Chinesischer Enzian (Wurzel)

Einnahme: 1 gehäufter Teelöffel pro Tag, ggf. steigern auf 2 x 1 Teelöffel pro Tag (intensiv einrühren in warmes Wasser oder Smoothie)

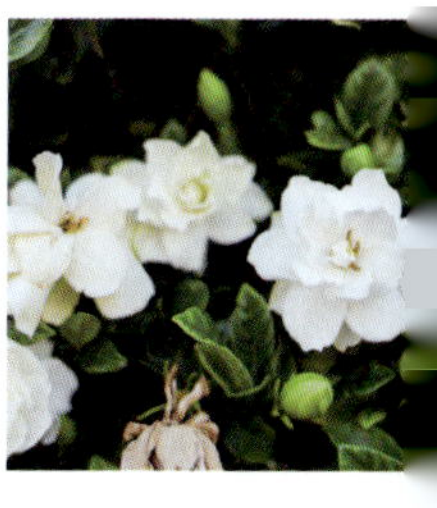

Indikation
Hypertonus, Kopfschmerzen, Schwindel, gerötete und schmerzende Augen, warme Ohren, Hitze, Reizbarkeit, Tinnitus, Stresssymptome, ver-

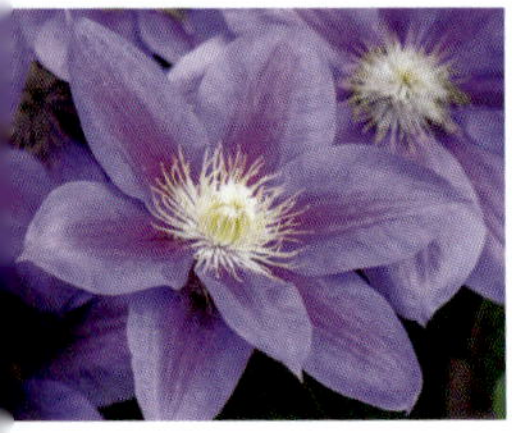

mindertes Hörvermögen, bitterer Mundgeschmack, Gereiztheit, Ungeduld, Probleme beim Wasserlassen, Wut, Anspannung, Schwere in den Gliedern

Wirkung in der TCM

- Ausleitung von Glut aus den Funktionskreisen Leber und Gallenblase
- Ausleitung von feuchter Hitze
- Besänftigung von innerem Wind, der durch Hitze hervorgerufen wurde

Goldglöckchen-Rezeptur (Forsythiae 10)

Yin Qiao Sun löst pathogenen Wind aus der Muskelschicht und harmonisiert, stärkt Abwehr-Qi, vertreibt Wind, wärmt und heizt auf, löst Toxine.

Abwehrkraft stärken – Wind vertreiben – wärmen

Dies ist eine der besten chinesischen Rezepturen bei allen Grippe- und Erkältungsformen, die mit Abgeschlagenheit, Fieber, Halsschmerzen, Frösteln, Husten und laufender Nase einhergehen. Sie öffnet die Oberfläche, klärt Hitze, leitet Toxine aus und stärkt das Immunsystem. Gehört in jede Hausapotheke, um bei ersten Grippezeichen sofort aufzuheitzen.

Rezeptur Forsythiae 10

Japanisches-Geißblatt-Blütenextrakt 10:1 (Lonicera japonica Thunb), 16,7 % Goldglöckchen-Fruchtextrakt 10:1 (Forsythia suspensa), Chinesische-Ackerminze-Krautextrakt 10:1 (Mentha haplocalyx Brip), Ballonblumen-Wurzelextrakt 10:1 (Platycodon grandiflorus), Kletten-Frucht-

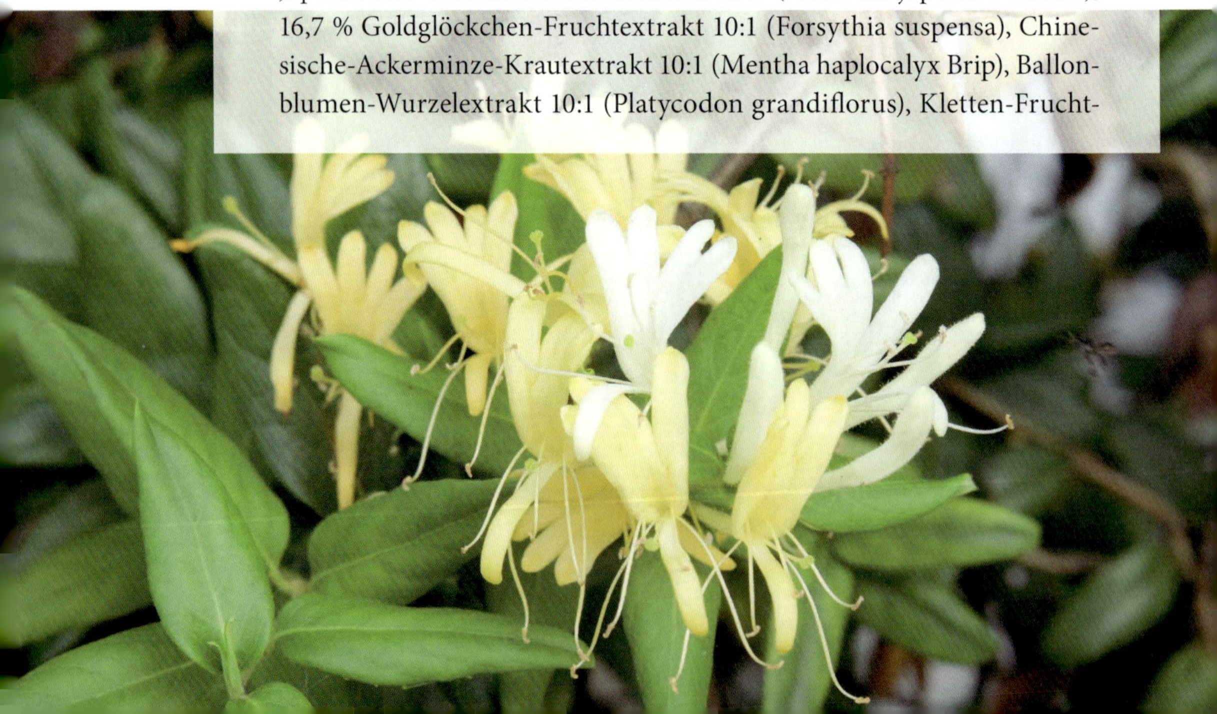

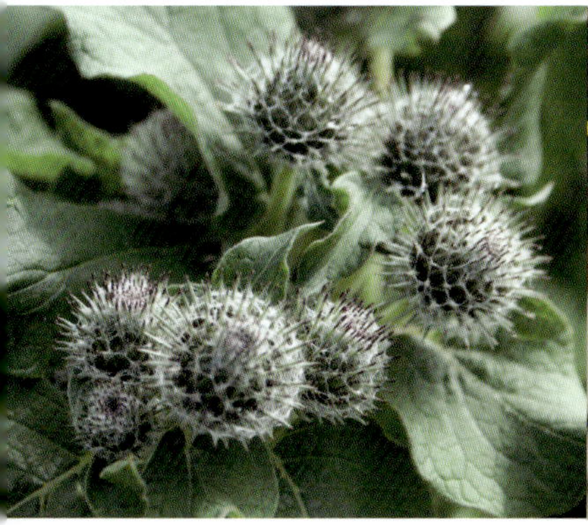
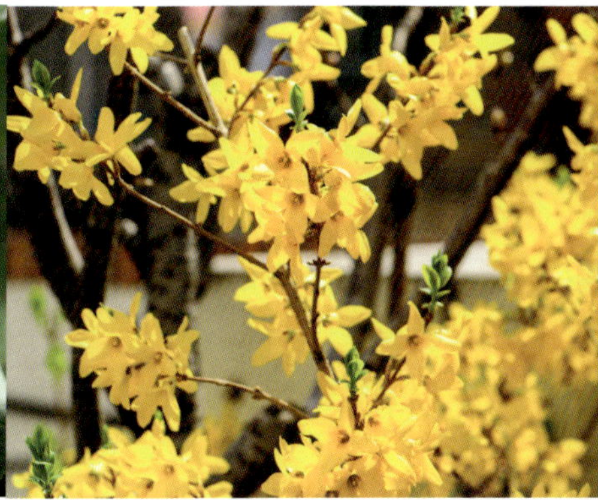
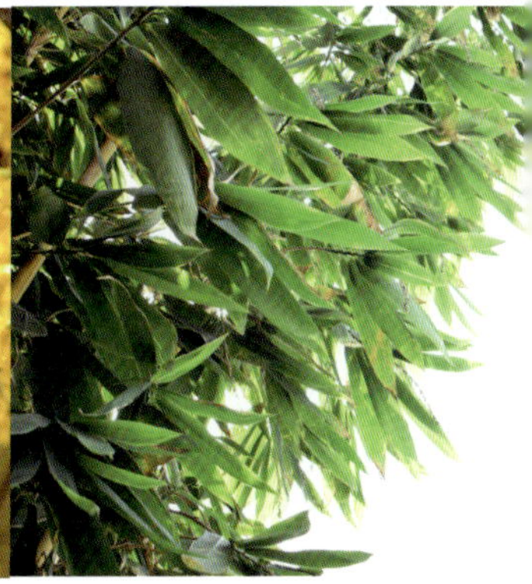

extrakt 10:1 (Arctium lappa L.), Fermentierte-Sojabohnen-Extrakt 10:1 (Semen Sojae Praepatum), Ural-Süßholz-Wurzelextrakt 10:1 (Glycyrrhiza uralensis Fisch.), Katzenminzekraut-Extrakt 10:1 (Schizonepeta tenuifolia briq.), Schilfrohrwurzelstock-Extrakt 10:1 (Rhaponticum carthamoides), Bambusblätter-Extrakt 10:1 (Lophatherum gracile).

Hauptpflanze:
Forsythiae fructus – Forsythienfrüchte

Einnahme: im Akutfall 2 x 1 Teelöffel pro Tag (intensiv einrühren in warmes Wasser oder Smoothie)

Indikation
Kälteempfinden und Frösteln, beginnende Grippe mit Gliederschmerzen, Kopfschmerzen, Halsschmerzen, Nackenschmerzen, Windaversion, Nasenverstopfung

Wirkung in der TCM
- Lösung von Fieber und Giftstoffen
- Vertreibung von Wind-Hitze
- Ableitung von Hitze und Feuergiften
- Auflösung von Knötchen sowie Schwellungen

Tian Ma Gou Teng Yin beruhigt Leber-Yang, klärt Wind und Hitze, aktiviert Blut und nährt Leber und Nieren.

Hauptpflanze: Uncariae ramulus cum uncis – Indischer Morgenstern, Zweig mit Haken

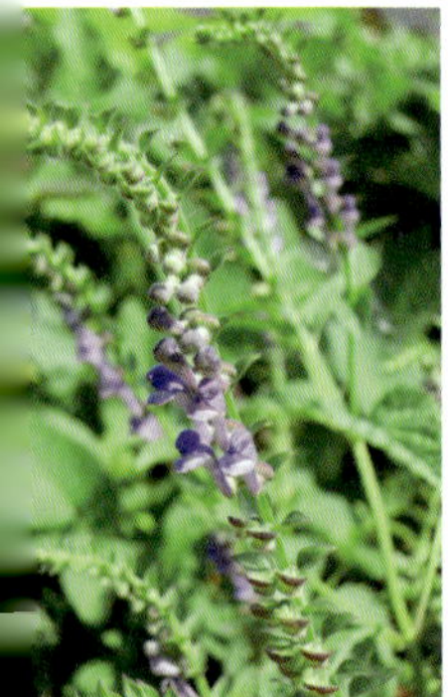

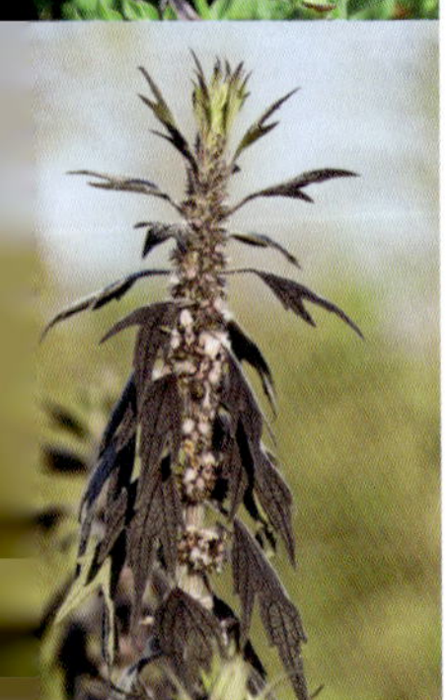

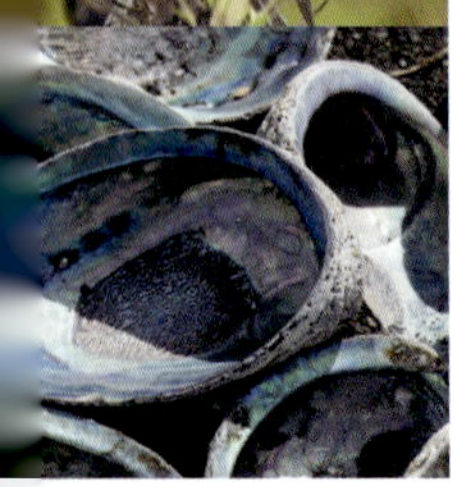

Indischer-Morgenstern-Rezeptur (Uncaria 11)

Blutdruck senken – Harmonisierung – Entspannung

Eine relativ junge chinesische Rezeptur aus dem Anfang des letzten Jahrhunderts zur Beruhigung des Leber-Yang und zur Ausleitung des „Inneren Windes“ (Stress, Gereiztheit) zur Behandlung von Krämpfen, Kopfschmerz und Nackenverspannungen, Schwindel, Tinnitus und Bluthochdruck.

Rezeptur Uncaria 11

Seeohren-/Abalone-Schalenextrakt 10:1 (Haliotidis Concha), Vielblütiger-Knöterich-Stängelextrakt 10:1 (Polygonummultiflorum thunb.), Maulbeermistel-Stängelextrakt 10:1 (Taxillus chinensis), Kokospilz-Fruchtkörperextrakt 10:1 (Poria cocos), Chinesischer-Guttapercha-Blattextrakt 10:1 (Eucommia ulmoides Oliv.), Indischer-Morgenstern-Extrakt 10:1 (Uncariae Ramulus), Chinesisches-Mutterkraut-Extrakt 10:1 (Leonurus heterophyllus Sweet), Cythula-Wurzelextrakt 10:1 (Cythula officinalis Kuan), Rosenwurz-Extrakt (Rhodiola rosea) (enthält 5 % Rosavin), Himmelshanf-Wurzelstockextrakt 10:1 (Gastrodia elata BL.), Gelbbeeren-Fruchtextrakt 10:1 (Gardenia florida).

Einnahme: 1 gehäufter Teelöffel pro Tag, ggf. steigern auf 2 x 1 Teelöffel pro Tag (intensiv einrühren in warmes Wasser oder Smoothie)

Indikation

Hypertonus, Kopfschmerzen, Schwindel, Tinnitus, verschwommene Sicht, gerötete/trockene Augen, Gefühl von aufsteigender Hitze, Schlafstörungen, exzessive Träume, Hörschwäche, Zucken und Spasmen in den Extremitäten, Lähmungen, Leeregefühl im Kopf, Taubheitsgefühle

Wirkung in der TCM

- Ausleitung von Wind (z. B. bei Schwindel, Kopfschmerzen)
- Kühlen von Hitze (z. B. bei Kopfschmerzen, Fieber)
- Krampflösung (z. B. bei Erkältungen mit Krampferscheinungen)
- Harmonisierung des Funktionskreises Leber

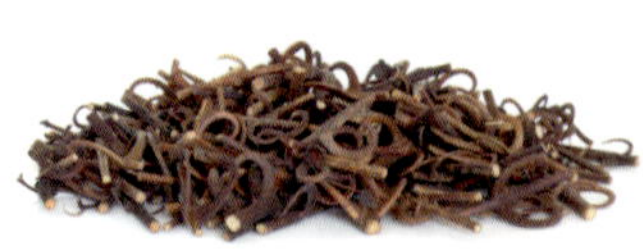

Das Beste aus dem Ayurveda

Langes Leben durch drei Früchte

Ayurveda-Balance-Rezeptur ist eine der berühmtesten Kräuterkombinationen in der ayurvedischen Medizin zum Thema Verjüngung und Anti-Aging. Sie enthält die Heilfrüchte Haritaki, Amalaki und Bibhitaki (mit je 200 mg), die über starke ausgleichende und regenerierende Eigenschaften verfügen. Die Rezeptur wird im Ayurveda hoch geschätzt, denn die Kombination dieser drei Früchte ergibt ein sehr wirkungsvolles Rasayana. Rasayanas sind nach überlieferten Rezepten zubereitete, äußerst wirkungsvolle Kräuter- bzw. Fruchtmischungen, die laut Ayurveda dazu beitragen, Langlebigkeit zu fördern und den Körper zu verjüngen.

Die Wirkung von Ayurveda Balance ist mild abführend und entgiftend für das Verdauungssystem. Sie bewirkt weit mehr als eine Darmreinigung, wenn es über einen genügend langen Zeitraum eingenommen wird. Es hat die Fähigkeit, Giftstoffe aus allen Körpergeweben zu lösen und den Cholesterinspiegel auszugleichen, ohne in Abhängigkeit zu geraten. Es steigert die Kraft von allen Agnis (Verdauungsfeuer), vor allem das des Hauptverdauungsfeuers – Jatharagni. Es gleicht die Feuerenergie Pitta und die Erdenergie Kapha aus, und bei regelmäßiger Einnahme ist es ein kraftvolles Anti-Aging-Rasayana. Die Bestandteile von Ayurveda Balance sind auch einzeln sehr wirkungsvolle Pflanzen. Es ist jedoch die Kombination, die die Heilwirkung verstärkt.

Terminalia chebula – Haritaki – Chebulische Myrobalane

Verbreitungsgebiet: u. a. Nepal und Burma

Wichtigste Inhaltsstoffe: Gerbstoffe, Aminosäuren

Anwendung bei

- Blutarmut
- Burnout, Stress
- Immundefiziten
- Krebserkrankungen

Traditionelle Anwendung

Diese Frucht wird in vielen ayurvedischen Texten erwähnt und Caraka nennt sie „so nahrhaft und nützlich wie Muttermilch". Haritaki unterstützt das Verdauungssystem und trägt dazu bei, die Aufnahme von Nährstoffen aus der Nahrung zu verbessern.

Laut Ayurveda schützt Haritaki die Gesundheit des Herzens und der Leber, fördert die geistige Klarheit und das Gedächtnis.

Haritaki ist eine Medhya-Frucht, das heißt, die Koordination unter den geistigen Funktionen von Dhi (Aneignung von Wissen), Dhriti (Speicherung von Wissen) und Smriti (Wiederaufrufen von Wissen bzw. Gedächtnis) wird verbessert.

Einnahme: 3 x 1 Kps. pro Tag (ggf. 2 x 2 Kps. pro Tag)

- öffnet die Körperkanäle und erleichtert dadurch die Ausscheidung von Abfallprodukten
- vermehrt Ojas (feinstoffliches Substrat, feinste Essenz der Verdauung, jenseits der materiellen Nahrungsbausteine)

Wissenschaftlich nachgewiesene Wirkung[62]

- erhöht den Hämoglobin-Anteil im Blut
- antimikrobiell
- antioxidativ

Phyllanthus emblica – Amalaki – Amlabaum (Indische Stachelbeere)

Wichtigste Inhaltsstoffe: Gerbstoffe, Vitamin C, Eisen

Anwendung besonders bei

- Blutarmut
- Abwehrschwäche
- Immundefiziten
- zur Verjüngung

Traditionelle Anwendung

Amalaki wird in der ayurvedischen Medizin wegen ihrer positiven Eigenschaften als göttliche Pflanze bezeichnet. Amalaki ist ebenfalls eine Medhya-Pflanze, die den Intellekt schärft, den Geist stärkt und die Sinneswahrnehmung erhöht. Amalaki gilt im Ayurveda als ein sehr wirksames Verjüngungsmittel. Sie stärkt die Qualität und Funktion aller Körpergewebe, verleiht Vitalität und stärkt das Immunsystem.

- bindet überschüssige Magensäure
- entgiftet die Leber
- wirkt blutreinigend, herzstärkend, cholesterin- und blutzuckersenkend
- verbessert die Sehkraft und hilft bei Hautproblemen
- hat einen ungewöhnlich hohen Vitamin-C-Gehalt
- sehr wirkungsvolles Antioxidans, sie hat fünf von sechs Geschmacksrichtungen, nur salzig fehlt, und unterstützt die Aufnahme von Eisen und anderen Mineralien
- Amalaki ist der Hauptbestandteil von Chyavanprash.

Wissenschaftlich nachgewiesene Wirkung[63]

- erhöht Hämoglobin im Blut
- antioxidativ
- antimikrobiell

Terminalia belerica – Bibhitaki – Belerische Myrobalane

Bibhitaki hilft, das Gleichgewicht im Körper aufrechtzuerhalten und das Blut zu reinigen.

Sie gleicht Pitta und Kapha aus, wirkt „reinigend“ auf alle Körpergewebe und die „Shrotas“ (Körperkanäle).

Traditionelle Anwendung

- stärkt die Stimmbänder und die Augen, festigt die Haarwurzeln
- beseitigt Stoffwechselschlacken (Ama) aus dem Fettgewebe
- weist entzündungshemmende Wirkungen auf und beeinflusst optimal den Metabolismus der Fette und des Cholesterins

Wissenschaftlich nachgewiesene Wirkung[64]

- antidepressiv: interagiert mit den dopaminergen, adrenergen und serotonergen Systemen
- kann den Wundheilungsprozess deutlich beschleunigen

Verbreitungsgebiet: tropische Regionen Asiens

Wichtigste Inhaltsstoffe: Guggulsterone

Empfohlene Einnahmemenge: Extrakt: 3 x täglich 400-500 mg

Guggul – Harz des Balsambaumes *Commiphora mukul* – Indische Myrrhe

Anwendung bei

- Akne
- erhöhten Cholesterinwerten

Traditionelle Anwendung

- Übergewicht, Rheuma, Hautkrankheiten, Akne

Wissenschaftlich nachgewiesene Wirkung[65]

- kann Akne lindern: reduziert Schwellungen, Rötungen, Schmerzen
- verringert Häufigkeit der Ausbrüche
- cholesterinsenkend

Hinweis

Guggul sollte in der Schwangerschaft nicht angewendet werden.

Das Beste aus Tibet

Besonders die frühzeitige Erkennung und Behandlung energetischer Funktionsstörungen, lange bevor eine Krankheit ausbricht und schulmedizinisch messbar wird, ist eine wertvolle Ergänzung zur westlichen Medizin.

Kaum ein medizinisches Heilsystem fesselt derzeit die Aufmerksamkeit mehr als die tibetische Medizin. Aufsehenserregende Heilerfolge tibetischer Ärzte, spezielle feinenergetische Diagnose- und Therapieverfahren, potente Heilkräuter und Juwelenpillen aus dem Himalaya und nicht zuletzt die massive Unterstützung des Dalai Lama hat dieser alten Volksmedizin zu einem hohen Bekanntheitsgrad verholfen. Dieses uralte und hochkomplexe Medizinsystem kann hier im Westen eine entscheidende Lücke bei der ganzheitlichen Behandlung moderner Krankheiten schließen.

Die ganzheitliche Betrachtung der dynamischen Energiekreisläufe eröffnet neue Perspektiven ganz anders gearteter Heilansätze.

Lung
Eine alte tibetische Rezeptur für Menschen, die gestresst und „durch den Wind" sind

Hoch oben im Himalaya, wo alles sehr einsam und karg ist, haben die Tibeter über die Jahrtausende nach Heilpflanzen gesucht, die das Leben unter erschwerten Bedingungen erleichtern. Der Überlieferung nach soll unsere Lung-Rezeptur die Leichtigkeit, Heiterkeit, Wachheit, Klarheit sowie Kreativität stärken können und so die Wiederherstellung des Gleichgewichts von Körper, Geist und Seele unterstützen. Lung soll Menschen, die sprichwörtlich „durch den Wind" sind, dabei helfen, wieder in die Ruhe zu finden. Gerade in der heutigen Zeit fällt genau das vielen Menschen sehr schwer.

Die Lebensessenz Lung

Lung symbolisiert das Bewegungsprinzip in unserem Körper. Nach tibetischem Verständnis gehören die lebensnotwendigen Bewegungen des Atems, des Herzens und der Verdauung zu den Lung-Funktionen. Wichtige Aspekte sind darüber hinaus der Bewegungsapparat sowie das Nerven- und Immunsystem. Die Tibeter glauben, dass ein Überschuss an Lung sich zum Beispiel in Form von Angst, Kummer, Traurigkeit, Unruhe oder Konzentrationsstörungen äußern kann. Das führt oftmals zu Erschöpfung, Stress, Grübelei oder Nervosität.

Für wen sich die Rezeptur eignet

Lung ist geeignet für Menschen, die …

- sprichwörtlich „durch den Wind" sind, meist Personen aus westlichen Industrienationen.
- unter Erschöpfung, Stress, Unruhe, Nervosität, Angst, Kummer, Traurigkeit oder Konzentrationsstörungen leiden.
- ihr Nervensystem, ihren Bewegungsapparat und ihr Immunsystem unterstützen möchten.
- die Wiederherstellung des Gleichgewichts von Körper, Geist und Seele unterstützen möchten.
- ihre Leichtigkeit, Heiterkeit, Wachheit, Klarheit sowie Kreativität stärken möchten.

Bestandteile

Grüner belerischer Myrobalanenfruchtextrakt 4:1 (Terminalia belerica), Gewürznelken-Extrakt 4:1 (Syzygium aromaticum), Solms Laubachia Frucht Extrakt 4:1, Brombeerenfruchtextrakt 10:1 (Rubus), Gämswurzextrakt 4:1 (Doronicum falconeri), Schwarzer Kardamomfruchtextrakt 4:1 (Amomum subulatum), Grüner Kardamomfruchtextrakt 4:1 (Elettaria cardamomum), Granatapfelschalenextrakt 10:1 (Punica granatum, enthält 40 % Ellagsäure), Guduchiwurzelextrakt 4:1 (Tinospora cordifolia), Indischer Kostuswurzelextrakt 10:1 (Saussurea costus), Bambussprossenextrakt 10:1 (Bambusa arundinacea, enthält 75 % Kieselsäure), Amlafruchtextrakt 2,5:1 (Phyllanthus emblica L., enthält 30 % Tannine), Terminalia chebula Fruchtextrakt 4:1 (Terminalia chebula), Adlerholzbaumextrakt 4:1 (Aquilaria agallocha), Stacheliger Scheinmohnextrakt 4:1 (Meconopsis horridula hook), Chrysanthemenextrakt 4:1 (Chrysanthemum), Färberdistelblütenextrakt 4:1 (Carthamus tinctorius), Trennmittel: Magnesiumsalze der Speisefettsäuren, Zimtrindenextrakt 10:1 (Cinnamomum zeylanicum), Steinbrechextrakt 4:1 (Saxifraga), Indischer Lungenkrautblattextrakt 10:1 (Adhatoda vasica), Lagotisextrakt 4:1 (Lagotis clarkei hook), Balsampflaumenextrakt 10:1 (Spondias pinnata), Asiatischer Kapokbaumextrakt 4:1 (Bombax ceiba L.), Gewürzlilienextrakt 4:1 (Kaempferia galanga), Weihrauchextrakt 5:1 (Boswellia serrata, enthält 65 % Boswellinsäure), Myrrheextrakt 10:1 (Commiphora myrrha), Muskatnusspulver (Myristica fragrans), Traubiger Alantwurzelextrakt 10:1 (Inula racemosa).

PADMA 28

Durchblutungsstörungen, Stärkung

Das tibetische Arzneimittel Padma 28 ist das am besten erforschte tibetische Arzneimittel überhaupt. Es wird in der Schweiz hergestellt und ist dort zugelassen, sodass es auch über deutsche Apotheken erhältlich ist. Die Zusammensetzung ist bekannt und genauestens definiert. Sie basiert auf den tibetischen Kampfer-Rezepturen, die im Allgemeinen kühlend (also antientzündlich und immunsystem-harmonisierend) sowie windstärkend sind. Das heißt, es wird dadurch das bewegende Element im Körper (vor allem der Blutfluss) angeregt.

In verschiedenen klinischen Studien wurde die Wirksamkeit von Padma 28 bei chronischen Krankheiten, vor allem Durchblutungsstörungen und Arteriosklerose, nachgewiesen. Doppelblindstudien in mehreren Ländern haben zum Beispiel ergeben, dass die Tablette insbesondere bei peripheren arteriellen Verschlusskrankheiten (PAVK) eine wirksame Therapiemethode darstellt. Schmerzen in den Beinen werden verringert und das Gehvermögen deutlich verbessert. In Bezug auf die Symptome wirkt Padma 28 bei Durchblutungsstörungen mit Beschwerden wie Kribbeln, Ameisenlaufen, Schwere- und Spannungsgefühl in den Beinen und Armen, Einschlafen von Händen und Füßen und Wadenkrämpfen.

Auch sonstige Durchblutungsstörungen in Herz und Gehirn werden mit dem Präparat behandelt. Weitere Untersuchungen zur Wirksamkeit von Padma 28 zeigten entzündungshemmende und stark antioxidative Eigenschaften des Arzneimittels. Mit diesen das Immunsystem harmonisierenden Eigenschaften eignet sich Padma 28 auch zur Prävention. Die wissenschaftlichen Studien belegen auch auf zellulärer und In-vitro-Ebene eine antientzündliche, die Zellen schützende, antioxidative und das Immunsystem stützende Wirkkraft.

Anwendung bei: Durchblutungsstörungen aller Art, Arteriosklerose, AVK, Morbus Raynaud, Fibromyalgie, chronischen, unspezifischen Atemwegsinfektionen, chronischer Hepatitis B, Multipler Sklerose, chronischen Erschöpfungszuständen, Zustand nach Schlaganfall

In PADMA 28 sind unter anderem folgende Stoffgruppen enthalten:

- Gerbstoffe (Tannine): Sie sind entzündungshemmend und antioxidativ.
- Pflanzliche Farbstoffe in Blüten, Blättern und Stängeln (Flavonoide): Sie unterstützen die Immunfunktion, sind antimikrobiell, entzündungshemmend und antioxidativ.
- Ätherische Öle (Duft- und Aromastoffe, Terpene): Sie wirken antimikrobiell und lokal schmerzstillend.
- D-Campher wirkt kreislauftonisierend.

Wirkstoffe: Pulvis ex Aegle sepiar fructus 20 mg, Aquilegiae vulgaris herba 15 mg, Aucklandiae radix 40 mg, Calcii sulfas hemihydricus 20 mg, Calendulae flos cum calyce 5 mg, d-Camphora 4 mg, Cardamomi fructus 30 mg, Caryophylli flos 12 mg, Kaempferiae galangae rhizoma 10 mg, Lactucae sativae folium 6 mg, Lichen islandicus 40 mg, Liquiritiae radix 15 mg, Meliae tousend fructus 35 mg, Myrobalani fructus 30 mg, Pimentae fructus 25 mg, Plantaginis lanceolatae folium 15 mg, Polygoni avicularis herba 15 mg, Potentillae aureae herba 15 mg, Santali rubri lignum 30 mg, Sidae cordifoliae herba 10 mg, Aconiti tuber 1 mg, Valerianae radix 10 mg (standardisiert auf 4 mg d-Campher und mindestens 1,5 % [V/m] ätherisches Öl im Kapselinhalt).

Das Beste aus Arabien

Verbreitungsgebiet: Arabien, Indien, um das Horn von Afrika

Wichtigste Inhaltsstoffe: ätherische Öle, Harze, im Harz enthaltene Boswelliasäure

Empfohlene Einnahmemenge: Extrakt: 600 mg bis 4,2 g täglich

Olibanum – Weihrauch – Harz des Weihrauchbaumes

Anwendung bei

- Rheuma
- Colitis ulcerosa
- Psoriasis
- entzündlichen Erkrankungen (insbesondere des Darms)
- Krebserkrankungen

Traditionelle Anwendung

- Stärkung des Geistes und Verstandes, Behandlung von entzündlichen Erkrankungen wie Gicht oder Rheuma

Wissenschaftlich nachgewiesene Wirkung[66]

- entzündungshemmend, antirheumatisch (bspw. bei rheumatoider Arthritis, Osteoarthritis)
- verhindert Gewebevermehrung verschiedener Tumorzelllinien (bspw. bösartige Hirntumore, Leberkarzinome)

Nigella sativa – (Echter) Schwarzkümmel

Verbreitungsgebiet: ursprünglich Irak, Türkei

Wichtigste Inhaltsstoffe: Ätherische Öle, Saponine, ungesättigte Fettsäuren, Aminosäuren

Empfohlene Einnahmemenge: Öl: 3 Teelöffel täglich

Anwendung bei

- Allergien
- Krebserkrankungen
- Immundefiziten

Traditionelle Anwendung

- Behandlung der oberen Luftwege
- harntreibendes Mittel

Wissenschaftlich nachgewiesene Wirkung[67]

- antioxidativ
- stärkt das Abwehrsystem
- wirkt als Antihistaminikum

Crocus sativus – Safran

Verbreitungsgebiet: viele Länder weltweit, z. B. Irak

Wichtigste Inhaltsstoffe: Picrocrocin (Safranbitter), Crocin (Farbstoff), ätherische Öle

Anwendung bei

- Prämenstruellem Syndrom
- Depressionen
- Krebserkrankungen

Traditionelle Anwendung

- gilt als potenzförderndes Mittel, wird zur Gemütsaufhellung verwendet

Wissenschaftlich nachgewiesene Wirkung[68]

- positive Wirkung bei PMS – lindert Beschwerden wie Abgeschlagenheit, Depressionen
- antikarzinogen

Hinweis

Einnahmemengen über 5 g sollten auf jeden Fall vermieden werden.

Verbreitungsgebiet: Tropen

Wichtigste Inhaltsstoffe: Curcumin, ätherische Öle

Empfohlene Einnahmemenge: Pulver: 3-5 g täglich (z. B. in Soßen, im Tee oder in Suppen)

Curcuma longa

Anwendung bei

- Krebserkrankungen
- Blähungen
- Verstopfungen
- Rheuma
- Immundefiziten

Traditionelle Anwendung

- Unterstützung der Verdauungsfunktion bei Symptomen wie kolikartigen Bauchschmerzen, Völlegefühl, Appetitlosigkeit

Wissenschaftlich nachgewiesene Wirkung[69]

- kann die Tumorbildung hemmen
- kann typische Symptome wie schmerzende Läsionen reduzieren
- antioxidativ
- antibakteriell

Das Beste aus dem Süden Afrikas

Verbreitungsgebiet: Südafrika

Wichtigste Inhaltsstoffe: Catechingerbstoffe, Flavonoide, ätherische Öle, Cumarine

Umckaloabo – Auszug aus den Wurzeln von *Pelargonium sidoides*

Anwendung bei

- Immundefiziten
- Abwehrschwäche
- Atemwegserkrankungen

Traditionelle Anwendung

- Zulu: Husten, Atemwegsinfekte, Magen-Darm-Erkrankungen

Wissenschaftlich nachgewiesene Wirkung[70]

- antiviral – Influenza im frühen Stadium konnte der Extrakt mitunter aufhalten
- antibakteriell – besonders positiv bei Patienten mit Erkrankungen der oberen Atemwege

Empfohlene Einnahmemenge:
Tropfen: 3 x 30 Tropfen täglich

Yohimbin – Alkaloid aus *Pausinystalia yohimbe* (Yohimbe-Baum)

Britische Pharmakologen haben die Yohimbe-Rinde schon zu Kolonialzeiten als „starke sexuelle Stimulanz bei Impotenz" beschrieben. Yohimbin, der Extrakt aus der Yohimbe-Rinde, „erweitere die Blutbahnen und erhöhe zugleich die Reflexe im Beckenbereich. Im westafrikanischen Volksmund hat er Namen, die humorvoll-versteckt auf die Verwendung seiner Rinde anspielen. „Krokodil-Baum" (wo sich die Eidechse in ein Krokodil verwandeln soll) ist nur einer von vielen. „Fünf-Uhr-Baum" ist vielleicht der originellste: Bis mindestens fünf Uhr in der Frühe soll die Wirkung anhalten.

Verbreitungsgebiet:
tropisches Afrika

Wichtigste Inhaltsstoffe:
Yohimbin (Alkaloid)

Empfohlene Einnahmemenge:
Tinktur: 3 x täglich 5-10 Tropfen

Anwendung bei

- Libidoverlust
- Potenzstörungen
- erektiler Dysfunktion

Traditionelle Anwendung

- Aphrodisiakum, insbesondere bei erektiler Dysfunktion

Wissenschaftlich nachgewiesene Wirkung[71]

- steigert die Libido – auch wenn Libidoverlust durch die Einnahme von Medikamenten bedingt ist
- kann organische Impotenz lindern

Hinweis

Die Einnahme sollte unter ärztlicher Aufsicht geschehen, da Nebenwirkungen wie Magenbeschwerden, Schlafprobleme, Kopfschmerzen und Übelkeit auftreten können.

Adansonia digitata – Afrikanischer Affenbrotbaum (Baobab)

Nähere Informationen zu *Adansonia digitata* im Kapitel „**Die besten Beeren**“.

Das Beste aus der Mitte und dem Süden Amerikas

Lepidium meyenii – Maca

Nähere Informationen zu *Lepidium meyenii* im Kapitel „**Die besten Wurzeln**“.

Ayahuasca – Ranke der Seelen – „Zaubertrank vom Amazonas“[72]

Bei Ayahuasca handelt es sich um einen psychedelisch wirkenden Pflanzensud aus der harmalinhaltigen Liane *Banisteriopsis caapi* und N,N-Dimethyltryptamin-haltigen Blättern des Kaffeestrauchgewächses *Psychotria viridis* – er steht im Zentrum des Schamanismus vieler am Amazonas ansässiger Indianerstämme. Der Altamerikanist und Ethnopharmakologe Christian Rätsch forschte besonders intensiv zu der Mischung und den damit verbundenen, jahrhundertealten Ritualen.

Der **Ayahuasca-Schamanismus** wird bis heute von den Shipibo-Indianern gepflegt und als kostbares Erbe altindianischer Weisheit gehütet (s. Christian Rätsch: „Enzyklopädie der psychoaktiven Pflanzen“).

Wirkweise

Harmalin ist ein MAO-Inhibitor; er hemmt die Ausschüttung des körpereigenen Enzyms Monoaminooxidase (kurz: MAO). Die MAO baut normalerweise den visionär-psychedelischen Wirkstoff DMT (= N,N-Dimethyltryptamin) ab, noch bevor er über die Blut-Hirn-Schranke in das zentrale Nervensystem eindringen kann. Nur durch diese Kombination von Wirkstoffen kann der Trank seine bewusstseinserweiternde Wirkung ausüben und Visionen auslösen.

Heilen mit Ayahuasca

Die Shipibo-Schamanen verlassen sich vollständig auf ihren Ayahuasca-Trank, der sich über ewige Zeiten bewährt hat. Ayahuasca ist der eigentliche Heiler, der Schamane bietet lediglich seine Hilfestellung an. Er inszeniert die kollektive Reise in die andere Welt. Die Teilnehmer bilden einen Kreis, der Schamane teilt jedem Teilnehmer eine angemessene Dosis zu, nachdem er den Trank mit Gebeten und Tabakrauch geweiht hat. Schamanen müssen auch Ayahuasca zu sich nehmen, um wirklich sehen zu können, was mit den Teilnehmern bzw. Patienten los ist.

Wer Ayahuasca trinken will, muss die eigene Verantwortung übernehmen, das heißt, er muss sich aus freien Stücken der rituellen Behandlung anvertrauen. Der Schamane überlässt es seinem Patienten, mit Hilfe der eigenen Visionen sein Problem zu erkennen.

Die Heilkraft des Ayahuasca liegt wahrscheinlich in der Offenbarung der visionären Welt und der damit verbundenen Schau vom Ursprung der eigenen Kultur. Ayahuasca übt zunehmend eine starke Faszination aus: Menschen verschiedenster Herkunft, Profession und Weltanschauung können vom Zaubertrank der peruanischen Schamanen profitieren.

Ayahuasca gehört zu den sogenannten **„Pflanzen der Götter“**. Diese bewusstseinserweiternden Pflanzen stehen seit jeher im Zentrum zahlreicher Völker und werden rituell eingenommen. Unter sachkundiger Führung eines Schamanen oder Priesters kann ein Rausch ausgelöst werden, eine mystische Erfahrung, die die Menschen direkt mit der Welt der Götter in Verbindung bringen kann. Gerade die mexikanische Kulturgeschichte ist untrennbar mit dem religiösen und schamanischen Gebrauch dieser Pflanzen verknüpft. Meine Erfahrungen mit Ayahuasca haben mich tief berührt und mein Leben bereichert.

Lophophora williamsii – Peyote-Kaktus[73]

Der Peyote-Kaktus gehört zu den bedeutendsten bewusstseinserweiternden Pflanzen in Mexiko. Im Jahr 1615 beschrieb der spanische Arzt Francisco Hernandez in seiner Naturgeschichte Neu-Spaniens die Kraft der Peyote-Wurzel wie folgt: „Diejenigen, die sie nehmen, bekommen die göttliche Gabe der Vorsehung und können künftige Dinge wie Propheten vorauswissen... Die Chichimeken glauben, dass die Kraft dieser Wurzel das ermöglicht."

Inhaltsstoffe des Peyote-Kaktus sind vor allem mehr als 50 Alkaloide, wobei das wichtigste Alkaloid das psychotrope Meskalin ist – es besitzt ähnliche Effekte wie LSD und Psilocybin. Zudem ist Peyocactin enthalten, welches nachgewiesenermaßen über eine antibiotische Wirkung verfügt.

Meskalin wurde um die Jahrhundertwende erstmals aus Peyote extrahiert, chemisch aufgeklärt und synthetisiert. Man beschrieb die Wirkung damals unter anderem als toxische Extase, Bewusstseinstrübung, Modellpsychose und Tagtraum – gesunde Menschen wiesen plötzlich Zustände auf, die ansonsten nur psychopathologische Patienten kannten.

Weshalb die Indianer sich dennoch von Peyote mitreißen ließen, hat folgenden Grund: Für sie ist „Trance kein ‚veränderter Bewusstseinszustand', sondern der Kontakt zur wahren Wirklichkeit, die Verschmelzung oder Begegnung mit einer Gottheit oder die Reise der Seele in die Unterwelt oder jene Regionen, die jenseits der Milchstraße liegen", wie Altamerikanist und Ethnopharmakologe Christian Rätsch beschreibt. So sei die erfahrene Vision keine Illusion oder Halluzination, sondern ein temixoch, ein ‚blühender Traum'.

Das Beste für die Seele aus dem Outback Australiens

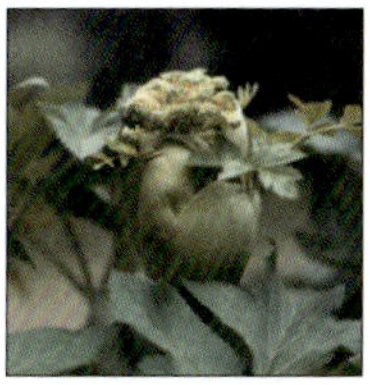
1

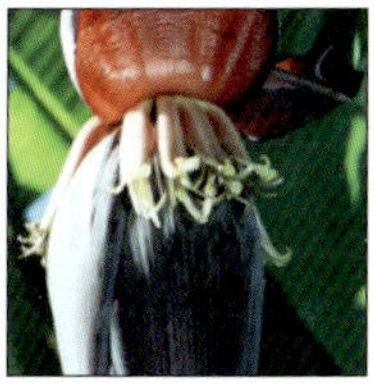
2

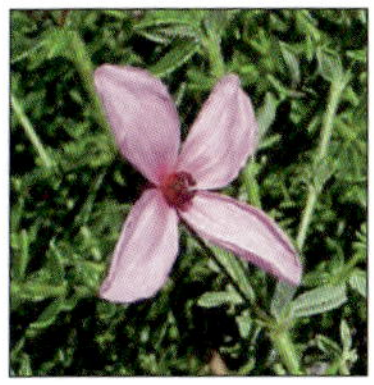
3

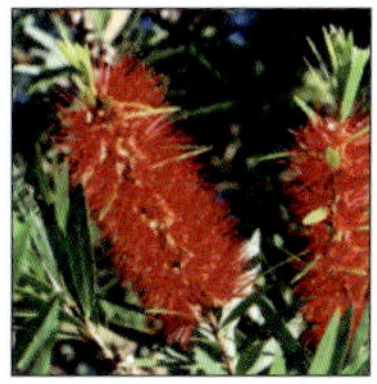
4

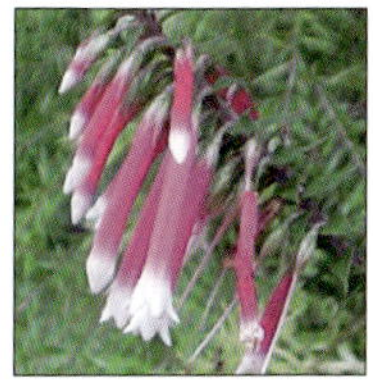
5

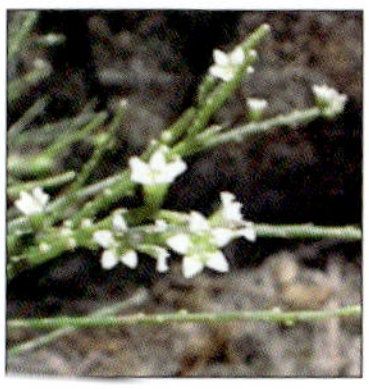
6

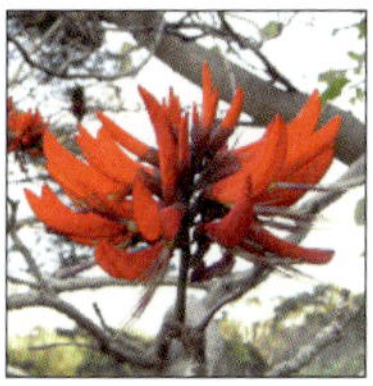
7

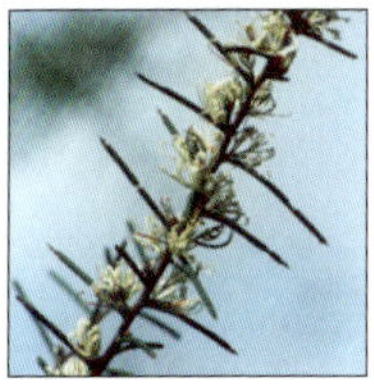
8

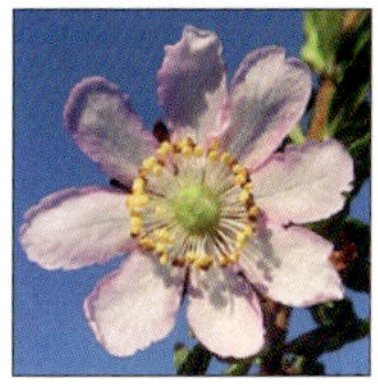
9

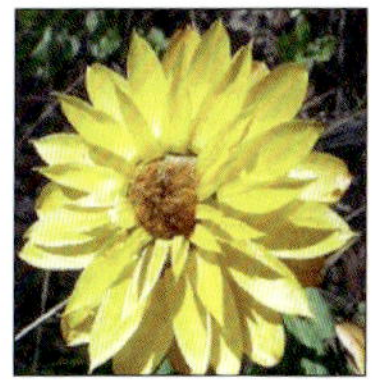
10

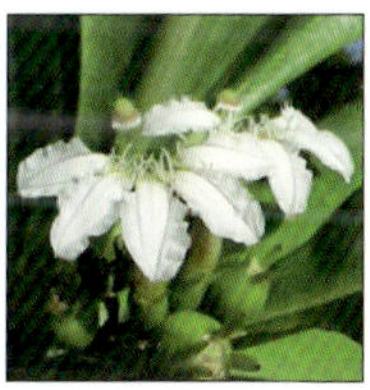
11

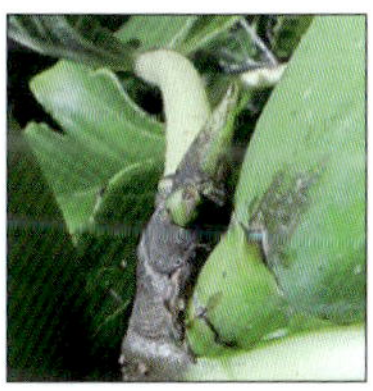
12

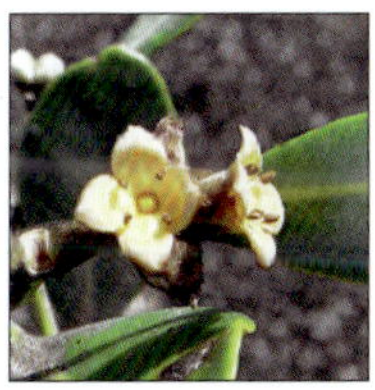
13

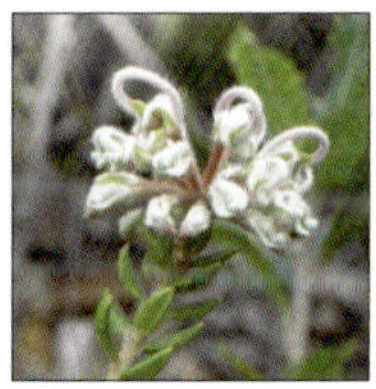
14

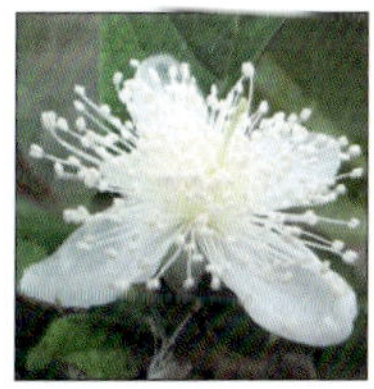
15

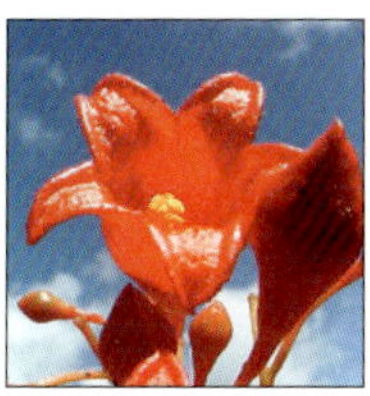
16

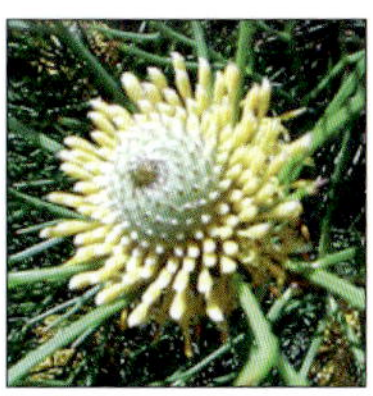
17

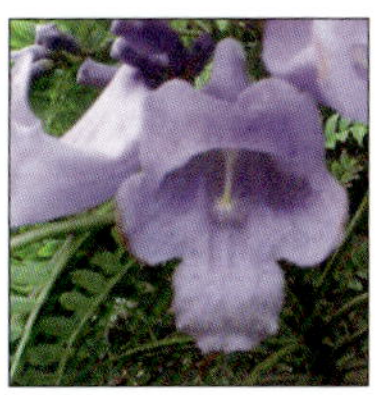
18

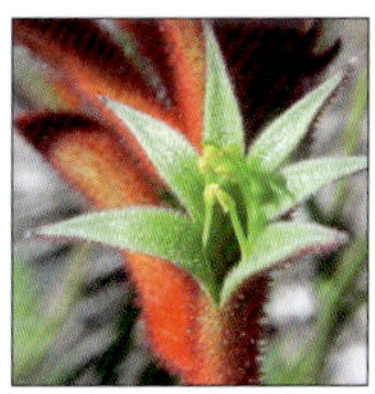
19

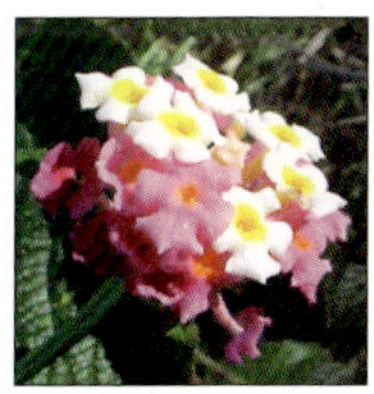
20

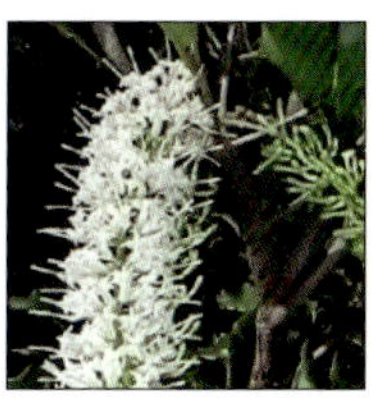
21

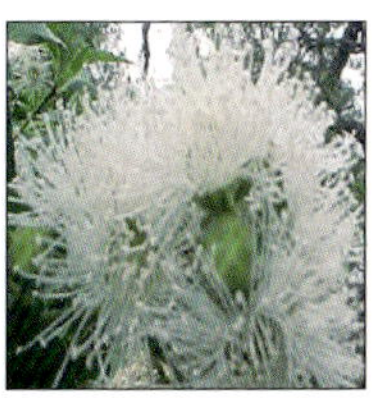
22

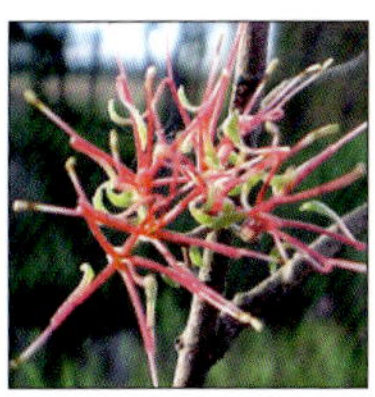
23

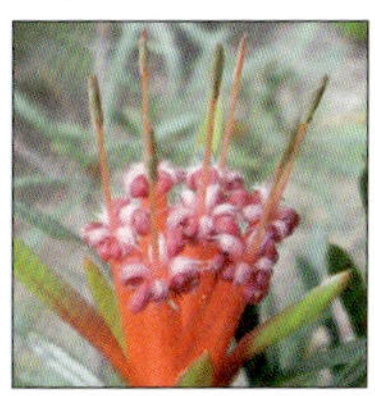
24

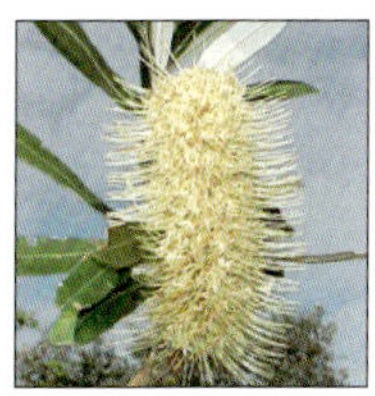
25

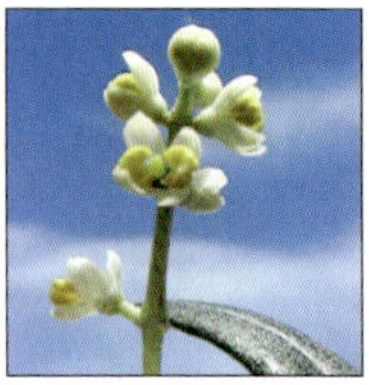
26

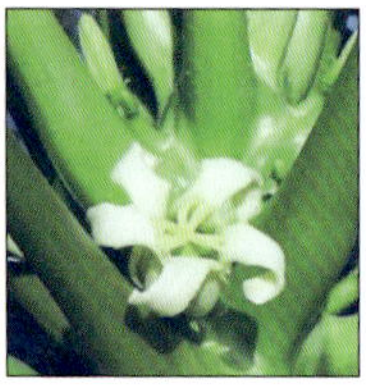
27

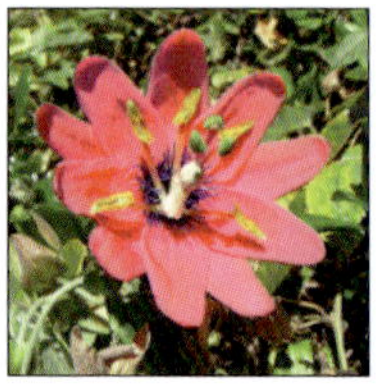
28

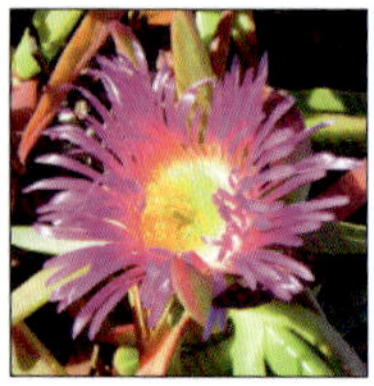
29

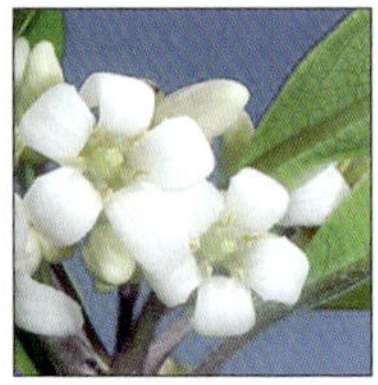
30

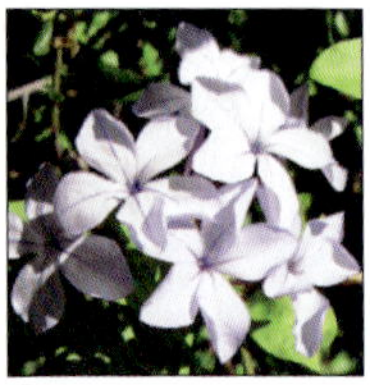
31

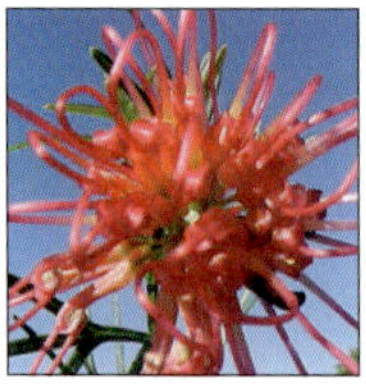
32

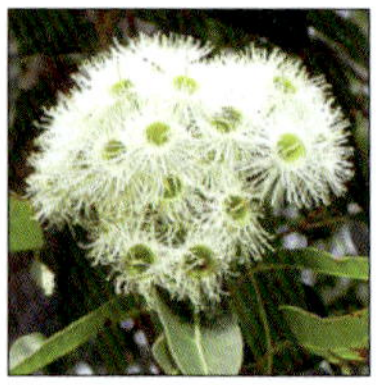
33

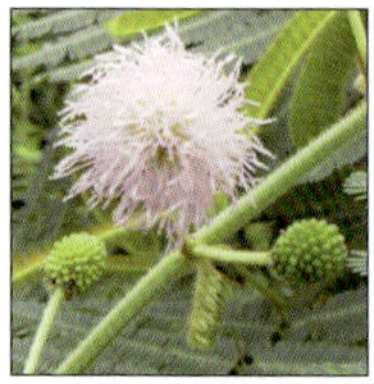
34

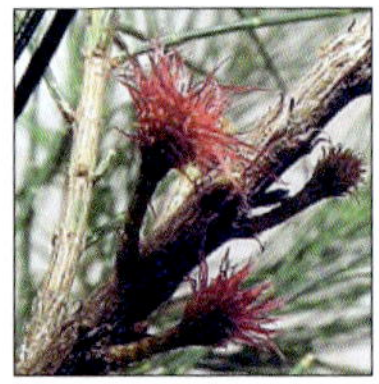
35

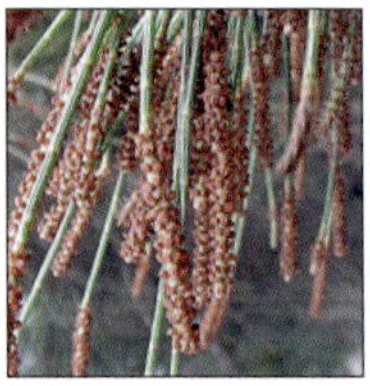
36

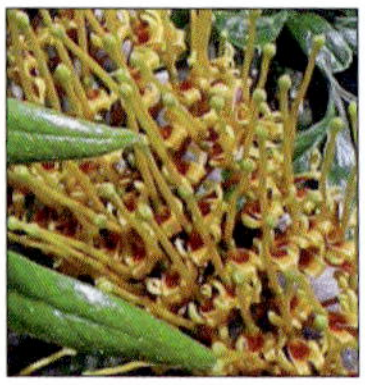
37

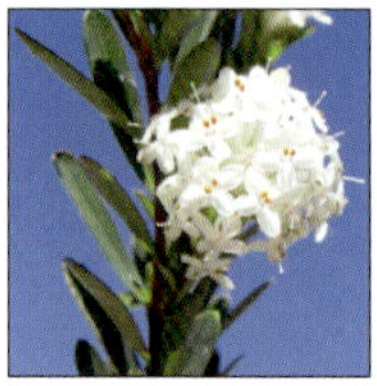
38

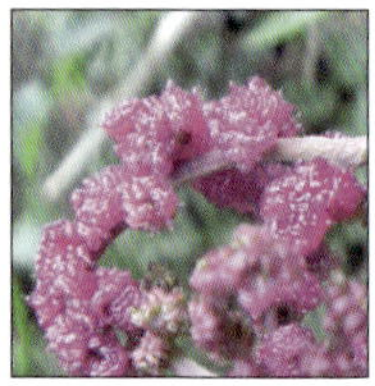
39

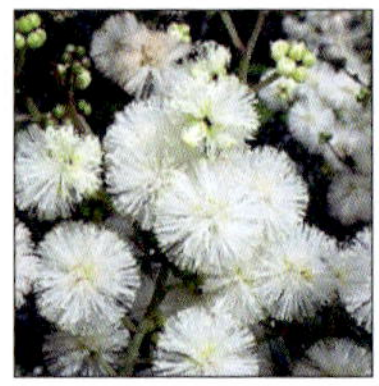
40

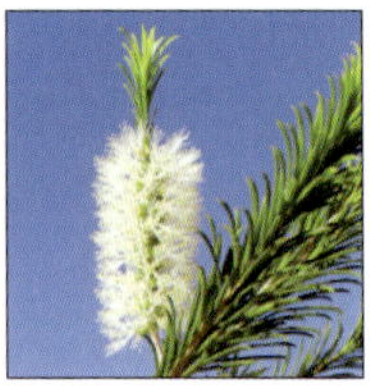
41

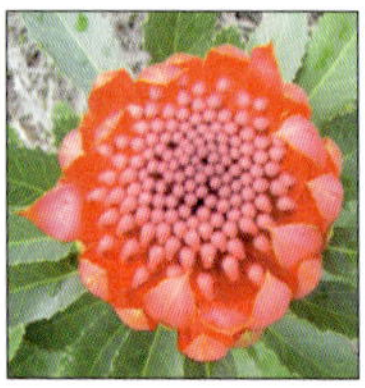
42

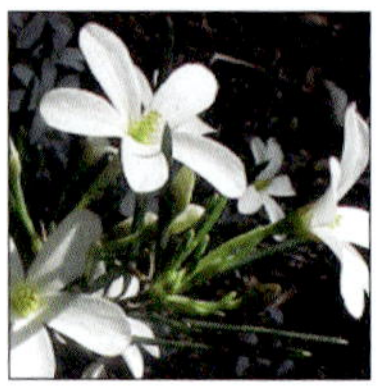
43

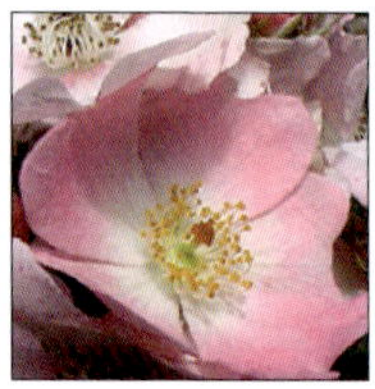
44

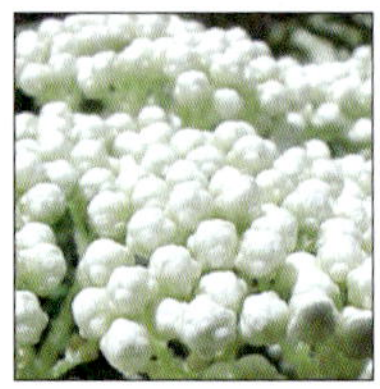
45

1 Angelica | **2** Banana | **3** Black-Eyed Susan | **4** Bottle Brush | **5** Bush Fuchsia | **6** Cherry | **7** Coral Tree **8** Dagger Hakea | **9** Dog Rose | **10** Everlasting | **11** Fan Flower | **12** Fig | **13** Grey Mangrove | **14** Grey Spider **15** Guava | **16** Illawara Flame Tree | **17** Isopogon | **18** Jacaranda | **19** Kangaroo Paw | **20** Lantana **21** Macadamia | **22** Manna Gum | **23** Mistletoe | **24** Mountain Devil | **25** Old Man Banksia | **26** Olive **27** Papaya | **28** Passion | **29** Pigface | **30** Pittosporum | **31** Plumbago | **32** Red Grevillea | **33** Ribbon Gum **34** Sensitive Plant | **35** She Oak Female | **36** She Oak Male | **37** Silky Oak | **38** Slender Rice | **39** Stinging Tree **40** Sunshine Wattle | **41** Tea Tree | **42** Waratah | **43** Wedding Bush | **44** Wild Rose | **45** Worrai

Australische Wildblütenessenzen

Von allen anderen Kulturen weit abgelegen und durch extreme Klimazonen geprägt, ist Australien auch heute noch Heimat für heilkräftige exotische Pflanzen mit unverfälschter Qualität und Vitalität. Die Aborigines, die Ureinwohner Australiens, leben zum Teil auch heute noch mit dem verborgenen Wissen um die Kräfte der Heilkräuter und erhielten sich daraus Gesundheit und Lebenskraft über Generationen hinweg.

Seit Jahrtausenden nutzen die Heilkundigen der Aborigines neben ungewöhnlichen Heilritualen diese kraftvollen Heilpflanzen, um sich mit der Natur zu verbinden und Kraft aus ihr zu tanken, um so die Gesundheit zu fördern und die Seele zu heilen.

Australische Wildblütenessenzen helfen Körper und Seele in Balance zu bringen. Damit liefern sie eine wertvolle Grundlage für tiefergreifende Heilungsprozesse.

Zu den ältesten und bekanntesten daraus gewonnenen Produkten gehören die Teebaumöle und die Akazien- und Eukalyptusöle. Ihre vielfältigen Heilwirkungen sind unumstritten und werden heute weltweit bei unterschiedlichen Krankheiten mit großem Erfolg angewendet. Vor allem fünf verschiedene Teebaumarten verfügen über eine sehr starke Wirkkraft: *Cajeput, Manuka, Kanuka, Niaouli* und *Tea Tree*. Sie wirken gegen Viren, Pilze und Bakterien. Zudem haben sie wundheilende und entzündungshemmende Eigenschaften. Besonders hervorzuheben sind jedoch die schmerz-, reiz- und krampflösenden Wirkungen bei allen Formen von Muskel- und Gelenkerkrankungen, bei Knochenschmerzen und Knochenhautentzündungen wie auch bei Tennisellbogen, Fersensporn, Sehnenscheidenentzündungen und vielen anderen Beschwerden.

Die Abgeschiedenheit Australiens und das extreme Klima haben außergewöhnlich widerstandsfähige Heilpflanzen hervorgebracht, die über außergewöhnliche Heilkräfte verfügen.

Krankheit ist gestörte Harmonie

Die Ureinwohner verstehen unter Gesundheit jedoch mehr als nur die Abwesenheit von Krankheit. Sie streben wie selbstverständlich nach einem Leben im harmonischen Gleichgewicht von Innen- und Außenwelt, im Einklang von Mensch und Natur. Wichtig ist ihnen ein glückliches Wohlgefühl, ein Gefühl der Harmonie mit sich selbst und dem sozialen Umfeld.

In der Sprache der Aborigines gibt es kein Wort für Heilung. Ziel der Behandlung von körperlichen oder psychischen Beschwerden ist, „jemanden wieder glücklich zu machen".

Die Welt der Ureinwohner besteht im weitesten Sinne aus der Familie, dem Klan und dem umgebenden Land bzw. der Natur. Störungen des Gleichgewichts innerhalb dieses Lebensraumes werden als die wahren Ursachen von Befindlichkeitsstörungen und Krankheiten gedeutet. Kommt es zu einer Störung der sozialen Ordnung, ist das ein Verstoß gegen die natürlichen Gesetze. Das gestörte Gefühlsleben findet seinen sichtbaren Ausdruck in einer körperlichen Störung. Der Körper macht demnach als Spiegelbild der Seele und des Gefühlslebens etwas sichtbar, was sich eigentlich im psychosozialen Umfeld, also in der Gemeinschaft, vollzieht. Da das Geflecht zwischen dem Einzelnen und seinem Stamm sehr eng ist, wirkt sich die Störung auf den ganzen Stamm aus, der deshalb als Gesamtheit am Heilungsprozess teilhat. Beim Wiedererlangen des „Gleichgewichts" hilft der Schamane oder Medizinmann. Seine Aufgabe ist das Wohlergehen des gesamten Stammes, er versucht ihn deshalb in besonderer Weise zu leiten, damit Unheil abgewendet wird.

Heilung bedeutet, Glück wiederzufinden.

Heilende Energie von Wildblütenessenzen

Die Aborigines nehmen, wenn es zu Störungen des Gleichgewichts gekommen ist, Kontakt mit der Essenz spezieller Heilpflanzen auf, indem sie vor ihr meditieren oder in ihrer Nähe schlafen. Sie verbinden sich direkt mit dem Wesen und damit der Heilkraft der Pflanze, indem sie den morgendlichen Blütentau ablecken oder Wasser über die Blüten gießen, um es dann wieder aufzufangen und zu trinken. Diese Berührung und Verbindung mit der Essenz, dem Wesen der Pflanze, löst einen Impuls aus. Die „Informationen" oder auch „Schwingungen" aus der Heilpflanze gehen in Resonanz mit einem „unverdauten" Lebensthema und setzen erste Heilungsimpulse.

Die Wildblüten-Essenzen wirken als kraftvolle Katalysatoren, um seelische Stabilität, kreative Klarheit und Lebensfreude zu wecken und zu verstärken.

Die Heilkraft einzelner Pflanzen ist sogar so stark, dass sie in der Lage ist, bei ganz verschiedenen Lebenskrisen Türen zu deren Klärung zu öffnen, sodass wieder ein Gleichgewicht hergestellt wird und Seelenfrieden einkehren kann. Die Essenzen bieten eine wunderbare Ergänzung bei der Behandlung von psychosomatischen Beschwerden.

Kapitel 5
Schleichende Entzündungen – die unterschätzte Gefahr

Mithilfe moderner Diagnostik ist es leicht, die Funktionsqualität von Herz, Lunge, Bauchhirn (Mikrobiom), Zirbeldrüse und Omega-3-Fettsäuren festzustellen und Maßnahmen zu ergreifen, sie wieder so ins Lot zu bringen, dass uns unser gesamtes Potenzial zur Verfügung steht. Mit guter Ernährung, unterstützenden Heilkräuterrezepturen, Meditation, Bewegung und erholsamem Schlaf – und natürlich mit einer inneren Haltung der Fülle, dem „Glückspilzbewusstsein" – können wir Rahmenbedingungen schaffen, unter denen Selbstheilung und Weiterentwicklung auf jeder Ebene besser gelingen können.

In unserer durchgeschüttelten Welt geht es mehr denn je darum, eine Vision zu entwickeln und dabei alle biologisch angelegten Ressourcen zu nutzen, um die beste Version unserer selbst zur Entfaltung zu bringen. Wir sind eingeladen, uns der inneren Weisheit hinzugeben und uns von ihr tragen zu lassen – ohne Angst, aber im tiefen Vertrauen darauf, dass alles richtig ist, so wie es kommt.

Schleichende Autoimmunfeuer als Hindernis für ein langes, gesundes Leben

Was Menschen daran hindert, ihr volles Potenzial auszuleben, ist ein Entzündungsdruck, der sich über die Psyche und die Ernährung aufbaut und sich in schleichenden Entzündungsprozessen zeigt. Durchschnitt-

Wir konsumieren im Durchschnitt 35 kg Zucker pro Jahr.

lich sterben 2.500 Menschen pro Tag in Deutschland – bei 80 % dieser Fälle sind chronisch-degenerative Erkrankungen die Ursache. Diese Erkrankungen wiederum nehmen ihren Anfang meist in einer unnatürlichen Lebensweise, die stille Entzündungsprozesse im Körper auslöst. Genau genommen müssten Zucker, Nikotin, Alkohol und Zuchtfleischverzehr sofort von jedermann eingeschränkt werden.

Wie ein durch Rajas und Tamas geprägter Lebensstil uns körperlich zerstört

Was haben so unterschiedliche Zivilisationskrankheiten wie Darmentzündungen, Arteriosklerose, Alzheimer, Arthritis, Diabetes oder Allergien gemeinsam? Fast immer liegt ihnen eine Entzündung zugrunde, die schleichend entsteht und oft lange Zeit unbemerkt bleibt. Es ist fast immer eine Autoimmunentzündung. Man kann sie mit einem Schwelbrand vergleichen, der langfristig das Leben einschränkt und sogar verkürzt. Die Gefahr, die von diesen Autoimmunentzündungen ausgeht, wird weitgehend unterschätzt.

Chronisch subklinische, also äußerlich kaum wahrnehmbare Entzündungen müssen heute als Hauptfaktor für das Entstehen langwieriger, chronisch-degenerativer Erkrankungen angesehen werden, die zu einem um acht Jahre verfrühten Tod führen. Was wir essen, wie wir uns bewegen, in welcher psychischen Verfassung wir uns befinden – all dies hat Einfluss auf unseren Organismus und kann uns gesund erhalten oder aber in eine körperliche Dysbalance bringen, die zu einem Autoimmunfeuer eskalieren kann.

Obwohl die Medizin enorme Fortschritte macht, müssen wir leider feststellen, dass sie uns nicht wirklich gesünder macht. Seit 1980 haben sich Zivilisationskrankheiten verdreifacht: Die Anzahl der an Diabetes erkrankten Patienten ist von 4 % auf 8 % gestiegen, Krebserkrankungen haben sich verdoppelt und speziell Darmkrebs sogar vervierfacht. Kardiovaskuläre Erkrankungen machen ein Drittel aller Krankheiten und Todesfälle aus. Obwohl alle diese Erkrankungen so vielschichtig sind und unterschiedliche Körperregionen betreffen, stellt sich die Frage, ob ihnen womöglich ein gemeinsamer Nenner zugrunde liegt. In unserem Körper können sich unbemerkt Entzündungen bilden, die zwar äußerlich kaum wahrnehmbar sind, sich jedoch dauerhaft festsetzen und chronifizieren können. In der Medizin und in der Naturheilkunde werden diese sogenannten stillen Entzündungen als Hauptrisikofaktoren für das Entstehen langwieriger chronischer und lebensbedrohlicher Erkrankungen angesehen.

Auswirkungen im gesamten System

Allerorts sind wir heute Giften ausgesetzt: Umweltgiften, Schwermetallen, Transfettsäuren oder Zucker in Nahrungsmitteln, um nur einige Beispiele zu nennen. Dringen permanent neue, die Selbstheilung überfordernde Giftstoffe (Toxine) in unser System ein, kommt es zu einer Chronifizierung des inneren Schwelbrandes: Äußerlich kaum wahrnehmbare Entzündungen entstehen, breiten sich langsam im Körper aus und können großen Schaden anrichten. Sie bahnen sich ihren Weg zu unseren Organen und verursachen hier eine langsame Zerstörung von Gewebe. Prinzipiell kann es jedes Organsystem treffen: den Darm (Colitis ulcerosa), die Innenwände der Gefäße (Arteriosklerose), Nerven und Gehirn (Alzheimer, Demenz), Knochen (Osteoporose), Gelenke (Arthritis), die Bauchspeicheldrüse (Diabetes), Schleimhäute (Allergien) oder unsere Reproduktionsorgane (Unfruchtbarkeit).

Teilweise kommt es auch zu frühzeitigem Organversagen. Die Pharmaindustrie kann bei den genannten Beschwerdebildern häufig keine geeigneten Heilmittel zur Verfügung stellen – die Feuerwehr greift quasi erst dann ein, wenn das Haus schon zur Hälfte abgebrannt ist. Sogenannte nichtsteroidale Schmerzmittel (z. B. Ibuprofen) oder Kortikosteroide (Cortison) helfen zwar im akuten Fall sehr effektiv, bei einer vorbeugenden Langzeiteinnahme sind sie jedoch belastend für den Körper – abgesehen davon, dass sie die Ursachen völlig außer Acht lassen.

Trotz modernster medizinischer Errungenschaften leiden heute immer mehr Menschen an chronisch entzündlichen Erkrankungen, die letztlich zu chronisch-degenerativen Erkrankungen führen.

Versteckte Symptome mit nachhaltigen Folgen

Das Hinterlistige an stillen Entzündungen ist, dass sie nicht durch sichtbare äußere Zeichen wie Rötung, Schwellung und Überwärmung erkennbar sind. Der Prozess verläuft schleichend, die Symptome sind oft unspezifisch und eher allgemeiner Natur. Wegen der lang anhaltenden Dauer führt das nicht selten zu erheblichen Lebenseinschränkungen. Es stellen sich Erschöpfung, Schwäche und allgemeine Müdigkeit ein. Doch auch eine gegenteilige Symptomatik mit starker Ruhelosigkeit und Anspannung kann auftreten. Schlafstörungen oder Kopfschmerzen gehen ebenfalls gerne mit chronischen, unbemerkten Entzündungen einher. Darm und Magen reagieren mit Verdauungsstörungen oder Nahrungsmittelunverträglichkeiten. Die geschwächte Abwehr hat wiederkehrende Infekte zur Folge und es entwickeln sich Funktionsstörungen an den unterschiedlichsten Organen.

Die langfristigen gesundheitlichen Konsequenzen, die sich auf dem Boden der unbemerkten Entzündungen entwickeln, können massiv sein: So werden unter anderem Adipositas (Fettleibigkeit), Typ-2-Diabetes, Arteriosklerose (Arterienverkalkung), Herzinfarkt, Schlaganfall, viele Autoimmunerkrankungen wie Allergien oder Multiple Sklerose, Tumorerkrankungen, depressive Verstimmungen, Schlafstörungen, Demenz sowie ADHS (Aufmerksamkeitsdefizit-/Hyperaktivitätsstörung) und CFS (Chronic Fatigue Syndrome = chronisches Erschöpfungssyndrom) mit unbemerkten Entzündungen in Zusammenhang gebracht.

Wie entsteht eine stille Entzündung?

Prinzipiell sind zwei Hauptursachen für chronische Entzündungen maßgeblich: Stress infolge von psychosozialen und emotionalen Herausforderungen (Rajas) sowie Störungen im Mikrobiom (Bakterienbesiedelung) des Darms – ausgelöst vor allem durch eine regelmäßige Fehlernährung über einen langen Zeitraum, Nahrungsmittelunverträglichkeiten und/oder die häufige Einnahme von Medikamenten wie beispielsweise Antibiotika. Durch diese Mikrobiom-Dysbalancen können unterschiedlichste Endotoxine – Zerfallsprodukte von Bakterien, allen voran bakterielle Lipopolysaccharide (LPS) – über die gestörten Schutzmechanismen der Darmwand hindurch in den Blutkreislauf übertreten. Bereits bei geringen Endotoxin-Konzentrationen im Blut schüttet der Körper entzündungsfördernde Zytokine aus. Diese vom Körper produzierten Eiweiße locken beim Eindringen eines Erregers Immunzellen an den Infektionsort und sorgen für eine stärkere Durchblutung des betroffenen Gewebes. Hält die Belastung mit Lipopolysacchariden über einen längeren Zeitraum an, entwickeln sich verborgene Entzündungen, die langfristig das Gewebe massiv schädigen.

Auch Allergene und Umweltschadstoffe erhalten schleichende Entzündungsprozesse am Leben.

Entzündungsprozesse werden darüber hinaus auch durch erhöhten Zuckerkonsum, Transfettsäuren (unter anderem in Margarine, Bratfetten, Backwerk) sowie ein Übermaß an Omega-6-Fettsäuren gefördert.

Dem Entzündungsdruck auf der Spur

Um das Risiko einer bestehenden stillen Entzündung im Körper abzuschätzen oder ihren Verlauf zu beobachten, gibt es bestimmte Werte, die im Blut bestimmt werden können. Von besonderer Bedeutung in der Diagnostik ist das hochsensitive C-reaktive Protein (hsCRP). Der Nachweis dieses Markers ist 10-mal sensitiver als der des normalen CRP, das Hinweise auf akute Infektionen und Entzündungen liefert. Der Grenzwert des normalen CRP für eine Infektion oder Entzündung liegt in der Regel bei über 5 mg/l. Die Höhe des gemessenen Wertes korreliert dabei mit der Schwere der Infektion und kann Werte von über 200 mg/l erreichen. Bei einem hsCRP-Wert muss bereits oberhalb von 0,1 mg/l eine unterschwellige Entzündung befürchtet werden. Ab einem Wert von 0,5 mg/l ist sie ziemlich sicher anzunehmen (die Grenzwerte können laborabhängig variieren).

Akute Entzündungen sind kurz andauernde Selbstheilungsprozesse, in denen sich das System oft aus eigener Kraft wieder in Balance bringt. Potenziell gefährliche Stoffe werden beseitigt, Krankheitserreger getötet und geschädigtes Gewebe erfährt schnell und effektiv eine Selbstreorganisation. Die klassisch sichtbaren Zeichen der akuten Entzündung sind Rötung, Schwellung, Überwärmung, Schmerz sowie Funktionseinschränkungen. Mit anderen Worten: Wir spüren die Entzündung deutlich. Ist der Auslöser wieder beseitigt – normalerweise nach ein paar Tagen – und der Heilungsprozess vollendet, stoppt die Entzündung.

Chronische Entzündungen sind dagegen weniger spürbar und gehen langsam vonstatten, halten dafür aber deutlich länger an. Manchmal bleiben sie sogar dauerhaft bestehen und noch dazu komplett unbemerkt. Diese chronischen unterschwelligen (stillen) Entzündungen entstehen, wenn zum Beispiel auf Basis eines ungesunden oder unnatürlichen Lebensstils eine Belastung der nächsten folgt und der Körper diese nicht mehr ausreichend kompensieren kann. Die Entzündungen breiten sich dann verdeckt aus und werden nicht mehr wahrgenommen. Sie belasten den Körper enorm und er muss ohne Unterlass gegen sie ankämpfen.

Ursachen für stille Entzündungen:

- Stress/Adrenalindominanz (Überforderung durch ungünstige Glaubenssätze und einschränkende Gedanken)
- Mangel an Ausgleich (z. B. durch Entspannung, Sport, frische Luft)
- Sympathikotone Grundhaltung durch psychosoziale und psychoemotionale Belastungsfaktoren
- Störungen des Mikrobioms bzw. der Darmschutzbarriere (z. B. durch Antibiotika, Fehlernährung, zu wenig sekundäre Pflanzenstoffe)
- Umweltgifte (z. B. Elektrosmog, Schadstoffe, Nikotin, Pestizide, Weichmacher, Schwermetalle)
- entzündungsfördernde Nahrung
- Bakterien, Viren, Parasiten

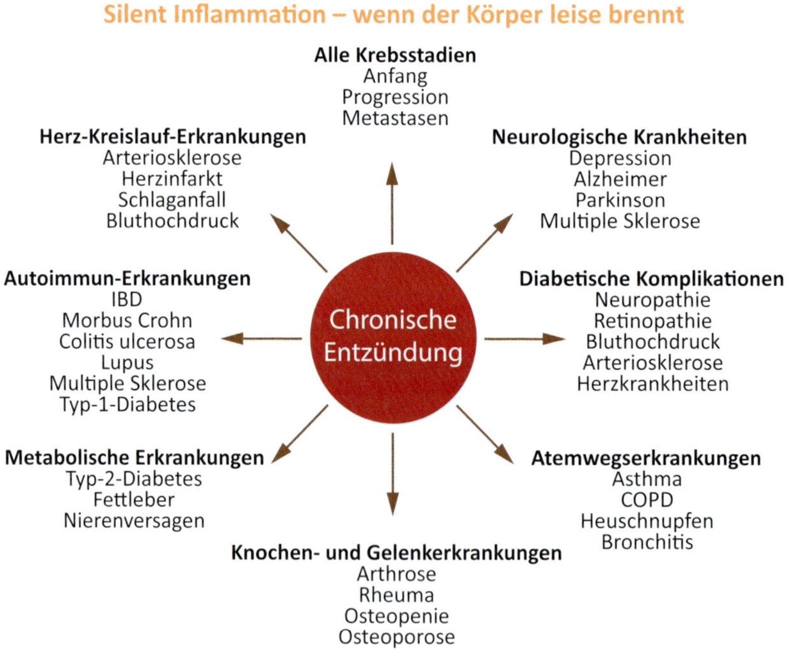

Stille Entzündungen führen zu chronisch-degenerativen Erkrankungen

Entzündungsfördernde Lebensmittel

Zu den Lebensmitteln, die eine entzündungsfördernde Wirkung haben, gehören unter anderem:

- Alkohol
- industrielle Speiseöle wie Sonnenblumenöl, Weizenkeimöl, Distelöl, Palmöl, Margarine (enthalten einen hohen Anteil an Omega-6-Fettsäuren)
- Transfette in frittierten Speisen, Backwaren, Panaden, vielen Saucen, Müsliriegeln (entstehen beim industriellen Härten von Ölen sowie beim Erhitzen/Braten von ungesättigten Fettsäuren)
- verarbeitete Lebensmittel und Fertigprodukte wie Tiefkühlpizza, Fruchtjoghurt, gezuckerte Müslis, Süßigkeiten, Backwaren
- (glutenhaltiges) Getreide, Soja, Mais
- raffinierter Zucker und Fruktose
- verarbeitetes Fleisch (Wurst), Fleisch von Tieren, die mit Soja, Mais oder anderem Omega-6-Mastfutter gefüttert wurden
- Nahrungsmittel, auf die man mit Unverträglichkeiten oder allergisch reagiert
- Milchprodukte

Entzündungshemmende Lebensmittel

Zu den Lebensmitteln, die eine entzündungshemmende Wirkung haben, gehören unter anderem:

- Algen wie AFA, Chlorella, Knotentang und Spirulina sowie Algenöl
- Gewürze wie Ingwer, Kurkuma, Zwiebelgewächse, Knoblauch, Nelken, Rosmarin, Thymian, Pfeffer, Chili, Oregano, Petersilie, Brennnessel
- Obst mit hohem Gehalt an Polyphenolen, Flavonoiden und Antioxidantien: rote Beeren – vor allem Heidelbeeren, Himbeeren, Johannisbeeren, Maulbeeren, Holunderbeeren, Acai, Aronia, Goji, Cranberry
- Enzymfrüchte: Papaya, Ananas, Guave, Feige
- Grünes Gemüse: Spinat, Rosenkohl, Blumenkohl, Brokkoli, Paprika, Oliven, grüne Bohnen, Grünkohl, Mangold, Lauch, Fenchel
- Wurzeln: Astragalus, Ginseng, Maca, Ashwangandha, Taigawurzel, Yamswurzel

Wirkungsweise von Algenölen (Schizochytrium-Alge):
Mikroalgen fördern unsere Selbstheilungsprozesse in besonderem Maße und besitzen einen hohen vorbeugenden Stellenwert, insbesondere was unser Gefäßsystem betrifft. Leinöl, das hohe Mengen an Alpha-Linolensäure (ALA) enthält, wird zwar oft bei entzündlichen Erkrankungen empfohlen, ist allein aber keinesfalls ausreichend. ALA ist die Ausgangssubstanz für die beiden Fettsäuren EPA und DHA der Omega-3-Reihe. Allerdings wird ALA vom Körper nur in einem sehr geringen Maße zu EPA und DHA umgewandelt. Zudem hemmen ALA-reiche Öle das Enzym Delta-6-Desaturase, das Linolsäure in Gamma-Linolensäure umwandelt. Sie gehört zwar zu den Omega-6-Säuren, ist aber für unsere Gesundheit förderlich, da sie neben einer Unterstützung des Nervensystems auch entzündungshemmend wirkt. Ein Mangel dieser Fettsäure kann daher eine Entzündung sogar noch verstärken.

Mikroalgen wie die Schizochytrium-Alge sind reich an Omega-3-Fettsäuren und wirken entzündungshemmend.

Vorbeugung und Therapie: 7 Schritte gegen schleichende Entzündungen

Die folgenden Punkte sind unerlässlich, wenn es darum geht, schleichenden Entzündungsprozessen im Körper vorzubeugen oder ihre Behandlung zu unterstützen:

1. Entscheidung/Absicht: Wie will ich leben? Bin ich wirklich bereit, etwas dafür zu tun?
2. Konsequente Nahrungsumstellung auf antientzündliche Ernährung:
   - Verzehr von 10 Portionen Obst und Gemüse (1 Portion = 80 g) pro Tag (oder *Ethno Health Eiweiß-Vitalkomplex*)
   - Einnahme von Omega-3-Algenöl (z. B. *Omega 3 plus* von *Ethno Health*, 5 ml pro Tag)
3. Sorgfältige Mundhygiene, da sich von hier Entzündungen ausbreiten
4. Pflege der Darmflora durch regelmäßige probiotische Kuren mit Bifido- und Laktobazillen (z. B. *Ethno Health Darmkraft*, 3x2 Kapseln pro Tag) und ausreichend Ballaststoffe (= Präbiotika), um die Verdauung und die Darmflora zu stärken

5. Konsequente Ausschaltung von Giften und sicher entzündungsfördernden Umweltfaktoren (Nikotin, Süßigkeiten, Übergewicht)
6. Entschleunigung, Atemübungen, Achtsamkeitstraining zur Stärkung des Vagusnervs (morgens 11 Minuten, abends 20 Minuten Mantrameditation)
7. Körperliche Bewegung oder Sport (2,5 Stunden pro Woche oder 20 Minuten pro Tag mit Puls über 100)

Eine konsequent gesunde Lebensweise verhindert schleichende Entzündungsprozesse im Körper.

Stille Entzündungen lassen sich mit einer hochdosierten Heilkräuterrezeptur aus Curcuma (*Curcumin*), Ingwer (*6-Shogaol*), Weihrauch (*Boswellin*), Myrrhe (*Guggulu*), Weidenrinde (*Salicylate*) und ähnlichen Wirkstoffen effektiv behandeln. Zu Hilfe kommen dabei moderne Diagnoseverfahren wie der TNF-alpha-Hemmtest, mit dem sich individuell bestimmen lässt, welche der oben genannten Heilkräuter den Entzündungsmarker TNF-alpha am stärksten reduzieren. So lässt sich bei vielen Erkrankungen wie Rheuma, Krebs, Hashimoto oder Colitis ulcerosa individuell die richtige Heilpflanzenrezeptur finden, die dann wiederum als Infusion gegeben werden kann – und dies unter ständiger Kontrolle der Entzündungsmarker in Blut und Darm.

Die folgenden *Ethno Health* Naturheilkräuter können zur Vorbeugung und Therapie bei allen Krankheiten dienen, die durch Entzündungen hervorgerufen werden:

- *Inflam-Komplex*
- *Immunkraft*
- *Omega 3 plus*
- *Bupleurum 9*
- *Darmkraft*
- *Zellschutz-Komplex*

Kapitel 6: Das Beste für Körper, Geist und Seele

Das Beste für ein kräftiges Herz (z. B. Herzmuskelschwäche)

Wenn wir das Gefühl unserer eigenen Wichtigkeit abbauen, dann verlieren wir nichts anderes als einen Parasiten, der unseren Geist schon seit langem befallen hat. Das, was wir dadurch gewinnen, nennt man Freiheit, Öffnung des Geistes, Spontanität, Einfachheit, Nächstenliebe und viele andere Eigenschaften, die dem Glück innewohnen.

Matthias Ricard

Das Herz wird oft als Sitz des Unerklärbaren, der Seele, der inneren Stimme (Intuition) bezeichnet, als das Zentrum des Körpers und Quelle der Liebe und Lebensenergie.

Möglicher psychosomatischer Hintergrund von Herzkrankheiten

Das Herz ist das Zentrum der Gefühle und Emotionen. Bei einem Mangel an Liebe, Mitgefühl und Lebensfreude kann ein Herz irgendwann „brechen" oder „zerreißen". So können Kaltherzigkeit und Herzlosigkeit dazu führen, dass sich ein Stau aggressiver, nicht gelebter Energie in Form eines Infarktes entlädt.

Der Fluss des Lebens ist ins Stocken geraten und hat seinen Rhythmus verloren, eine zentrale Richtung fehlt. Es ist die Aufforderung, den ureigenen Rhythmus wiederzufinden. Es gilt, Innenschau zu halten und sich wieder bewusst zu werden, wo die Reise wirklich hingehen soll. Es ist ein Zeichen, dass Herzensangelegenheiten zu kurz kommen und die Stimme des Herzens, der Intuition, nicht richtig wahrgenommen wird. Der Verstand ist meist sehr stark auf Ordnung und Struktur fixiert – ein gewohnter Rhythmus wird erwartet – Raum für Spontanität, für Gefühle und Emotionen wird nicht zugelassen. Oft hat eine Form der Normopathie den Alltag umhüllt – Abwechslung unerwünscht. Ein star-

„Folge der Stimme deines Herzens."

ker Eigensinn mit eingefahrenen Mustern und Wertungen bestimmt den Tagesablauf. Das Herz als Zentrum der Liebe ruft nach Freude, Lachen und Momenten, in denen es sich öffnen kann, sodass Liebe fließen kann. Und so ist auch die Krankheitsbezeichnung des Broken-Heart-Syndroms medizinisch inzwischen anerkannt.

Die ersten Anzeichen sind die gleichen wie bei einem Infarkt, starke Schmerzen hinter dem Brustbein mit Ausstrahlung in die linke Schulter. Die oberflächliche Ursache sind Stresshormone, die kurzzeitig Teile des Herzmuskels lähmen. Tauchen wir in tiefere Schichten des seelischen Empfindens ein, so kommen wir schnell zu den Fragen: Was liegt mir am Herzen? Wann hat mein Herz das letzte Mal „juchu" gerufen? Folge ich auf meinem Lebensweg der Stimme meines Herzens? Ist mein Herz verschlossen? Wann war mein Herz das letzte Mal offen? Was peitscht mich durch den Tag, sodass ich mir nicht die Zeit nehme, innezuhalten und Druck abzulassen?

„Kümmere dich rechtzeitig um deine Herzensangelegenheiten, sonst muss es der Herzchirurg für dich tun."

Aufgabe

Was will ich wirklich, was brauche ich, wonach ruft mein Herz? Bewusst aus der Reihe tanzen und verrücktspielen, damit der Körper dies nicht tun muss. Gefühle zulassen und deren Lebendigkeit beobachten. Offen sein für Verrücktes und Irrationales, das den Rahmen des Gewöhnlichen sprengt. Den alten Trott aufgeben und sich etwas Neues einfallen lassen – kreativ und schöpferisch sein, einen eigenen Rhythmus entdecken.

Rückbesinnung auf die eigenen ursprünglichen Herzensthemen und -wünsche; Ausweitung der eigenen Herzensangelegenheiten; sich öffnen und weiten für den Strom der Lebensenergie, sich um die eigene Mitte und das Zentrum des eigenen Lebens kümmern; dem Herzen erlauben, über sich hinauszuwachsen und sich im übertragenen Sinn zu weiten und zu öffnen; Raum für die ganze Welt im eigenen Herzen schaffen; das eigene Herz der Welt und allen Menschen öffnen, lieben lernen. Fragen: Sind Kopf, Herz und Gefühl im Gleichgewicht? Kann ich meine Gefühle äußern? Traue ich mich, zu lieben, von Herzen zu lachen und zu weinen? Höre ich auf die Stimme meines Herzens?

Lebe und liebe ich voller Verständnis und Herzenskraft?

Herzkraft (Ethno Health)

Leitsatz: Möge mein Herz voller Mitgefühl und Liebe sein.

Die Rezeptur beinhaltet alle wichtigen Wirkstoffe für ein gesundes Herz-Kreislauf-System, angefangen von blutdrucksenkenden Polysacchariden aus dem Vitalpilz Shiitake über Ellagsäure aus dem Granatapfel bis hin zu einem verbesserten Blutfluss durch L-Arginin. Mit der Rezeptur kann das Herz bei Herzmuskelschwäche gestärkt werden, Arteriosklerose aktiv vorgebeugt werden, können die Blutfettwerte und somit die Gefäßspannung reguliert und das Blut natürlich verdünnt werden. Dazu tragen unter anderem die Inhaltsstoffe aus Knoblauchpulver, Weißdornbeeren, Granatapfel und Mistelkraut bei – auch Ubichinon, Thiamin und L-Carnitin dürfen dabei nicht fehlen.

Einnahme: 2 x 1 Kps. pro Tag (Therapeutische Dosis: 2 x 2 Kps.)

Zutaten:
L-Carnitintartrat (11,5 g/100 g), L-Arginin-Hydrochlorid (13,5 g/100 g), Überzugsmittel: Hydroxypropylmethyl-Cellulose (pflanzliche Kapselhülle), Shiitake-Extrakt (enthält 10 % Polysaccharide – gesamt 1,3 g/100 g), Granatapfelschalen-Extrakt (enthält 40 % Ellagsäure – 2,6 g/100 g), Granatapfelsaftpulver (6,5 g/100 g), Granatapfelkernmehl (6,5 g/100 g), Coenzym Q10 (6,5 g), Weißdornbeerenpulver (3,2 g/100 g), Mistelkrautpulver (3,2 g/100 g), Knoblauchpulver (3,2 mg/100 g), Aronia-melanocarpa-Extrakt 7:1 (3,2 mg/100 g), Thiaminhydrochlorid (92,2 mg/100 g)

- **Granatapfelschalen-Extrakt** (aus Punica granatum) enthält 40 % Ellagsäure – das Polyphenol senkt die Ablagerung von Fett in den Blutgefäßen.
- **L-Arginin HCl** ist die Vorstufe von Stickstoffmonoxid und wirkt daher regulativ auf die Gefäßspannung. Durch die Freisetzung von Stickstoff in den Endothelzellen der Arterien wird der Blutfluss verbessert – die semi-essentielle Aminosäure schützt nachgewiesenermaßen unter anderem vor Herzinfarkten und Arteriosklerose.
- **L-Carnitintartrat** sorgt im Herzen dafür, dass aus Fettsäuren Energie hergestellt wird, und schützt die Fettzellen vor der toxischen Wirkung von langkettigen Acyl-CoA-Verbindungen.
- **Shiitake-Extrakt** (aus Lentinula edodes) enthält 10 % Polysaccharide. Insbesondere die Beta-Glucane, die über eine Triglyzerid senkende Wirkung verfügen und Einfluss auf das LDL-Cholesterin nehmen, fördern die Elastizität der Gefäßwände.

- **Weißdornbeerenpulver** (aus Crataegus monogyna) beinhaltet unter anderem Procyanidine mit Catechin und Epicatechin, Triterpenen, Flavonoiden und Phenolcarbonsäuren. Studien wiesen eine positive Wirkung auf die Herzleistung, die Kontraktionskraft und das Schlagvolumen des Herzens nach. Es wurde weiterhin eine Erweiterung der Koronargefäße festgestellt, außerdem wird Weißdorn zum Beispiel bei Herzneurosen, Herzrhythmusstörungen und bei zu hohem und zu niedrigem Blutdruck eingesetzt.
- **Mistelkrautpulver** (aus Viscum album) ist wirksam gegen Bluthochdruck. Es enthält unter anderem Histamin, Acetylcholin und Gamma-Aminobuttersäure.
- **Granatapfelkernmehl** (aus Punica granatum) beinhaltet Polyphenole, die erwiesenermaßen präventiv gegen kardiovaskuläre Erkrankungen wirken.
- **Granatapfelsaftpulver** (aus Punica granatum) reduziert nachweislich die artherosklerotische Plaqueansammlung, zudem senken die antioxidativen Verbindungen in Granatäpfeln die Thrombozytenaggregation und den Blutdruck. In dem Pulver sind unter anderem Ellagitannine (z. B. Punicalagin), Flavonoide (z. B. Quercetin, Rutin) und Katechine sowie Anthocyane enthalten.
- **Coenzym Q10** wirkt, wie in vielzähligen repräsentativen Studien belegt wurde, bei diversen Herzerkrankungen, wie etwa Herzinsuffizienz, Angina pectoris und akutem Myokardinfarkt. Ubichinon gleicht einen Sauerstoffmangel im Blut aus, wird direkt von den Q10-defizienten Mitochondrien aufgenommen und verbessert so den bioenergetischen Zustand der Zellen. Zudem schützt Q10 vor freien Radikalen.
- **Knoblauchpulver** (aus Allium sativum) enthält unter anderem Alliin, Ajoen und Saponine. Die Inhaltsstoffe sorgen zum Beispiel für eine natürliche Verdünnung des Blutes durch die Hemmung von Fibrin, mildern Alterungsprozesse im Gefäßsystem ab und regulieren die Blutfette.
- **Aroniafrüchte** besitzen ein hohes antioxidatives Potenzial und sind reich an Flavonoiden, welche dazu beitragen, die Gefäßwände zu entspannen, was wiederum eine regulierende Wirkung auf den Blutdruck zur Folge hat.

Ergänzend kann die TCM-Rezeptur Schisandra 13 eingenommen werden.

Das Beste für einen ausgeglichenen Blutdruck (Hypertonus)

Möglicher psychosomatischer Hintergrund

Wir alle kennen die Redensart „Ich stehe unter Druck", „Ich muss Dampf ablassen" oder direkt auf das Herz bezogen: „Das habe ich mir zu Herzen genommen." Und: „Da ist mir vor Schreck das Herz stehengeblieben" oder eben: „Es hat mir das Herz gebrochen." Wie richtig der Volksmund damit liegt, kommt immer mehr auch bei Kardiologen an.

Das Organ unter dem Brustbein galt lange Zeit lediglich als faustgroße Pumpe, die sich rund 100.000 Mal am Tag zusammenzieht und dabei 7.000 Liter Blut passieren lässt – alles reine Mechanik.

Qualen der Seele, Kränkungen, Burnout, der Drang, sich beweisen zu müssen oder perfekt zu sein, Aufregung, Angst, Trauer und Wut bergen verkannte Risiken, nehmen genauso wie Erschöpfung, Mutlosigkeit und Depression weit mehr Einfluss auf Herz und Blutdruck, als man bisher dachte. Es ist, als würde sich das ganze System mit seiner Weisheit unüberhörbar bemerkbar machen: die Aufforderung, etwas zu verändern, innezuhalten, um wahrzunehmen, was aus dem Gleichgewicht geraten ist oder welche lebensnotwendigen Bedürfnisse gerade zu kurz kommen.

Die meisten Patienten fühlen sich schon monatelang vor dem eigentlichen Ereignis durch Überforderung müde, erschöpft und ausgelaugt.

Dauernder Ärger im Job oder in der Ehe verdoppelt bei Menschen, die ursprünglich gesund waren, das Risiko für einen Infarkt. Dabei spielt Wertschätzung meist die Hauptrolle. Der Druck, sich selbst oder anderen etwas beweisen zu müssen oder sich nett, gut und richtig zu verhalten, der Druck, zu funktionieren, als würde man wie ein Esel hinter einer Mohrrübe (Geld, Anerkennung, Macht u. v. m.) hinterherlaufen, führt zu einem Dauerstress. Wider besseren Wissens macht man gute Miene zum besonderen Spiel und sagt zu etwas ja, wenn man eigentlich nein meint – bis der Schuss vor den Bug der Wahrheit kommt und Authentizität einfordert.

Bluthochdruck als Folge einer Ignoranz gegenüber der eigenen Wahrnehmung bzw. der inneren Weisheit? Als Folge mangelnder Authentizität?

Es fehlt die Stille, um die Aufmerksamkeit auf das zu lenken, worauf es ankommt – eine Grundsituation voller nervöser Erwartung und innerer Aufregung; unbewältigte Autoritätskonflikte; unterdrückte Feindseligkeit; chronische innere Not; anhaltende, scheinbar nicht zu bewältigende Sorgen; Flucht in äußere Betriebsamkeit, Ablenkung; gehemmte Aggression; körperliche Selbstbeherrschung; Versuch, alles zu kontrollieren; das Außen wird für wichtiger als man selbst genommen, wodurch Kritik rasch zum Problem wird; durch Leistung beweisen wollen, wer man ist.

Aufgabe

Anstatt den Dauerdruck weiter auszuhalten und gute Miene zum üblichen Spiel zu machen, sollte der entscheidende Konflikt angegangen und ausgesprochen werden: über ehrliche, authentische Kommunikation und immer wieder drüber reden, allem Ausdruck verleihen.

Alle Kraft in eine offensive Lösung einer dauerbelastenden Situation stecken.

Erkennen, was es wirklich braucht, um ruhig und entspannt und ohne Druck leben zu können.

Bewusst Atem holen und beim Ausatmen loslassen, sich seinen Wunsch nach Anerkennung eingestehen. Konzentration auf wesentliche Punkte (oft Herz[ens]angelegenheiten); Blick nach innen, auf eigene Herzensthemen statt Projektion nach außen; auf anderen Ebenen über sich selbst hinauswachsen.

Blutdruck-Komplex (Ethno Health)

Die Rezeptur wirkt stabilisierend sowie regulierend auf den Blutdruck und eignet sich sowohl als Ergänzung einer üblichen Hypertoniemedikation als auch als alleiniges Mittel gegen die Hypertonie. Die rein natürlichen Inhaltsstoffe nehmen, jeder für sich, im positiven Sinne Einfluss auf den Gefäßdruck, welcher wiederum ausschlaggebend für ein gesundes, vitales Leben ist. Unter anderem beinhalten die Ingredienzien der Kräuterrezeptur Antioxidantien, Flavonoide und Oxindolalkaloide, der Vitalpilz Reishi wiederum steuert die ACE-hemmenden Triterpene bei.

Leitsatz:
Möge ich frei und mit Leichtigkeit durchs Leben gehen.

Zutaten:
L-Arginin-Hydrochlorid (35,2 g/100 g), Überzugsmittel: Hydroxypropylmethylcellulose (pflanzliche Kapselhülle), Reishi-Fruchtkörperextrakt (12 g/100 g, enthält 30 % Polysaccharide – 3,6 g/100 g), Katzenkralle-Extrakt 10:1 (12 g/100 g), Eukalyptusblatt-Extrakt 10:1 (12 g/100 g), Coenzym Q10 (7,2 g/100 g), Mistelkraut-Extrakt 10:1 (6,0 g/100 g), Olivenblatt-Extrakt 8:1 (6,0 g/100 g, enthält 20 % Oleuropein – 1,2 g/100g).

Einnahme:
2 x 1 Kps. pro Tag (Therapeutische Dosis: 2 x 2 Kps.)

- **L-Arginin HCl** als semiessentielle proteinogene Aminosäure besitzt einen hohen Anteil des Überträgermoduls Stickstoff (N), welches den Blutdruck reguliert und besonders wirksam bei Bluthochdruck ist.
- **Coenzym Q10** als körpereigenes Antioxidans schützt das Herz vor oxidativen Schädigungen und senkt nachweislich den Blutdruck.
- **Mistelkraut-Extrakt** (Viscum album) enthält unter anderem Lectine, Flavonoide, Lignane und Polypeptide und wird traditionell zur Behandlung hohen Blutdrucks, aber auch zur Vorbeugung von Arterienverkalkung verwendet.
- **Reishi-Fruchtkörperextrakt** wird aus dem Reishi-Pilz gewonnen (Ganoderma lucidum) und ist in der Traditionellen Chinesischen Medizin äußerst beliebt. Die in ihm enthaltenen Triterpene senken unter anderem nachweislich den Blutdruck.
- **Olivenblatt-Extrakt** (Olea europaea) enthält das Antioxidans Oleuropein, das die Elastizität arterieller Gefäßwände verbessert und so den Blutdruck senkt.
- **Katzenkralle-Extrakt** (aus Uncaria tomentosa) beinhaltet tetrazyklische Oxindolalkaloide, die sich positiv auf Herz und Kreislauf auswirken und so den Blutdruck senken.
- **Eukalyptusblatt-Extrakt** wirkt sich dank der enthaltenen Triterpene besonders positiv bei hohem Blutdruck aus.

Ergänzend können die Ethno-Kräuterrezeptur Herzkraft und die TCM-Rezeptur Uncaria 11 eingenommen werden.

Das Beste für die Gelenke (z. B Rheuma und Arthrose)

- Rheuma -

Möglicher psychosomatischer Hintergrund

Eingerostete, blockierte Gelenke spiegeln eine festgefahrene Situation wider, vergleichbar dem Kolbenfresser im Motor (die Gelenkschmiere, die dem Öl einer Maschine entspricht, ist aufgebraucht), getreu dem Spruch: Wer zu viel rastet, der rostet. Nicht nur die Gelenke brauchen körperliche Bewegung, auch alles andere sollte, wie gut geschmiert, im Fluss, in der Spontanität und Abwechslung bleiben. Oft sind es überlebte Themen (Schlacken, Rheumaknoten) Prägungen und alte Programme, die weiteren Fortschritt und die Möglichkeit, das (innere) Leben in den Griff zu bekommen, wie Sand im Getriebe den Fluss blockieren.

Neugierde, Spontanität und Abwechslung machen flexibel.

Auch die äußere Fähigkeit, sich empathisch und zugleich authentisch zu artikulieren bzw. zu kommunizieren, kann offener, ehrlicher und freier werden statt angepasst und steif. Morgensteifigkeit kann die Starrheit, mit der Betroffene dem Tag und Leben begegnen, spiegeln. Die Hemmung der Aggression im Bewusstsein kann als Autoaggression und Schmerz in Form von Entzündung in den Gelenken stecken.

Oft kann ungelebte, unterdrückte Kritik an sich selbst und anderen (meist in der Familie, aber auch im beruflichen Bereich) sich in dieser Weise manifestieren. Der enttäuschte Traum von harmonischen, friedlichen Beziehungen soll nun durch Leid erzwungen werden („Diktatur zum Besten aller“) – statt sich eine Position zu erkämpfen, soll sie nun durch Leid erreicht werden („Wer so viel [er-]leidet, muss schließlich belohnt werden“).

Ablagerung unverdauter Probleme:

- Fingergelenk: Konflikt, das Leben in den Griff zu bekommen.
- Handgelenk: Konflikt um die Handlungsfähigkeit.
- Ellbogen: Konflikt um die Durchsetzung.
- Hüftgelenk: Konflikt um Fortschritt im Leben und Lebenssinn.

- Kniegelenk: Konflikt um Demütigung und Demut.
- Fußgelenk: Konflikt, den Absprung zu bekommen.

Aufgabe

Offen(siv)er und authentischer für die eigenen Bedürfnisse eintreten, die gegen sich selbst gerichteten vitalen Energien erkennen und in den geistig-seelischen Bereich lenken, das Schwergewicht von der äußeren auf die innere Aktivität verlegen, Rücknahme von Projektionen; die unverdauten Probleme, die sich in den (Rheuma-)Knoten zeigen, in Bearbeitung nehmen; bewusstes Fasten zur (Er-)Lösung der Knoten und Reinigung des Bindegewebes von entsprechenden Ablagerungen.

Inflam-Komplex (Ethno Health)

Schmerzlinderung und Entzündungseindämmung sollen mit dieser Kräuterrezeptur erreicht werden. Im Mittelpunkt stehen *Tripterygium wilfordii* und Guggul, ein Mhyrreharz. Beide werden in der indischen Medizin heute offiziell als Rheumamittel eingesetzt. Tripterygium schnitt in großen Studien besser ab als MTX. Die Heilpflanze zeichnet sich durch eine Prostaglandine- und damit entzündungshemmende Wirkung aus. Myrrheharz lässt steife Gelenke wieder mobiler werden, während Silizium das Knochengewebe bei der Regeneration unterstützt und Weihrauch und Kurkuma entzündungshemmend wirken. Für diese Rezeptur bin ich unendlich dankbar, da sie ein effektiver Wirkkomplex gegen diese durch multiple Entzündungen hervorgerufene Erkrankung ist.

Leitsatz:
Möge ich offen und flexibel sein.

Einnahme:
2 x 1 Kps. pro Tag (Therapeutische Dosis: 2 x 2 Kps.)

Zutaten:
Weihrauch-Extrakt (26,8 g/100 g, enthält 65 % Boswellinsäuren – 17,2 g/100 g), Tripterygium-wilfordii-Extrakt 10:1 (23,4 g/100 g), Überzugsmittel: Hydroxypropylmethylcellulose (pflanzliche Kapselhülle), Kurkuma-Extrakt 20:1 (13,4 g/100 g, enthält 95 % Kurkumin – 12,7 g/100 g), Myrrheharz-Extrakt 10:1 (13,4 g/100 g), Brennnesselblatt-Extrakt 10:1 (6,7 g/100 g, enthält 2 % Kieselsäure – 143 mg/100 g), Weidenrinden-Extrakt 10:1 (6,7 g/100 g), Hericium-Fruchtkörperextrakt (3,4 g/100 g, enthält 30 % Polysaccharide – 1,0 g/100 g).

- **Tripterygium-wilfordii-Extrakt** wirkt dank des enthaltenen Triptolids erwiesenermaßen entzündungshemmend, da es die lipopolysaccharid-indizierte Prostaglandinsynthese aufhält.
- **Weihrauch-Extrakt** (aus Boswellia serrata) enthält 65 % Boswellinsäure, einen Lipoxygenase-Hemmer, der eine hohe Selektivität, große Effizienz und Nebenwirkungsarmut aufweist.
- **Myrrheharz-Extrakt** (Guggul) enthält die Wirkstoffe Guggulsterone und Guggulipide, außerdem ist das Triterpen-Myrrhanol enthalten. Myrrheharz wirkt entzündungshemmend und lässt steife Gelenke beweglicher werden.
- **Kurkuma-Extrakt** beinhaltet 95 % Kurkumin, welches über eine entzündungshemmende Wirkung verfügt, da es die Synthese der entzündungsauslösenden Prostaglandinen hemmt.
- **Brennnesselblatt-Extrakt** enthält 2 % Kieselsäure. Silizium als Hauptelement der knochenbildenden Zellen ist in der Rheumatherapie unabdingbar.
- **Weidenrinden-Extrakt** (aus Salicis cortex) beinhaltet als aktiven Wirkstoff vor allem Salicylsäure, die die Entstehung entzündungsfördernder Prostaglandinen hemmt.
- **Hericium-Fruchtkörperextrakt** beinhaltet 30 % Polysaccharide, welche sich auf die Entwicklung von Nervenzellen auswirken – der Vitalpilz wird daher unter anderem bei auftretenden Nervenschmerzen eingesetzt.

Ergänzend können die Ethno-Kräuterrezeptur Gelenkkraft und die TCM-Rezeptur Cythula 12 eingenommen werden.

- Arthrose -

Möglicher psychosomatischer Hintergrund

Flexibel werden, Loslassen üben

Alle Formen von Gelenkschmerzen und Gelenkversteifungen deuten auf eine Erstarrung der inneren Haltung hin. Das Leben hat viel von seiner Lebendigkeit und Spontanität verloren. Das Festhalten des Gewohnten, gut Bekannten und Sicheren bestimmt in immer der gleichen Weise den Alltag. Die innere Überzeugung, dass Neues zu viele Gefahren in sich birgt, überlagert Neugierde und Sehnsucht nach Abwechslung. Der Zwang, Kontrolle über alles zu behalten und nicht loslassen zu können, tritt spätestens dann überdeutlich in die Sichtbarkeit, wenn die Kaffeetasse nicht mehr mit den Fingern gehalten werden kann und immer wieder aus der Hand rutscht. Gelenkschmerzen bringen das Bewusstsein in den Augenblick. Die Weisheit des Körpers macht hier sichtbar, dass eine Neuausrichtung des Bewusstseins nötig ist, da das Leben sonst erstarrt.

Aufgabe

Eingeständnis der eigenen Unbeweglichkeit, spontan aus dem Augenblick heraus leben, Offenheit für Neues zeigen, Gewohnheiten und Muster erkennen und überwinden. Schattenthemen – wo Altes erkannt wird, Annehmen und Loslassen üben, Kontrolle, Macht und Manipulation erkennen und davon lassen.

Gelenkkraft (Ethno Health)

In der Rezeptur sind sowohl Glucosamin- und Chondroitinsulfat als körpereigene Substanzen mit MSM kombiniert. Zusätzlich sind zweierlei gelenkspezifische Heilpilze aus der Traditionellen Chinesischen Medizin in hochkonzentrierter Form zugegeben: Das Ergebnis ist ein wirkungsvoller Komplex, der nicht nur schmerzlindernd wirkt (z. B. durch MSM und Cordycepin), sondern auch den Abbau von Knorpelmasse verlangsamen und neuen Knorpel aufbauen kann. Die hohe Konzentration von Nährstoffen in der Mischung (u. a. Selen, Mehrfachzucker, Calcium und Vitamine), welche durch die Vitalpilze *Ophiocordyceps sinensis* und *Lentinus edodes* sowie Korallencalcium gewährleistet wird, unterstützt den Aufbau neuer Knorpelstrukturen.

Leitsatz: Möge ich frei und leicht sein.

Einnahme: 2 x 1 Kps. pro Tag (Therapeutische Dosis: 3 x 2 Kps.)

Zutaten: 39 % D-Glucosaminsulfat-2-Kaliumchlorid (25,5 g/100 g, aus Krebstieren), 19,6 % Methyl Sulfonyl Methan (MSM, 19,6 g/100 g), 15 % Chondroitinsulfat (13,2 g/100 g, aus Rind), Überzugsmittel: Hydroxypropylmethyl-Cellulose (pflanzliche Kapselhülle), Raupenpilz-Extrakt 10:1 (4,9 g/100 g), Korallencalcium (enthält 20 % Calcium – 980 mg/100 g), Shiitake-Extrakt (10 % Polysaccharide – 490 mg/100 g).

- **Chondroitinsulfat** beinhaltet Glucuronsäure und Galactosamin-Moleküle und ist als eine der Hauptkomponenten von Knorpelsubstanz essentiell bei der Behandlung von Arthrose.

- **Glucosaminsulfat** als körpereigener Stoff schützt verschlissene Knorpel und trägt dazu bei, den Verschleiß aufzuhalten oder sogar zu verhindern.
- **Methyl Sulfonyl Methan** (MSM) ist ein organischer Schwefel, der die Bildung proinflammatorischer Zytokine hemmt und entgiftend wirkt – zudem werden ihm knorpelaufbauende Effekte nachgesagt.
- **Raupenpilz** (Ophiocordyceps sinensis) stammt aus den Hochebenen Tibets und wird seit Jahrhunderten in der Traditionellen Chinesischen Medizin verwendet. Der Extrakt wirkt nach aktuellsten Erkenntnissen als natürliches, wirkungsvolles Schmerzmittel gegen Arthrose – dafür verantwortlich sind die verschiedenen Inhaltsstoffe wie Cordycepin, Selen, Vitamin B1, B2, B12, E und K.
- **Korallencalcium** kann vom Körper gut verwertet werden und wirkt einem Säureüberschuss entgegen.
- **Shiitake-Extrakt** (aus Lentinus edodes) mit seinen darin enthaltenen Polysacchariden (u. a. Lentinan) weist eine besonders hohe Nährstoffdichte auf (Selen, Kalium, Zink, Vitamine A, C, D und E, Vitamin B1 und B2 etc.).

Ergänzend können die Ethno-Kräuterrezeptur Inflam-Komplex und die TCM-Rezeptur Cythula 12 eingenommen werden.

Das Beste für freie Gefäße und einen ausgeglichenen Cholesterinspiegel im Blut

Möglicher psychosomatischer Hintergrund

Die arteriellen Gefäße dienen dem Sauerstoff- und Nährstofftransport und damit der Energieversorgung. Das Cholesterin ist das Verbands- und Dichtungsmaterial dieses Teils des Körpersystems. So erleben wir den unbewussten Versuch, sich mit zu viel Verbandsmaterial (Cholesterin) auszurüsten, um sich vor undichten Stellen zu schützen und sich abzuschotten. Jede an sich kleine Baustelle in den Leitungen der Lebensenergie (Gefäße) wird zu einer Großbaustelle ausgebaut, weil so reichlich Baumaterial vorhanden ist. Das Ergebnis sind stark überforderte Ener-

Das Verbandsmaterial, das der Strom der Lebensenergie im Übermaß transportiert, wird zum Problem.

giebahnen voller Baustellen und Reparaturkolonnen auf allen Ebenen; dies erhöht die Gefahr von Verkehrsengpässen (Reduzierung des Arteriendurchmessers), von Staus (Gefäßverschlüssen) und von Verkehrsinfarkten (Versorgungszusammenbrüchen).

Bearbeitung

Radikaler Verzicht auf Nahrungsmittel, die den Körper verfetten (tierische Produkte, schlechte Fette). Klärung der Frage, warum dies so selten gelingt.

Die Bereiche, wo man „nicht ganz dicht" ist, suchen und angemessene Schritte auf übertragener Ebene unternehmen. Mehr auf sich achten und besonders auf das, was das eigene Leben fördert und was es einschränkt.

Bewusste Strategien entwickeln, um die eigenen wunden (Schwach-) Punkte kennenzulernen und zu bearbeiten – sich Zeit nehmen, die Wunden abheilen zu lassen.

Cholesterin-Komplex (Ethno Health)

Beim Thema Cholesterin erhitzen sich die Gemüter. Hier müssen der wissenschaftliche Ansatz und die Macht der Pharmalobby sehr kritisch betrachtet werden. Die Nebenwirkung der Statine, der üblichen Fettsenker, sind langfristig katastrophal. Neue Studien zeigen klare Zusammenhänge zwischen Einnahme von Statinen und dem Auftreten von frühzeitiger Demenz, was kein Wunder ist, besteht ja unser Gehirn maßgeblich aus dem Cholesterin verwandten Strukturen. Dies brauchen wir, damit unser Gehirn richtig funktioniert. Die einzige Frage ist: Bei welchem Cholesterinspiegel bzw. ab welchem LDL/HDL Verhältnis müssen im Falle von Risikofaktoren (wie Herzinfarkt oder Schlaganfall) Statine unbedingt eingesetzt werden? Nach meiner Erfahrung sollte zunächst alles getan werden, um mit Ernährungsumstellung und Naturmedizinrezepturen den Spiegel zu senken. Chemische Mittel wie die Statine sollten nur bei höchsten Infarktrisiko und erfolgloser Ernährungsumstellung bei weiterhin sehr hohen Werten (weit über 300) eingesetzt werden.

Die Ethno Health Rezeptur Cholesterinkomplex verhilft dem Körper auf natürlichem Weg zu einem ausgewogenen Cholesterinspiegel. Besonders Heilpilze sind hilfreiche Unterstützer, wenn es um die Regulierung des Cholesterinwertes geht, enthalten sie doch β-Glucane in einer hohen

Konzentration – hier finden gleich drei dieser Heilpilze Anwendung. Zusätzlich sind Monacoline und Flavonoide sowie Ballaststoffe enthalten, die die Senkung des LDL-Cholesterins weiterhin unterstützen. Die weiter zugeführten sekundären Pflanzenstoffe tun ihr Übriges, um den Spiegel so gering wie möglich zu halten.

Leitsatz:
Möge ich sicher leben und friedvoll leben.

Zutaten:
Afrikanische Mango Samen-Extrakt 10:1 (13,7 g/100 g), Überzugsmittel: Hydroxypropylmethylcellulose (pflanzliche Kapselhülle), Roter-Reis-Extrakt (11,4 g/100 g, enthält 3 % Monacolin K 42 mg/100 g), Shiitake-Fruchtkörperextrakt (11,4 g/100 g, enthält 10 % Polysaccharide – 1,14 g/100 g), Maitake-Fruchtkörperextrakt (11,4 g/100 g, enthält 25 % Polysaccharide – 2,9 g/100 g), Judasohr-Fruchtkörperextrakt (11,4 g/100 g, enthält 50 % Polysaccharide – 5,7 g/100 g), Grapefruitsamen-Extrakt 3:1 (9,1 g/100 g enthält 45 % Flavonoide – 4,1 g/100 g), Baobab-Fruchtpulver (8 g/100 g), Olivenblatt-Extrakt 8:1 (5,7 g/100 g, enthält 20 % Oleuropein – 1,1 g/100 g), Löwenzahnwurzel-Extrakt 4:1 (4,0 g/100 g, enthält 3 % Flavonoide – 120 mg/100 g)

Einnahme:
2 x 1 Kps. pro Tag (Therapeutische Dosis: 2 x 2 Kps.)

- **Baobab-Fruchtpulver** (Frucht des afrikanischen Affenbrotbaumes) ist reich an Ballaststoffen, die Cholesterin binden und aus dem Darm leiten.
- **Roter Reis** ist vor allem in der Traditionellen Chinesischen Medizin seit vielen Jahrhunderten als Heilmittel bekannt. Die in ihm enthaltenen Monacoline hemmen das Enzym HMG-CoA-Reduktase und senken so den Cholesterinspiegel.
- **Afrikanischer Mango-Samen-Extrakt** (Irvingia Gabonensis) ist reich an Ballaststoffen, welche sich an die Gallenflüssigkeit binden können und sich somit positiv auf den LDL-Cholesterinwert auswirken.
- **Judasohr** (Auricularia, Fruchtkörperextrakt) gehört zur Gattung der Ohrlappenpilze und senkt in seiner Funktion als Heilpilz das Gesamtcholesterin.
- **Grapefruitsamen-Extrakt** (Citrus × aurantium) enthält 45 % Flavonoide, welche wiederum dazu beitragen, die Konzentration von LDL-Cholesterin zu verringern.
- **Shiitake-Fruchtkörperextrakt**, gewonnen aus dem Vitalpilz Shiitake (Lentinus edodes) und bestehend aus 25 % Polysacchariden, senkt das LDL-Cholesterin – gleichzeitig wird das HDL-Cholesterin erhöht.

- **Maitake-Fruchtkörperextrakt** (Vitalpilz Grifola frondosa) senkt dank seines 25%igen Polysaccharid-Anteils nachweislich den Cholesterinspiegel.
- **Olivenblatt-Extrakt** (Olea europaea) enthält das Antioxidans Oleuropein, das nachgewiesenermaßen das LDL-Cholesterin vor Oxidation schützt.
- **Löwenzahnwurzel-Extrakt** (aus Taraxacum sect. Ruderalia) enthält 3 % Flavonoide, welche wiederum dazu beitragen, die Konzentration von LDL-Cholesterin zu verringern.

Ergänzend können die Ethno-Kräuterrezepturen Herzkraft, Leberkraft oder auch Algenkraft eingenommen werden. Für die Blutverdünnung eignet sich Enzymkraft.

Das Beste für einen ausgeglichenen Zuckerstoffwechsel (z. B. Diabetes)

Möglicher psychosomatischer Hintergrund

Hier geht es um Genuss und die Süße des Lebens. Es geht um Selbstliebe und Selbstakzeptanz, sich Genuss erlauben und das Schöne im Leben genießen lernen. Es geht um Authentizität und darum, sich selbst die Erlaubnis zu geben, für das einzustehen, das einem wirklich am Herzen liegt und Freude bereitet.

Aufgabe

Erkennen, worauf es wirklich ankommt. Lernen, sich abzugrenzen und ein „Nein" zu formulieren, sich der Liebe zu öffnen und Liebe bewusst ins Leben und in den Alltag hereinzulassen. Radikaler Stopp mit Selbstzweifeln – Leichtigkeit leben.

Blutzucker-Komplex (Ethno Health)

Die Rezeptur wirkt aufgrund ihrer vielzähligen, bewährten und zuckersenkenden Ingredienzien sowohl prophylaktisch bei einer beginnenden Diabeteserkrankung als auch therapeutisch begleitend mit dem Ziel, den Zuckerspiegel so zu senken, dass weniger Antidiabetika eingenommen werden müssen. So sind es unter anderem das enthaltene Kurkumin, Fucoxanthin, Zink und 4-Hydroxy-Isoleucin sowie Polyphenole, Omega-3-Fettsäuren und Anthocyane, die den Wirkkomplex bilden. Verschiedene Inhaltsstoffe wie Maitake, Coprinus und Wakame, die auch in der Traditionellen Chinesischen Medizin zum Einsatz kommen, finden hier außerdem Anwendung. Erst kürzlich konnte bei einer 75-jährigen Patientin duch Einnahme von Blutzucker-Komplex der Insulinbedarf von 24 Einheiten Langzeitinsulin auf 0 zurückgeführt werden. Sollten Sie mutig sein und auf Blutzucker-Komplex umstellen, so sollte dies sehr langsam unter regelmäßiger Blutzuckerkonrolle erfolgen und Sie sollten Ihren Therapeuten davon unterrichten und mit ihm die Vorgehensweise sorgfältig abstimmen. Der Mut zur Selbstverantwortung wird hier wie auch bei den anderen Rezepturen nachhaltig belohnt.

Leitsatz:
Möge ich die Süße des Lebens spüren und genießen können.

Zutaten:

Überzugsmittel: Hydroxypropylmethylcellulose (pflanzliche Kapselhülle), Rehmanniawurzel-Extrakt 10:1 (14,3 g/100 g), Zimt-Extrakt 10:1 (12,7 g/100 g), Bockshornkleesamen-Extrakt 10:1 (7,6 g/100 g), Brennnesselblatt-Extrakt 10:1 (6,3 g/100 g, enthält 2 % Kieselsäure – 127 mg/100 g), Buchweizenkrautpulver (6,3 g/100 g), Grüner-Tee-Extrakt (6,3 g/100 g, enthält 50 % Polyphenole – 3,15 g/100 g), Heidelbeer-Fruchtextrakt (6,3 g/100 g, enthält 1 % Anthocyane – 630 mg/100 g), Kurkuma-Extrakt 20:1 (6,3 g/100 g, enthält 95 % Kurkumin – 6,0 g/100 g), Braunalgenpulver (3,2 g/100 g, Undaria pinnatifida), Coprinuspilz-Fruchtkörperextrakt (3,2 g/100 g, enthält 30 % Polysaccharide – 1,0 g/100 g), Maitake-Fruchtkörperextrakt (3,2 g/100 g, enthält 10 % Polysaccharide – 320 mg/100 g), Strauchpäonienwurzelrinden-Extrakt 10:1 (1,6 g/100 g), Yamswurzelstock-Extrakt (1,6 g/100 g, enthält 20 % Diosgenin – 320 mg/100 g), Kokospilz-Fruchtkörperextrakt 10:1 (1,6 g/100 g), Orientalischer-Froschlöffelerdspross-Extrakt 10:1 (1,6 g/100 g), Asiatische-Kornelkirsche-Fruchtextrakt 4:1 (1,6 g/100 g), Zinkoxid (660 mg/100 g), Pyridoxin-Hydrochlorid (Vitamin B6, 104 mg/100 g), Chrom(III)chlorid-hexahydrat (2,5 m g/100 g)

Einnahme:
2 x 1 Kps. pro Tag (Therapeutische Dosis: bis zu 2 x 2 Kps.)

- **Rehmanniawurzel-Extrakt** (aus Rehmanniae radix) wirkt nachweislich antidiabetisch und kann beispielsweise durch Diabetes hervorgerufene Nierenschäden verhindern.
- **Coprinuspilz-Fruchtkörperextrakt** mit den darin enthaltenen 30 % Polysacchariden wird aus dem Vitalpilz Coprinus (Coprinus comatus) gewonnen, welcher in der Traditionellen Chinesischen Medizin zur Anwendung kommt. Er wirkt durch das enthaltene Spurenelement Vanadium blutzuckersenkend und besitzt nachgewiesenermaßen eine Schutzwirkung auf die Langerhans-Inseln.
- **Kurkuma-Extrakt** (aus Curcuma longa) unterstützt die traditionelle Diabetes-Therapie, indem es die Insulinresistenz herabsenkt. Das in Kurkuma enthaltene Kurkumin (95 %) wirkt antioxidativ, entzündungshemmend und setzt die Insulinresistenz herab.
- **Zimt** (Cinnamomum verum) gehört zu den Lorbeergewächsen – die in ihm enthaltenen wasserlöslichen Polyphenole sind in der Lage, den Blutzuckerspiegel von Menschen mit Typ-2-Diabetes zu senken.
- **Bockshornkleesamen-Extrakt** (aus Trigonella foenum-graecum) beinhaltet die Aminosäure 4-Hydroxy-Isoleucin, welche die Insulinresistenz bei Patienten mit Typ-2-Diabetes senken kann.
- **Brennnesselblatt-Extrakt** (aus Urtica) beinhaltet 2 % Kieselsäure (Silizium), welche unterstützend bei der Senkung des Blutzuckerspiegels wirkt.
- **Wakame** (Undaria pinnatifida) ist eine aus Ostasien stammende Braunalgenart, deren Antioxidans Fucoxanthin die Synthese von DHA in der Leber fördert. Gemeinsam mit der fettverbrennenden Funktion des Proteins UCP1 wirkt Wakame Diabetes effektiv entgegen.
- **Buchweizenkrautpulver** (Fagopyrum) trägt erwiesenermaßen dazu bei, den Blutzuckerspiegel aktiv zu senken.
- **Grüner-Tee-Extrakt** beinhaltet 50 % Polyphenole wie etwa Flavonoide, Flavanole und EGCG (Haupt-Catechin), welche dazu beitragen, den Fett- und Zuckerstoffwechsel zu modulieren und einen steilen Anstieg des Blutzuckerspiegels zu verhindern.
- **Heidelbeer-Fruchtextrakt** (aus Vaccinium myrtillus) weist 1 % Anthocyane auf – der Pflanzenfarbstoff reguliert den Blutzuckerspiegel und regt die Verbrennung von Bauchfett an.
- **Chrom-III-Chlorid** wirkt unterstützend bei der Senkung des Blutzuckers und der Blutfettwerte und trägt nachgewiesenermaßen zu einer insgesamt verbesserten Lebensqualität bei.

- **Maitake-Fruchtkörperextrakt**, gewonnen aus dem in der TCM verwendeten Maitake-Pilz (Grifola frondosa), beinhaltet 10 % Polysaccharide. Der Extrakt erhöht insbesondere bei Diabetes-Typ 2 die Sensitivität der Insulinrezeptoren, wodurch Glukose früher vom Körper erkannt werden kann.
- **Strauchpäonienwurzelrinden-Extrakt** (aus Paeonia suffruticosa Grp.) verfügt unter anderem über antioxidatives Potenzial, das die Malondialdehydkonzentration verringern kann.
- Die Inhaltsstoffe des **Yamswurzelstock-Extrakts** (Stammpflanze: Dioscorea), zu denen unter anderem Stärke und Diosgenin gehören, sind in der Lage, die Blutzuckerwerte signifikant zu senken.
- **Kokospilz-Fruchtkörperextrakt** (aus Poriae sclerotium cocos albae) wirkt unter anderem anti-hyperglykämisch, was auf die enthaltenen Triterpene zurückzuführen ist.
- **Orientalischer-Froschlöffelerdspross-Extrakt** (aus Alisma orientale) wird in der TCM bei Diabetes eingesetzt, da es sich dabei um ein harntreibendes Mittel handelt.
- **Asiatische-Kornelkirsche-Fruchtextrakt** (aus Cornus officinalis) ist äußerst reich an Vitamin C und gleichzeitig für Diabetiker geeignet, da die Frucht nur wenig Zucker enthält.
- **Pyridoxin HCl** als Vitamin B6 beugt der Diabetischen Neuropathie vor. Eine weitere positive Eigenschaft des Vitamins ist, dass es die Umwandlung von Proteinen in Zucker hemmt.
- **Zinkoxid** wird sowohl zur Therapie als auch zur Prophylaxe von Diabetes eingesetzt: Das Spurenelement Zink unterstützt laut medizinischer Untersuchungen die Insulinwirkung.

Ergänzend können die Ethno-Kräuterrezepturen Wurzelkomplex und Algenkraft und die TCM-Rezeptur Rehmannia 6 eingenommen werden.

Das Beste für einen klaren Blick (Augenprobleme)

Möglicher psychosomatischer Hintergrund

„Wer nicht sehen will, wird niemals erkennen"

Hier geht es um Probleme mit (Ein-)Sicht und Durchblick. Es geht darum, wirklich hinzuschauen und die Augen vor tieferen anstehenden Themen, die gelöst werden wollen, nicht zu verschließen. Gleichzeitig geht es auch darum, die Welt anders wahrzunehmen und eine andere, wohlwollendere und liebevollere Perspektive einzunehmen. Angst davor, wirklich hinzuschauen, das eigene Leben und eine mögliche Zukunft zu betrachten; dem eigenen Ich nicht ins Auge blicken wollen; nicht mögen, was man Tag für Tag sehen muss; vor einer unangenehmen Situation die Augen am liebsten verschließen wollen – etwas nicht mehr sehen wollen; Mangel an Weitblick – Angst vor der Zukunft (Weitsichtigkeit, Unfähigkeit, die schönen Dinge des Augenblicks zu sehen und genießen zu können (Kurzsichtigkeit).

Aufgabe

Leitsatz: Möge ich mich selbst mit den Augen der Liebe sehen und annehmen können.

Achtsamkeit und eine wache Wahrnehmung sind täglich gefordert. Das, was dabei gesehen wird, will gewürdigt werden, Mut, die wirkende Wirklichkeit wahrzunehmen.

Augenkraft (Ethno Health)

Einnahme: 2 x 1 Kps. pro Tag (therapeutische Dosis: bis zu 2 x 2 Kps.)

Die Rezeptur bietet alles, was das Auge braucht, um gut mit den wichtigsten Vitalstoffen genährt zu sein – die Vitamine A, B2 und C, wertvolle Carotinoide, Antioxidantien, Schutz gegen freie Radikale und Nachtblindheit. Sie wirkt altersbedingter Makuladegeneration entgegen und stärkt sowie regeneriert das Auge bei allen Augenleiden.

Das Beste für heitere Gelassenheit und ein waches Bewusstsein

Wir können mit Heilpflanzenrezepturen unseren Körper und unseren Geist unterstützen, damit die Mantrameditation ihre volle Kraft entfalten kann.

- So baue ich Stress und Unruhe im Geist ab und stärke meinen Vagusnerv: *Lung* (TTM)
- So fördere ich meine Konzentration und Fokussierung: *Ziziphus 9* (TCM)
- So beruhige ich meinen Geist und sorge für einen erholsamen Schlaf: *Schisandra 13* (TCM)
- So entspanne ich meinen Körper: *Ayurveda Balance*
- So begegne ich Müdigkeit, Abgeschlagenheit und Erschöpfung: *Wurzel-Komplex*
- So stärke und unterstütze ich meine Gehirnleistung: *Gehirnkraft*
- So komme ich aus Widerstand und Anspannung in Gelassenheit und Ruhe: *Bupleurum 9* (TCM)
- So harmonisiere ich meinen Omega-3-Stoffwechsel und stärke meine Wahrnehmungsorgane: *Omega 3 plus*
- So reinige ich den Darm und stärke mein Mikrobiom: *Darmkraft*
- So reinige ich die Zirbeldrüse und entgifte meine Zellen: *MSM Green*
- So stärke ich mein Immunsystem: *Immunkraft*
- So stärke ich meine Herzkraft und Herzensenergie: *Herzkraft*
- So dämme ich Entzündungen ein: *Inflam-Komplex*

Wirkungsweise der Rezepturen

Bupleurum 9 (TCM)

- **Wirkkomplex:** Hasenohrwurzel
- **Ziel:** Entkrampfung, löst Schmerzen, Entspannung

- **Anwendung:** Muskelverspannungen, Kopf-, Nacken- und Gelenkschmerzen, innere Anspannung, anhaltende Oberflächensymptome wie gleichzeitiges Fieber und Frösteln, oft mit Shaoyang-Symptomen wie Druck und Völlegefühl in Brust und Oberbauch, Stress, Reizbarkeit, Leberprobleme, Tinnitus, Schwindel, Bluthochdruck
- **Zusammensetzung:** Chinesische-Hasenohrwurzel-Extrakt 10:1, Pinellia-Extrakt 10:1, Pfingstrosenwurzel-Extrakt 10:1, Zimtkassie-Zweig-Extrakt 10:1, Baikal-Helmkrautwurzel-Extrakt 10:1, Panax-Ginseng-Extrakt 10:1, Chinesische-Dattel-Extrakt 10:1, Ural-Süßholzwurzel-Extrakt 10:1, Ingwerwurzel-Extrakt (enthält 5 Prozent Gingerole)

Schisandra 13 (TCM)

- **Wirkkomplex:** Lebensbaumsamen
- **Ziel:** klarer, ruhiger Geist, erholsamer Schlaf, starkes Herz
- **Anwendung:** Herzunruhe, Grübeln, Gereiztheit, Widerstand, Palpitationen, Müdigkeit, Schlafstörungen, Konzentrationsstörungen, Vergesslichkeit, Verdauungsbeschwerden, Nachtschweiß, Zungenulzerationen, Wechseljahresbeschwerden
- **Zusammensetzung:** Rehmanniawurzel-Extrakt 10:1, Chinesische-Spargelwurzel-Extrakt 5:1, Schlangenbartwurzel-Extrakt 5:1, Chinesische-Engelwurz-Wurzelextrakt 10:1, Wilde-Dornkirsche-Samen-Extrakt 4:1, Chinesische-Beerentraube-Extrakt 2:1 (Schisandra chinensis), Chinesischer-Lebensbaum-Samen-Extrakt 10:1, Ballonblumenwurzel-Extrakt 10:1, Ningpo-Braunwurzwurzel-Extrakt 10:1, Rotwurzel-Salbei-Extrakt 10:1, Panax-Ginseng-Extrakt 10:1, Kokosmyzel-Extrakt 10:1, Kreuzblumenwurzel-Extrakt 10:1

Ziziphus 9 (TCM)

- **Wirkkomplex:** Wilde-Dornkirsche-Samen
- **Ziel:** Selbstvertrauen, fester Wille, Kraft
- **Anwendung:** Angst, Unruhe, Erschöpfung, Herzklopfen, Vergesslichkeit, Konzentrationsstörungen, Schlaflosigkeit, exzessives Träumen, Zwänge und Phobien, Blutarmut, Zurückgezogenheit, Appetitlosigkeit, Blässe, schwache Mitte
- **Zusammensetzung:** Kokospilz-Fruchtkörper-Extrakt 10:1 (Poria

cocos), Tragant-Wurzel-Extrakt 10:1 (Astragalus membranaceus), Drachenauge-Extrakt 5:1 (Longan), Ginseng-Extrakt 10:1 (Panax ginseng), Wilde-Dornkirschen-Extrakt 4:1 (Ziziphus jujuba Mill), Chinesische-Engelwurzwurzel-Extrakt 10:1 (Angelica sinensis Diels), Kreuzblumen-Wurzel-Extrakt 10:1 (Polygala tenuifolia), Chinesische-Datteln-Fruchtextrakt 10:1 (Ziziphus jujuba Mill. var.), Ingwer-Wurzelstock-Extrakt 10:1 (Zingiber officinale), Alant-Wurzelextrakt 10:1 (Aucklandiae radix), Ural-Süßholz-Wurzelextrakt 10:1 (Glycyrrhiza uralensis Fisch)

Lung

- **Wirkkomplex:** tibetische Lung-Rezeptur, Originalrezept aus 20 tibetischen Heilpflanzen
- **Ziel:** klarer, entspannter Geist, sattvische Fokussierung, Kreativität, Gemütsruhe, Gelassenheit
- **Anwendung:** typische Lung-Krankheiten wie Stress, Unruhe, Erschöpfung, übermäßiges Denken, Ängste, Nervosität, Schlaflosigkeit, psychische Erkrankungen, Depressionen, Herzunruhe, Herzstolpern, Tinnitus, Schwindel, Schulter- und Nackenverspannungen, Zahnfleischschwund, Empfindungsstörungen, Anämie, Parkinson, Multiple Sklerose, Kummer, Traurigkeit, Unsicherheit, Konzentrationsstörungen

Ayurveda Balance

- **Wirkkomplex:** Haritaki (Terminalia Chebula)
- **Ziel:** Gelassenheit, Ausgeglichenheit, Gemütsruhe, innere Balance
- **Anwendung:** alle Stresserkrankungen mit Adrenalindominanz und Vagusschwäche

Wurzel-Komplex

- **Wirkkomplex:** unter anderem Angelikawurzel, Tragantwurzel, Ginseng, Ashwangandha
- **Ziel:** Stärkung von Lebenskraft und Leistungsfähigkeit, Erhöhung von Standfestigkeit und Selbstbewusstsein
- **Anwendung:** Burnout, körperliche und psychische Schwächezustände, generalisierte Erschöpfung, Schlafstörungen, Müdigkeit, innere

Rastlosigkeit, depressive Grundstimmung, Antriebslosigkeit, Alterungsstörungen

Gehirnkraft

- **Wirkkomplex:** Ginkgo, Hericium
- **Ziel:** steigert die Konzentration und Fokussierung, fördert erholsamen Schlaf, verbessert die Hirndurchblutung
- **Anwendung:** Konzentrationsstörungen, Gedächtnisschwäche, Vergesslichkeit, innere Unruhe, Schlafstörungen, Durchblutungsstörungen, Hörverlust, Tinnitus, Schwindel, depressive Verstimmung, Stärkung der geistigen Leistungsfähigkeit

Darmkraft

- **Wirkkomplex:** Laktobazillen und Bifidobakterien + Zink und Inulin
- **Ziel:** Aufbau einer gesunden Darmflora, Stabilisierung der Schleimhaut, Stärkung des Mikrobioms, Regulierung der Darmfunktion, Stärkung des Immunsystems, Harmonisierung des Tryptophanstoffwechsels
- **Anwendung:** Blähungen, Meteorismus, Colitis ulcerosa, Morbus Crohn, Divertikulose, chronische Durchfallerkrankungen, akuter Durchfall, Verstopfung, unterstützt die Darmsanierung und den Aufbau der Darmflora nach Antibiotika- oder Chemotherapie, bei Dysbiose und Fehlbesiedelung

Immunkraft

- **Wirkkomplex:** Schisandra, Camu-Camu
- **Ziel:** Erhöhung der Vitalität, Schutz vor Grippe, Stärkung des Immunsystems
- **Anwendung:** akute und chronische Infekte, Stärkung des Immunsystems, Vorbeugung vor viralen und bakteriellen Infektionen

Herzkraft

- **Wirkkomplex:** Carnitin, Granatapfel
- **Ziel:** Verbesserung aller Herzfunktionen, Optimierung der Sauerstoffzufuhr im Gehirn
- **Anwendung:** Herzmuskelschwäche, Hypotonie, Antriebslosigkeit, schnelle Erschöpfung nach körperlicher Belastung, flache Atmung, Koronarsyndrom, Schwindel, orthostatische Dysregulation, Alterungserscheinungen, Stabilisierung von Herz, Kreislauf und Blutdruck

Inflam-Komplex

- **Wirkkomplex:** unter anderem Tripterygium, Weihrauch, Curcuma, Schwarzkümmel
- **Ziel:** Entzündungseindämmung, Abschwellung und Mobilisierung entzündeter Gelenke, schmerzlösend
- **Anwendung:** schleichende Entzündungen, Hashimoto, Colitis ulcerosa, Morbus Crohn, Arthritis, Rheuma mit Schmerzen und Schwellungen an Hand- und Fußgelenken, morgendliche Gelenksteife insbesondere in den Handgelenken, Fibromyalgie

Omega 3 plus

- **Wirkkomplex:** Schizochytrium-Algen (DHA, EPA), Hanfsamenöl, Curcumin in öliger Form, Vitamin D, Vitamin E, Rosmarinextrakt
- **Ziel:** stabilisiert die Darmflora, bekämpft Entzündungen, fördert die Gehirnfunktion, unterstützt die Wahrnehmungsorgane, fördert die Sehkraft, schützt vor oxidativem Stress, stärkt das Immunsystem
- **Anwendung:** stille Entzündungen, Arteriosklerose, chronisch allergische Erkrankungen

MSM Green

- **Wirkkomplex:** unter anderem Chlorella-Alge, Weizengras, Gerstengras, Luzernenkraut, Korianderblätter, MSM, Sango-Koralle, beta-Glucan, Brokkoli, Grünkohl, Weißkohl, Wakame, Knotentang, Bärlauch

- **Ziel:** Entgiftung des Körpers, Entschlackung, Leberreinigung, Schwermetallausleitung
- **Anwendung:** schleichende Entzündungen, Übergewicht, Fettstoffwechselstörungen, Leberfunktionsstörungen, Vergiftungen

Nähere Informationen zu den einzelnen Rezepturen finden Sie auf: https://ethno-health.com/de/ oder www.medicalparc.de

Damit die Naturmedizinrezepturen ihre volle Wirkkraft entfalten können, wäre es für eine nachhaltige Gesundheit wünschenswert, wenn gewisse Rahmenbedingungen geschaffen werden, unter denen Heilung besser gelingen kann. Dazu gehören Ernährung, Entgiftung, Bewegung und Entspannung und natürlich die Ursachenbearbeitung. Ein Verständnis der ganzheitlichen Prozesse rund um die Ursache der Symptome und das Erkennen der Botschaften des Körpers wären ein weiterer Schritt in einem eigenen Entwicklungsprozess hin zu mehr Lebenskraft, Leichtigkeit und innerer Freiheit.

Das Beste für sattvische Souveränität im Alltag

- Gehen Sie grundsätzlich vor 23 Uhr ins Bett und stehen Sie morgens mit der Sonne auf.
- Essen Sie flexivegan und fasten Sie mindestens einmal im Jahr für 7-9 Tage.
- Suchen Sie sich Ihr passendes Mantra und meditieren Sie ohne Ausnahme täglich – gleich nach dem Aufwachen mindestens 11 Minuten und abends mindestens 20 Minuten.
- Praktizieren Sie konsequent Handy-Fasten. Sie müssen über Ihre Handynutzung bestimmen, nicht andere Menschen. Schalten Sie Mitteilungstöne grundsätzlich aus. Stellen Sie Telefonruftöne auf Mantra- oder Meditationsmusik ein. Beantworten Sie E-Mails nie über das Handy.
- Schmunzeln und lachen Sie täglich mehrfach – es gibt genügend Gründe. Lachen entspannt Ihre Gesichtsmuskeln.
- Tun Sie täglich etwas Verrücktes.

- Wenn Sie immer in Ihrer Komfortzone bleiben, werden Sie nie Ihr volles Potenzial erreichen. Fürchten Sie keine Rückschläge, wenn Sie die Komfortzone verlassen. So lernen Sie, wachsen schneller und stärken Ihr Selbstvertrauen.
- Beobachten Sie die vorherrschenden Gunas – identifizieren Sie Rajas und Tamas, wann immer Sie das Gefühl haben, dass etwas aus der Balance gerät.
- Nutzen Sie den „Gong der Achtsamkeit", um einmal pro Stunde 10 tiefe Atemzüge zu trainieren und so den Vagusnerv und damit Ihre sattvischen Energien zu stärken.
- Nutzen Sie nach Möglichkeit die Heilkräfte hochdosierter Naturheilkräuterrezepturen, wann immer Sie sich im Ungleichgewicht fühlen.
- Lassen Sie sich vom Augenblick berühren, atmen Sie in ihn hinein und lassen Sie sich begeistern von dem, was Ihre Sinne Ihnen mitteilen. Staunen Sie und schmunzeln Sie immer wieder über sich selbst, wenn Ihnen wieder einmal etwas nicht gelingt.

Das Beste für die Leber (Stärkung, Entgiftung und Reinigung)

Die Fettleber, die Alkoholleber, die entzündete Leber (Hepatitis) oder einfach die Überbelastung der Leber durch Medikamente oder falsche Nahrungsmittel braucht Reinigung auf psychischer wie körperlicher Ebene.

Möglicher psychosomatischer Hintergrund

Der Körper kann Ballast nur schwer ausscheiden. Es sind frustrierende Umbauversuche der Leber, die auf der Suche nach einer Lösung wächst und wächst, ohne jedoch Plan oder Ziel zu haben. Dabei erschöpft sie die bis zum Schluss kaum noch funktionierenden Leberzellen, sodass nur Bindegewebe übrig bleibt. Die sinnvolle Leber- und Lebensstruktur geht im Chaos der verzweifelt anmutenden Rettungs- und Umbauversuche unter. Dabei ist die Leber, zusammen mit der Gallenblase, das Widerstands-, Wut- und Aggressionsorgan des Körpers.

Sie strebt nach Freiheit und Leichtigkeit ohne Wertung. Gelingt das nicht, weil ständig eine Laus über die Leber läuft oder die Gallenblase überläuft, weil Dinge nicht angenommen werden können und Wut runtergeschluckt wird, ohne nach außen Ausdruck zu finden, kommt es zu einer Stauung in diesem System.

Aufgabe

Gefordert ist eine Wahrnehmung dessen, was das eigene Leben fördert und unterstützt und ein radikaler Ausstieg aus all den Belastungen, die Leben einschränken und es möglicherweise durch ein Zuviel an Giftstoffen verkürzen.

Leberkraft (Ethno Health)

Der wirkliche, eigene Lebenssinn will definiert und gelebt werden.

Leitsatz: Möge ich gelassen annehmen können, was ist.

Einnahme: 2 x 1 Kps. pro Tag (Therapeutische Dosis: bis zu 2 x 2 Kps.) Wichtiger Bestandteil der 21 tägigen Ethno Leberentgiftungskur (s. unter Ernährung)

In der Rezeptur sind alle wichtigen Stoffe inbegriffen, die die Leber wirkungsvoll bei der Entgiftung unterstützen und sie zugleich stärken. Durch beispielsweise Löwenzahnwurzel und Wermutkrautpulver wird die Leberaktivität angeregt, während L-Cystein, das Alliin im Bärlauchkrautpulver und Alpha-Liponsäure dafür sorgen, dass Giftstoffe gebunden (Chelierung) und verstärkt ausgeleitet werden können. Die enthaltenen Antioxidantien im Mariendistel-Extrakt oder auch im Kurkuma wehren freie Radikale ab und schützen so das Organ.

Zutaten: Überzugsmittel: Hydroxypropylmethylcellulose (pflanzliche Kapselhülle), Chlorellapulver (10,4 g/100 g), Löwenzahn-Wurzelextrakt 4:1 (10,4 g/100 g, enthält 3 % Flavonoide – 312 mg/100 g), Weißdornbeerenpulver (9,1 g/100 g), Wermutkrautpulver (9,1 g/100 g), Kurkuma-Extrakt 20:1 (9,1 g/100 g, enthält 95 % Kurkumin – 8,6 g/100 g), Brennnesselblatt-Extrakt 10:1 (9,1 g/100 g, enthält 2 % Kieselsäure – 182 mg/100 g), Mariendistelsamen-Extrakt (6,5 g/100 g, enthält 80 % Silymarin – 5,2 g/100 g), Reishi-Fruchtkörperextrakt (6,5 g, enthält 30 % Polysaccharide – 2,0 g/100 g), L-Cystein Hydrochlorid (Monohydrat, 5,8 g/100 g, davon 4,0 g L-Cystein), Alpha-Liponsäure (3,2 g/100 g), Nelkenpfeffer (3,2 g/100 g), Bärlauchkrautpulver (1,9 g/100 g)

- **Wermutkrautpulver** (aus Artemisia absinthium L.) enthält eine hohe Konzentration an Bitterstoffen, die die allgemeine Leberaktivität anregen – darunter insbesondere Absinthin.

- **Löwenzahn-Wurzelextrakt** (aus Taraxacum officinale) wirkt choleretisch, regt also die Galleproduktion in der Leber an und verbessert so die Leberfunktion. Zu den Inhaltsstoffen gehören Triterpenoide, Phytosterine, Flavonoide, Cholin und Inulin.
- **Chlorellapulver** wird gewonnen aus der Chlorella-Alge, der bis dato chlorophyllreichsten bekannten Pflanze. Chlorophyll bindet verschiedene Schadstoffe wie Schwermetalle, die dann dank der in Chlorella enthaltenen Proteine und Peptide vom Körper ausgeschieden werden können.
- **Reishi-Fruchtkörper-Extrakt** (aus Ganoderma lucidum) enthält Triterpene, 30 % Polysaccharide, Eiweiße, Vitamine, Mineralstoffe, Fette und Kohlenhydrate und aktiviert die Ausscheidung fettlöslicher Toxine.
- **Mariendistelsamen-Extrakt** (Silybum marianum) enthält 80 % Silymarin, was wiederum aus Silibinin, Silydianin und Silychristin besteht. Der Wirkstoff beeinflusst erwiesenermaßen die Leberzellmembran, fängt freie Radikale ab, beschleunigt die Leberzellregeneration und hemmt die vermehrte Bildung von Bindegewebe (Fibrosierung).
- **Brennnesselblatt-Extrakt** (aus Urtica) enthält 2 % Kieselsäure, die harntreibend und somit ausleitend wirkt. Die Brennnessel gilt insgesamt als eines der bekanntesten Ausleitungskräuter.
- **Kurkuma-Extrakt** (aus Curcuma longa) enthält 95 % Kurkumin, das als leberschützendes Antioxidans gilt und vor freien Radikalen schützt.
- **Weißdornbeerenpulver** (aus Crataegus) verfügt über ein hohes antioxidatives Potenzial – nachgewiesen wurden unter anderem Catechin und Epicatechin, Chlorogensäure, die Flavonoide Quercetin und Rutin sowie Procyanidin B2.
- **Alpha-Liponsäure** ist eine schwefelhaltige Fettsäure, die die Leber vor oxidativen Schädigungen schützt. Sie bildet mit den belastenden Schwermetallen Komplexe (Chelierung), wodurch diese ausgeleitet werden können.
- **Nelkenpfeffer** (Pimenta dioica), auch als Piment bekannt, verfügt über antioxidative Eigenschaften und unterstützt so die Entgiftung der Leber.
- **L-Cystein HCl Monohydrat** ist eine proteinogene α-Aminosäure, die Schwermetalle über Schwefelbrücken komplexieren und so ausleiten kann.

- **Bärlauchkrautpulver** (Allium ursinum) enthält Alliin, bekannt als zentrale schwefelhaltige Knoblauchverbindung. Der Schwefel kann Schwermetalle komplexieren und trägt so zur Ausleitung derselben bei.

Ergänzend können die Ethno-Kräuterrezeptur Enzymkraft, Darmkraft und die TCM-Rezeptur Bupleurum 9 eingenommen werden.

Das Beste für die Lunge (Lungenschwäche)

Möglicher psychosomatischer Hintergrund

Was verschlägt mir den Atem, wer erdrückt mich so, dass ich keine Luft mehr bekomme?

Die Lunge ist das Organ, das das Ichgefühl und die Persönlichkeit zum Ausdruck bringt. Hier geht es um Kommunikation, Kontakt, Verbindung und Freiheit. So, wie man sich mit Husten freien Raum um sich herum schaffen kann, so kann auch eine laute und feste Stimme Ausdruck einer gefestigten Persönlichkeit sein, ebenso wie eine leise, schwache Stimme eher Unsicherheit widerspiegelt.

Die Lunge steht für die Fähigkeit, das Leben und die Lebenskraft mit jedem Atemzug in uns aufzunehmen. Die Atmung verschafft uns Vitalität und verbindet uns mit unserer Umwelt. Sie ist ein Kontakt- und Kommunikationsmittel. Einatmen und Ausatmen entspricht Geben und Nehmen. Erkrankungen in diesem Bereich weisen meist auf eine Beziehungsstörung zu einer Person oder auf einen Konflikt mit unserer Umwelt hin. Es drängen sich die Fragen auf: Was will ich nicht annehmen, was nicht hergeben? Nehme ich zu viel? Wo ist die Liebe in meinem Leben geblieben?

Bronchitis:

Der Körper will etwas Belastendes loswerden; häufig „entzündete" familiäre Umgebung mit Streit und Schreien. Husten als Zeichen, etwas rauszulassen, um es loszuwerden.

Lungenentzündung:

Angst, Verzweiflung, Lebensmüdigkeit, Trauer, emotionale Wunden brechen plötzlich auf. Durch das Abgrenzungsbestreben des Egos ist ein Konflikt entstanden, der die Lunge entzündet. Leben und Liebe sollen wieder durch die Lunge in den Körper fließen.

Asthma:

Suche nach Liebe, die man nicht erfährt oder selbst nicht geben kann, weil man sie nie erlernt oder als Kind erfahren hat. Unfähigkeit, selbstständig zu atmen und zu leben; sich ständig erdrückt fühlen; Form des unterdrückten Weinens, Lebensangst.

Atemprobleme, Erstickungsangst:

Angst oder Weigerung, das Leben ganz in sich hereinzulassen; sich vom Partner erstickt fühlen, nicht mehr frei atmen können.

Halsschmerzen:

Hinuntergeschluckter Zorn; Dinge nicht klar sagen wollen, man fühlt sich unfähig, sein Selbst und die eigenen Wünsche klar zu äußern; Weigerung, sich zu ändern.

Aufgabe

Auf die Harmonie von Geben und Nehmen ist zu achten, ebenso wie auf ausgewogene und empathische Kommunikation, die mit offenem Herzen hört und spricht und dabei den anderen mit seinen Bedürfnissen im Auge behält. So geht es um Annehmen und Loslassen. Bindungsfähigkeit und Verbindlichkeit im Kontakt und Kommunikationsbereich fördern.

Fast immer fehlt Luft (Raum) zum Durchatmen.

Die Lungenflügel könnte man als Flügel entdecken, um auf den Schwingen der Leichtigkeit vorauszufliegen.

Die Lungenflügel als Schwingen der Freiheit und Offenheit kennenlernen, die uns die Freiheit des Austausches mit allen Wesen ermöglichen: mit anderen Menschen über die Kommunikation der Sprache, die auf dem Atemstrom aufbaut, mit den Tieren und Menschen über dieselbe

Luft, die wir atmen, und mit den Pflanzen über den Kreis des Lebens, indem wir den Sauerstoff nehmen, den sie produzieren, und ihnen den Kohlenstoff geben, den sie brauchen.

Lungenkraft (Ethno Health)

Leitsatz: Möge ich mit jedem Atemzug das Leben in seiner Schönheit in mich hereinlassen.

Diese Rezeptur stärkt Lunge und Bronchien, verbessert die Atmung und damit die Sauerstoffaufnahme des Körpers. Zwei zugefügte Heilpilze regenerieren zudem bronchiale Endothelzellen und verbessern die Funktion der Schleimbarriere. Dazu kommen verschiedene schleimlösende Inhaltsstoffe wie Eukalyptus- und Eibischblätter. Wichtige Wirkstoffe sind beispielsweise Saponine, ätherische Öle, die Vitamine A, C und E sowie Schleimstoffe. Auch bei chronischen Erkrankungen, wie etwa Asthma oder Bronchitis, entfaltet die Mischung ihre unterstützende Wirkung.

Einnahme: 2 x 1 Kps. pro Tag (Therapeutische Dosis: bis zu 2 x 2 Kps.)

Zutaten: Überzugsmittel: Hydroxypropylmethylcellulose (pflanzliche Kapselhülle), Tragantwurzel-Extrakt (13,2 g/100 g), Agaricus-blazei-murill-Extrakt (13,2 g/100 g, enthält 20 % Polysaccharide – 2,6 g/100 g), Reishi-Fruchtkörperextrakt (13,2 g/100 g, enthält 30 % Polysaccharide – 4,0 g/100 g), Ascorbinsäure (10,5 g/100 g), Bibernellenkraut-Extrakt 10:1 (10,5 g/100 g), Ysopkraut-Extrakt 10:1 (3,2 g/100 g), D,L-alpha-Tocopherylacetat (1,6 g/100 g), L-Cystein Hydrochlorid (Monohydrat, 10,5 g/100 g, davon L-Cystein 1,8 g), Eukalyptusblatt-Extrakt 10:1 (2,6 g/100 g), Eibischwurzel-Extrakt (2,6 g/100 g), Königskerzenblatt-Extrakt 10:1 (2,6 g/100 g), Lungenkraut-Extrakt 10:1 (2,6 g/100 g), Trennmittel: Magnesiumsalze der Speisefettsäuren, Thymian-Extrakt 10:1 (1,3 g/100 g), Retinylacetat (118 mg/100 g), Gewöhnlicher-Andorn-Krautextrakt 10:1 (658 mg/100 g)

- Der **Chinesische Tragant** (Wurzel-Extrakt, aus Astragalus membranaceus) ist eine der wichtigsten Heilpflanzen in der TCM und steht im Funktionskreisbezug Lunge und Milz. Die enthaltenen Flavonoide und Triterpensaponine wirken entzündungshemmend sowie blutbildend, die Polysaccharide stärken das Immunsystem – daher wird der Tragant mittlerweile auch bei allergischem Schnupfen angewandt.
- **Lungenkraut-Extrakt** (aus Pulmonaria officinalis) beinhaltet unter anderem Gerbstoffe, Saponine und Kieselsäure, welche schleimlösend, reizlindernd und adstringierend wirken.

- **Reishi-Fruchtkörperextrakt** (Ganoderma lucidum), gewonnen aus dem Vitalpilz Reishi, welcher in der Traditionellen Chinesischen Medizin zum Einsatz kommt, verfügt über eine Bronchitis verhindernde Wirkung: Die Regeneration bronchialer Endothelzellen wird induziert.
- **Ysopkraut-Extrakt** (aus Hyssopus officinalis) ist unter anderem reich an ätherischem Öl (Hauptkomponenten Pinocamphon und Isopinocamphon), dazu enthält es auch Flavonoide, Pinen sowie Limonen und Bitterstoffe. Die Heilpflanze wirkt schleimlösend und fördert den Auswurf.
- **Bibernellenkraut-Extrakt** (aus Pimpinella) wirkt nachweislich gegen Husten und Bronchitis. Es enthält beispielsweise ätherische Öle, Saponine, Polyacetylene und Gerbstoffe.
- **L-Cystein HCl Monohydrat** ist eine proteinogene α-Aminosäure, die auch zu pharmazeutischen Wirkstoffen verarbeitet wird (z. B. (R)-N-Acetylcystein und (R)-S-Carboxymethylcystein). Diese oralen Mukolytika sind dafür bekannt, vor allem zähen Bronchialschleim bei chronisch obstruktiven Lungenerkrankungen sowie chronischer Bronchitis zu verflüssigen.
- **Eukalyptusblatt-Extrakt** (aus Eucalyptus) besitzt einen Anteil von 1,2 bis 3,5 % ätherischen Öls, welches wiederum größtenteils 1,8-Cineol und daneben Limonen, α-Pinen, Gerbstoffe und Phloroglucin-Verbindungen beinhaltet. Insbesondere die Substanz Cineol löst fest sitzenden Schleim und fördert dessen Abtransport.
- **Ascorbinsäure** ist eine organische Säure, welche hauptsächlich als Antioxidans Verwendung findet – als synthetisches Vitamin C kommt es vor allem prophylaktisch bei Erkältungen zum Einsatz.
- **Eibischwurzel-Extrakt** (aus Althaea officinalis) enthält 6 bis 10 % Schleimstoffe (u. a. Arabinogalactane, Galacturonorhamnane), außerdem Flavonoide. Die Schleimstoffe haften sich an Hals, Mund und Rachen und beruhigen diese, auch mildert Eibisch Heiserkeit und trockenen Reizhusten.
- **Königskerzenblatt-Extrakt** (aus Verbascum) enthält Schleimstoffe, die sich auf die Oberfläche von Schleimhäuten legen und reizlindernd wirken, außerdem Saponine, die die Aktivität des Flimmerepithels steigern und so zum Abtransport des Schleims beitragen.
- **D und L-alpha-Tocopherylacetat** als synthetische Vitamin E-Derivate beeinflussen den Arachidonsäuremetabolismus durch Vermeidung der Aktivität der Cyclooxigenase und Lipoxigenase, wodurch weniger

proinflammatorische Leukotriene sowie Prostaglandine gebildet werden.

- **Thymian-Extrakt** (aus Thymus) ist reich an ätherischen Ölen, deren Bestandteile vor allem die Phenole Thymol und Carvacrol sind. Diese wirken erwiesenermaßen krampflösend (insbesondere in Bezug auf die Bronchien), schleimlösend und schmerzlindernd.
- **Gewöhnlicher-Andorn-Krautextrakt** (aus Marrubium vulgare) enthält Schleimstoffe, ätherische Öle, Gerb- und Bitterstoffe und wirkt leicht schleimlösend.
- **Retinylacetat** (Vitamin A) hält unter anderem die Schleimhäute, insbesondere das Schleimhautorgan Lunge, gesund. Vitamin A sorgt dafür, dass die Oberfläche der Lunge widerstandsfähig und feucht gehalten wird.
- **Agaricus-blazei-murill-Extrakt** (ABM) enthält 20 % Polysaccharide. Der Vitalpilz wird insbesondere bei allergischem Asthma eingesetzt.

Ergänzend können die Ethno-Kräuterrezeptur OPC-Kraft und die TCM-Rezeptur Astragalus 10 sowie TCM-Kräuter nach Befund eingenommen werden.

Das Beste für eine aktive Verdauung (Obstipation, Reizdarm)

- Obstipation -

Möglicher psychosomatischer Hintergrund

Eine Verstopfung (Obstipation) hat ihre Ursachen meistens in falscher, zu ballaststoffarmer Ernährung, Bewegungsmangel und zu geringer Flüssigkeitsaufnahme. Aber auch fieberhafte Erkrankungen, Schichtarbeit oder Bettlägerigkeit, ungewohntes Essen auf Reisen, Medikamente, Elektrolytstörungen, Darmerkrankungen, Nerven- und Hormonstörungen können zu Obstipation führen. Dazu kommt Zeitmangel mit Unterdrückung des Stuhlgangreizes und ein weites Feld psychosomatischer Ursachen: Das Thema festhalten und nicht loslassen können. Es ist ein Widerstand entstanden gegen den Fluss des Lebens, eine Resignation gegenüber neuen Herausforderungen. Gewohnheiten schränken das eigentliche Leben ein – „Immer mehr vom Selben“ lautet das Motto. Es fehlt der Mut, sich auf neue Chancen und Möglichkeiten einzulassen. Starrheit, Langsamkeit und Mutlosigkeit trocknen das Leben aus. Nichts fließt mehr. Es geht aber auch um das Unvermögen, schmerzhafte Berührungen und Eindrücke aus der Vergangenheit loszulassen. Tiefe Schattenthemen bleiben so unverdaut im System hängen und schränken das Leben ein. Das Festhalten zeigt sich auch in einer Haltung der Sparsamkeit, Sammelsucht und Geiz im materiellen Bereich.

Aufgabe:

Loslassen lernen, den Strom des Lebens annehmen, Schattenkonfrontation und Aussöhnung, mutig Entscheidungen treffen und weitergehen.

Ich lasse Altes los und öffne mich für das Neue im Leben.

Maßnahmen: Eingenommen werden können beispielsweise die Rezepturen Darmkraft, Enzymkraft, Leberkraft oder Innere Wärme.

- Reizdarm -

Möglicher psychosomatischer Hintergrund

Hilfeschrei des Körpers, Vergangenes endlich zu verdauen und loszulassen (s. a. Obstipation). Der Körper versucht förmlich über Durchfall, oft vermischt mit Schleim und Blut, Altes endgültig rauszuspülen und damit auf allen Ebenen loszulassen. Die Entzündung des Darms (Reizdarm) steht oft in Verbindung mit einer tiefsitzenden Trauer. Das Leben mit all seinen Dramen und Erschütterungen macht hier in ganz menschlicher Weise auf sich aufmerksam.

Ein alter Schmerz hängt in den Darmzotten fest und führt hier zu einer dauernden Reizung.

Aufgabe:

Trauer als Teil des Lebens anerkennen. Tränen zulassen, Trauer leben und drüber reden. Trauer beobachten und als Teil der Lebendigkeit des eigenen Lebensweges Stück um Stück integrieren durch Betrachten und „ja“-sagen. Die Trauerablösung als einen Prozess anerkennen, der Zeit braucht.

Ich lasse meine Gefühle zu und gebe mir Zeit für Veränderungen.

Einnahme:
2 x 1 Kps. pro Tag (Therapeutische Dosis: bis zu 2 x 2 Kps.)

Darmkraft (Ethno Health) (s. „Die besten Probiotika“)

Ergänzend können die Ethno Health Kräuterrezepturen OPC-Kraft sowie Wurzelkomplex und die TCM-Rezeptur Astragalus 10 eingenommen werden.

Das Beste für ein Leben ohne Allergie (Nahrungsmittelallergie)

Durch täglich neu erfundene Chemikalien in der Industrie, Nahrungsmittelindustrie, Pharmazie und Kosmetik ist der Körper ständig neuen Herausforderungen ausgesetzt, auf die er reagieren muss. Dennoch spielen psychosomatische Ursachen die Hauptrolle.

Möglicher psychosomatischer Hintergrund

Auf psychosomatischer Ebene spielen Aggression und Sexualität eine wichtige Rolle.

Aggressionsstau, der sich auf körperlicher Ebene entlädt, weil es in der Kommunikation nicht gelingt, Grenzen zu setzen und eigene Bedürfnisse auszudrücken. Mit guter Miene zum besonderen Spiel wird immer mehr runtergeschluckt, was eigentlich nach außen ausgedrückt werden sollte. Die Nase voll haben, es nicht mehr sehen können, wenn einem die Luft zum Atmen fehlt und man sich durch Niesen am liebsten alle vom Hals halten will – dann zeigt der Körper Grenzen auf, die Distanz erzeugen. Einfacher und für den Körper entlastender wäre es, wenn dies verbal gelänge und im Bewusstsein eine entsprechende Haltung der Selbstwertschätzung und eigenen Wichtigkeit das Feld bestimmt.

Affirmation:
Ich löse mich von Wut und lasse sexuelle Energie wieder fließen.

Aufgabe

„Ich darf so sein“ – Wut auf sich selbst in radikale Aufgabe des Selbstzweifels lenken, neue Kräfte aus dem eigenen Aggressionsstau auf lohnendere Ziele lenken, Sexualität/Verklemmung als Schattenthema betrachten und annehmen. Sich die Enge und Abwehr gegenüber dem

Einnahme:
Kräuterrezepturen Pilzkraft, Wurzelkomplex und Darmkraft.

sexuell erotischen Bereich eingestehen, die unlebendige Sexualität auffrischen und zärtlicher/erotischer leben.

- Schilddrüsenunterfunktion -

Möglicher psychosomatischer Hintergrund

Vornehmlich dreht sich alles um das Thema: Wann komme ich endlich dran?

Dem Leben fehlt im Augenblick die Leidenschaft und „Süße“. Durch Alltag und Routine ist der Blick für das wirklich Lebenswerte und Lebensbereichernde verlorengegangen. Eine Addition von Kompromissen. Frustration und Interessenlosigkeit bestimmen immer öfter den Tag. Lebensenttäuschung und Hoffnungslosigkeit formen und festigen von Tag zu Tag mehr ein Bewusstseinsfeld, das das Leben immer mehr einschränkt. Wut über sich selbst nimmt zu (dicker Hals).

Aufgabe:

Rückzug. Innehalten, um Inhalt zu finden. Den eigenen Bedürfnissen und Gefühlen Zeit und Raum geben. Ja sagen zu den eigenen Gefühlen, Wünschen und Träumen. Das Leben in Schwung bringen. Mutige Entwicklungsschritte machen, indem Neues ausprobiert wird. Neue Herausforderungen eingehen, damit Wachstum und Weiterentwicklung stattfinden können. Entscheidungen zu treffen wird jetzt notwendig, damit Veränderung möglich wird und sich das entfalten kann, was von Natur aus angelegt ist.

Affirmation:
Ich treffe Entscheidungen, die meinem Leben Wachstum schenken.

Weitere Maßnahmen: Einnahme der Kräuterrezeptur Ethno Health Algenkraft bei Unterfunktion. Einnahme von Wolfstrappkraut bei Überfunktion.

Das Beste für einen gesunden Schlaf (Schlafstörungen)

Schlafstörungen kennt jeder. Sie sind eines der ersten Signale, deren sich der Körper bedient, um auf ein potentielles Ungleichgewicht aufmerksam zu machen.

Möglicher psychosomatischer Hintergrund

Zu viel Lebensenergie bzw. Aktivität steckt im Kopf.

Meist ist das Leben aus der Balance geraten. Anforderungen sind höher als das, was das System in der Lage ist zu meistern. Daraus ergeben sich Sorgen und Ängste vor Hingabe. Der Kopf kann plötzlich kaum mehr loslassen, da die Angst, Kontrolle zu verlieren, einen Teil der inneren Haltung durchstrahlt. In der Tiefe stellen wir ein mangelndes Vertrauen in den Prozess des Lebens fest. Oft dreht sich auch zu viel in Gedanken um das „Ich". Was nicht losgelassen werden kann, vernebelt den Blick für das Wesentliche. Man ist mit dem Tag nicht fertig geworden – der Tag hat keinen erfüllenden Moment bzw. kein wirkliches Ende gehabt.

Affirmation: Ich löse mich von allem, was mir zu viel ist, und erkenne, dass weniger oft mehr ist.

Aufgabe:

Hingabe und Loslassen, den Tag auf der Bewusstseinsebene abschließen – den Übergang von der aktiven männlichen Tagenergie in die passive, annehmende weibliche Nachtenergie bewusst zulassen und erleben.

Einnahme: Wichtige Heilkräuter wie: Lavendel, Hopfen, Melisse, Baldrian.

Weitere Maßnahmen: Einnahme von Schisandra 13. Die TCM-Rezeptur Schisandra 13 fördert einen tiefen, erholsamen Schlaf. Durch die ergänzende Gabe des Probiotikums Darmkraft wird zudem indirekt der Melatoninstoffwechsel angeregt.

Das Beste für die Prostata

- Prostatavergrößerung -

Mögliche Deutung

Die Angst vor dem Älterwerden, dem Loslassen führt zu einer subtilen Lebensmittekrise, die zur Umkehr und zum Loslassen der bisherigen Lebenskonzepte mahnt. Die männliche Ausstrahlung verliert an Kraft, wird zu kläglichem Rinnsal – durch dauernden Loslassdrang wird man zu entsprechendem Üben gezwungen und dadurch am Leben gehindert; an Abwasserstau leiden. Häufig sind Männer betroffen, die mit ihrer Stellung unzufrieden sind, keine Achtung mehr genießen und in der Konsequenz auch keine Selbstachtung besitzen, weil sie nie zu ihrer unbewusst gespürten, wahren Größe gefunden haben. Auch werden sie den eigenen unbewussten Ansprüchen an sich selbst nicht gerecht, da man nie über sich selbst hinauswachsen konnte und so auch keine Einstellung mehr zur Sexualität fand (wer sich selbst nicht liebenswert findet, bleibt natürlich ein schlechter Liebhaber); stattdessen wächst dann die Prostata über sich hinaus.

Aufgabe

Das Alter und die Erfahrung genießen und geistig-seelisch über sich hinauswachsen. Annäherung an den eigenen weiblichen Pol, d. h., bewusster und mit Hingabe leben und dabei vielleicht eine neue Form der Erotik lieben und leben lernen, die auch den Kontakt zur eigenen weiblichen Seite einschließt.

Affirmation:
Ich öffne mich für meine männliche und weibliche Kraft und finde eine neue Form, die Sexualität stimmig zu leben.

Männerkraft (Ethno Health)

Prostatavergrößerungen führen zur Bildung von Resturin in der Blase. Dadurch wachen Männer meist ab 60 nachts immer wieder (und von Jahr zu Jahr häufiger) auf, um Wasser zu lassen. Eine spezielle Rezeptur von bewährten Heilpflanzen, die einen hohen Anteil an Phytosterol besitzen, greift in den Prostaglandinstoffwechsel ein und lässt so die Prostata schrumpfen, so dass die Restharnbildung abnimmt. Zur Verkleinerung der Prostata enthält diese spezielle Rezeptur Extrakte aus der afrikanischen Kartoffel und der afrikanischen Pflaumenbaumrinde, den Früchten der Sägepalme (Sabal serrulata), den Blättern der Brennessel (Urtica dioica), den Kernen des Kürbis (Cucurbita moschata) sowie Extrakte aus Roggensamen (Secale cereale). Wissenschaftler vermuten, dass sie die Umwandlung von Testosteron in Dihydrotestosteron hemmen, welches für das Wachstum der Prostata verantwortlich ist. Außerdem sollen sie den Abbau von Dihydrotestosteron fördern.

Einnahme: 2 x 1 Kps. pro Tag (Therapeutische Dosis: bis zu 2 x 2 Kps.)

Zutaten: Afrikanisches Kartoffel-Extrakt (390 mg, Hypoxis rooperie, enthält 2,5% Beta-Sitosterol), Sägepalmen Frucht-Extrakt (310 mg, Serenoa repens, enthält 5% Polysterole), Überzugsmittel: Hydroxypropylmethylcellulose (pflanzliche Kapselhülle), Kürbiskern-Extrakt (230 mg, Curcubita moschata duch), Brennessel-Blattextrakt (230 mg, Urtica dioica, enthält 2% Siliciumdioxid), Roggensamen-Extrakt (136 mg, Secale cereale), Afrikanisches Pflaumenbaumrinde-Extrakt (98 mg, Pygeum africanum).

- Die **Afrikanische Kartoffel** (Hypoxis rooperi) wurde 1971 von einer Expertengruppe der Weltgesundheitsorganisation (WHO) im Süden Afrikas in der Halbwüste Kalahari bei dem dort lebenden Bushman-Volk entdeckt. Für den daraus gewonnenen Wirkstoff Phytosterol wurde eine positive Wirkung bei Beschwerden durch eine gutartig vergrößerte Prostata nachgewiesen. Die Therapie mit Phytosterol greift in den Prostaglandinstoffwechsel der Prostata ein – dies kann zu einer Abschwellung des Gewebes führen. Dabei werden die wichtigsten Symptome einer benignen Prostatahyperglasie (BPH) bei häufigem nächtlichen Harndrang gemindert.
- **Afrikanische Pflaumenbaumrinde** (Pygei africani cortex) – Durch den hohen Gehalt an Phytosterolen, Triterpenen und speziellen Fettsäuren wirken die Extrakte der Pflaumenbaumrinde direkt bei der gutartigen Prostatavergrößerung. Durch eine deutliche Linderung der Symptome kommt es meist zu einer deutlichen Steigerung der Lebensqualität der Betroffenen.
- **Kürbiskern-Extrakt** aus Moschus-Kürbis (Cucurbita moschata) – Kürbiskern-Extrakte enthalten wichtige Phytosterole, Öle und Vitamine. Diese stärken das Bindegewebe und die Muskulatur rund um

Prostata und Blase. Durch ihre entzündungshemmende Wirkung senken sie den Druck auf die Prostata. Wissenschaftler vermuten, dass sie zudem die Umwandlung von Testosteron in Dihydrotestosteron hemmen, welches für das Wachstum der Prostata verantwortlich ist. Außerdem sollen sie den Abbau von Dihydrotestosteron fördern.

- Urtica dioica – **Große Brennessel** – Durch ihre Caffeoylchinasäuren und speziellen Mineralstoffen (u. a. Kieselsäure) haben Brennesselblätter eine entwässernde, ausschwemmende und entzündungshemmende Wirkung auf den Harntrakt. Insbesondere bei Harnwegsinfektionen, Prostatabeschwerden, Nierengrieß und auch zur Blutreinigung werden sie seit Jahrtausenden erfolgreich eingesetzt.
- Sabal serrulata – **Sägepalme** – Sägepalmenextrakt ist reich an Phytosterolen, Fettsäuren und verschiedensten Glucoseverbindungen. Diese Inhaltsstoffe wirken bei übermäßigem und unwillkürlichem Harndrang ebenso wie bei Blasenentzündungen mit schmerzhaftem Wasserlassen. Eine besondere Wirkung entfalten sie bei Prostatavergrößerungen, da es durch die Phytosterole zu verminderter Produktion männlicher Sexualhormone kommt, mit der Folge einer Hemmung des Prostatawachstums.

Das Beste für ein gutes Gewicht (Übergewicht, Verfettung)

- Übergewicht -

Nicht nur durch falsche Ernährung, sondern auch durch eine zunehmende innere psychoemotionale Hilflosigkeit hat inzwischen fast die Hälfte aller Jugendlichen Gewichtsprobleme.

Möglicher psychosomatischer Hintergrund

Es geht um die Sehnsucht, geliebt zu werden oder zumindest Zuwendung zu bekommen und Schutz und Geborgenheit zu finden. Der Schutzpanzer, das Gewicht führt zu stärkerer „Erdung“ und „Verwurzelung“ auf körperlicher Ebene. Statt äußerer Fülle wäre es wichtig, innere Fülle und

Erdung bzw. Verbundenheit und Einheit zu spüren. Es geht um Bewusstseinserweiterung und die Erkenntnis und das Spüren der inneren Sicherheit, sodass keine äußere Schutzhülle mehr gebraucht wird. In gewisser Weise ist es auch eine Schutzschicht gegenüber einer lieblosen Umwelt, in der man sich in seine eigene Fettburg zurückzieht und hier in gewisser Weise in Ruhe gelassen werden will. Die Isolation fördert jedoch die Sucht nach Ersatz, der meist in Essen gefunden wird.

Aufgabe:

Affirmation: Ich nehme mich an, so wie ich bin, und öffne mich für die Fülle des Lebens.

Zunächst geht es darum, ganz so, wie man ist, sich selbst anzunehmen zu lernen. Ja zu sagen zu dem, was ist. Dann dürfen andere Wege der Lustbefriedigung ausprobiert werden – erotische Rituale, lustvolle Sexualität, sanfte Massagen und genussvolleres „Naschen" und Essen.

Sich selbst wichtiger fühlen, statt sich anders Gewicht zu verschaffen – wichtig statt übergewichtig sein. Zu einer Selbstakzeptanz und Selbstliebe finden. Liebe leben, die auch den Körper mit einschließt.

Weitere Maßnahmen siehe hinten unter Ernährung / Entgiftungskur:

Der Ethno Health Zellerneuerungskurs zur Gewichtabnahme: Einnahme von Ethno Health Leberkraft, Darmkraft, Algenkraft und Smoothie-Fasten mit pflanzlichem Eiweiß-Vitalkomplex als Nahrungsersatz.

Ergänzend kann auch Ethno Health Cholesterin-Komplex eingenommen werden.

Wechseljahre – Das Beste für einen sanften Wechsel

Beschwerden in der Phase des Wechsels in die 2. Lebenshälfte gehören bei Frauen wie auch bei Männern zum Rhythmus eines Menschenlebens. Bei Frauen ist dies bekannt, bei Männern sind die Beschwerden subtiler und oft auf den ersten Blick schwerer zuzuordnen. Die psychosomatischen Ursachen sind bei beiden Geschlechtern jedoch die gleichen.

Möglicher psychosomatischer Hintergrund

Es geht um Umkehr und Einkehr. Die Symptome zeigen den Widerstand gegen den Fluss des Lebens und die damit verbundenen notwendigen Veränderungen. Ängste zeigen sich als Versäumnisängste und oft auch Schmerz angesichts einer Lebensbilanz der ersten Hälfte mit all den ungelebten Träumen und noch offenen Themen. Dazu kommt eine Ahnung von Hilflosigkeit angesichts Alter und Verfall. Die Ängste zeigen sich in Schwitzen und Hitzewallungen, die nicht nur unangenehm sind, sondern auch den Körper bis zu den Schleimhauten austrocknen. Je stärker der Widerstand, desto heftiger die Symptome. Geht es in die tiefere Körperlichkeit, können Wucherungen oder Myome dies zum Ausdruck bringen. Depressionsneigungen werfen in den Augenblick zurück und fordern das Ankommen im Hier und Jetzt heraus.

Aufgabe:

Es geht darum, die Hitze von der körperlichen Ebene auf die Bewusstseinsebene zu bringen, im übertragenen Sinne Feuer und Flamme für anstehende, neue Themen zu sein, schwanger zu sein mit neuen Ideen und Träumen. Auch Warmherzigkeit nach außen zu leben kann die Hitze nach außen ableiten. Seelische Reifung über Herausforderungen möglich machen: sich z. B. mit dem „Stirb-und-werde-Prinzip" (Pluto), also dem Tod, auseinandersetzen. Hospizarbeit, Totenbücher lesen. Erkennen, dass das Glück nicht im Äußeren, sondern nur in der inneren Mitte zu finden ist. Wie fühle ich mich bei dem, was ich tue? Passt es zu mir, bin ich authentisch?

Affirmation:
Ich akzeptiere die Veränderungen und öffne mich für neue Möglichkeiten.

Frauenkraft (Ethno Health)

Viele Frauen leiden sehr unter dem, was man als Wechseljahrsbeschwerden bezeichnet: trockene Scheidenschleimhäute, Brennen und Juckreiz der Scheide, verstärkter Ausfluss, Gewebeschwund der Scheide, gehäufte Infektionen, Beschwerden beim Geschlechtsverkehr, nächtliches Schwitzen und Hitzewallungen, Schwindel, Herzjagen und – klopfen, seelische Verstimmungen, Schlafstörungen und Harninkontinenz. Ursache ist eine Hormonumstellung, die u. a. zu einem reduzierten Östrogenspiegel führt. Pflanzliche Phytohormone besitzen eine östrogenähnliche Wirkung und können das Defizit auf natürliche Weise ausgleichen. Diese Rezeptur beinhaltet die bewährtesten Heilpflanzen, die durch ihren hohen Anteil an sogenannten Phytoöstrogenen zur Behandlung von Wechseljahrsbeschwerden geeignet sind.

Zutaten: Yamswurzelstock-Extrakt (1000 mg, Dioscorea opposita thunb., enthält 60% Diosgenin), Überzugsmittel: Hydroxypropylmethylcellulose (pflanzliche Kapselhülle), Füllstoff: Calciumcarbonat, Rhapontik-Rhabarberwurzel-Extrakt 20:1 (10 mg, Rheum officinale baill.), Mönchspfeffer-Extrakt 10:1 (10 mg, Vitex agnus castus).

Einnahme: 2 x 1 Kps. pro Tag (Therapeutische Dosis: bis zu 2 x 2 Kps.)

- Die **Yamswurzel** (Dioscorea villosa) wird in vielen Gegenden der Welt schon seit Jahrhunderten zur Regulierung des weiblichen Zyklus und bei Wechseljahrsbeschwerden erfolgreich angewendet. Verantwortlich für die medizinische Wirksamkeit ist der Inhaltsstoff Diosgenin. Es handelt sich dabei um eine Vorstufe des natürlichen Hormons Progesteron. Diosgenin stimuliert die Produktion des Hormons DHEA. Von diesem Hormon weiß man, dass es den Alterungsprozess verlangsamt und die Knochenstabilität erhöht, indem die knochenbildenden Zellen (Osteoblasten) angeregt werden. Des weiteren können die Inhaltsstoffe die für den Knochenaufbau wichtigen Schlüsselproteine Kollagen 1 und Laminin B2 anregen. Zudem können typische Wechseljahrssymptome wie Hitzewallungen, Schlafstörungen, Stimmungsschwankungen und Wassereinlagerungen deutlich reduziert werden.
- **Rhapontik-Rhabarberwurzel-Extrakt** (auch sibirische Rhabarberwurzel genannt) enthält als Hauptinhaltsstoffe Rhaponticin und Desoxyrhaponticin. Diese sind in der Lage, bestimmte Estrogen-Rezep-

toren zu stimulieren, wodurch wechseljahrsbedingte Hitzewallungen und Schweißausbrüche verringert werden können. Dazu kommt es zu einer Besserung von Ein- und Durchschlafstörungen sowie Reizbarkeit und Ängstlichkeit. Zudem können Stimmung und Wohlbefinden positiv beeinflusst werden.

- **Mönchspfeffer-Extrakt** (auch Keuschlammfrucht, botanisch Vitex agnus-castus) enthält wichtige Glykoside, Flavonoide, ätherische Öle sowie fette Öle. Diese haben eine milde hormonartige Wirkung. Sie können ein gestörtes Gleichgewicht zwischen den weiblichen Geschlechtshormonen Östrogen und Progesteron wiederherstellen und auf diese Weise alle Formen von Wechseljahrs- und Zyklusbeschwerden lindern. Im Gehirn, genauer der Hirnanhangdrüse (Hypophyse), bewirken die Keuschlamm-Substanzen eine Hemmung der Ausschüttung des Hormons Prolaktin. Diese Wirkung mindert Brustspannung, Gereiztheit, Kopfschmerzen sowie eine vermehrte Wassereinlagerung, die unter dem Begriff prämenstruelles Syndrom zusammengefasst werden. Weitere sekundäre Pflanzenstoffe und ätherische Öle wirken zudem sowohl potenzsteigernd als auch lustfördernd und stärken die Leistungsfähigkeit.

Das Beste bei Migräne und Schmerzen

Kopfschmerzen gehören seit allen Zeiten in allen Kulturen zum Menschsein dazu. Sie sind zwar äußerst unangenehm, zugleich bergen sie aber die Chance der Klärung und Weiterentwicklung in sich, wenn es darum, geht, Aggressionen freien Lauf zu lassen.

Möglicher psychosomatischer Hintergrund

Kopflastigkeit, durch die das Herz als zweites Zentrum vernachlässigt wird. Der Kopf, der als Rammbock durch die Wand will. Er will zu viel gleichzeitig beherrschen wollen. Starker Leistungsdruck. Alles soll nach dem eigenen Kopf gehen. Schmerz als Warnung vor falschem Denken und als Aufforderung, sich seinem Herzen zu überlassen, statt „sich den Kopf zu zerbrechen". Schmerz ist besonders auch Ausdruck einer gestauten Aggression. Hemme ich aggressive Impulse in mir, anstatt sie rauszulassen, drängen sie nach körperlicher Umsetzung. Nicht verbrauchte Energie bleibt stecken und verwandelt sich in Entzündung und Schmerz.

Wenn der Kopf schmerzt, ist dies grundsätzlich ein Warnsignal. Stress, Überlastung, aber auch falsche Ernährung oder Umweltgifte können dazu führen. Meist ist es jedoch die Kopflastigkeit mit zu vielem Denken, die das Hauptproblem darstellt. Es ist wie eine Aufforderung, absichtslos das Hier und Jetzt zu genießen und den Gefühlen mit alledem, was jetzt gerade ist, Raum zu geben. Das ratternde Uhrwerk, das nicht zur Ruhe kommt, dreht sich meist um das eigene Ego. Auch aufgestaute Spannungen, die sich durch runtergeschluckte Wut oder nichtauthentisches Verhalten aufgestaut haben, können sich entladen. Ein Konflikt zwischen Trieb, Intuition und Denken staut sich im Kopf auf. Erotische Träume und Sexualität wollen zugelassen und gelebt werden.

Aufgabe:

Affirmation: Ich achte auf meine Bedürfnisse und handle im Einklang mit mir selbst.

Gefühle ausdrücken, auch wenn sie laut und direkt sind. Ehrlich „nein" sagen lernen. Grenzen setzen. Authentischsein üben. Eigene Bedürfnisse frühzeitig erkennen und sich damit durchsetzen. Harmonie in den Ansprüchen zwischen Kopf, Herz und Bauch schaffen und dabei der Intuition und dem Herzen mehr Raum einräumen.

Weidenkraft (Ethno Health)

Leitsatz: Möge ich frei und leicht sein, frisch und gefestigt.

Die Weidenrinde zählt zu den ältesten Heilmitteln der Menschheit. Ihre Heilwirkung reicht über Jahrtausende zurück. Die ältesten Quellen stammen aus dem alten Ägypten, wo Hieroglyphen auf Tontafeln den Einsatz von Weidenrinden-Rezepturen gegen Entzündungen, schmerzhafte Wunden und Schwellungen beschreiben. Auch Hippokrates von Kos, der populärste Arzt des Altertums, verordnete Weidenrinden-Aufgüsse und -Umschläge gegen schmerzende Glieder, Gelenkentzündungen oder Fieber. Die Weidenrinde gehört zu den wenigen Naturprodukten, die gleich drei heilende Eigenschaften in sich vereinen. Sie wirkt, wie moderne wissenschaftliche Studie inzwischen bestätigen, fiebersenkend, entzündungshemmend sowie schmerzlindernd. Die weiteren in dieser Rezeptur enthaltenen Pflanzenbestandteile, wie die Teufelskralle, Pappelrinde und Pestwurz, verstärken die Wirkung besonders in der Schmerz-, Migräne- und Rheumatherapie.

Zutaten: Silberweidenrinden-Extrakt 10:1 (840 mg, Salix alba), Überzugsmittel: Hydroxypropylmethylcellulose (pflanzliche Kapselhülle), Pestwurz-Wurzelextrakt 10:1 (200 mg, Petasites hybridus), Wermutkraut-Krautextrakt 10:1 (100 mg, Artemisia absinthium L.), Pappelrindenpulver (100 mg, Populus bonatii), Teufelskralle-Wurzelextrakt 4:1 (100 mg, Harpagophytum procumbens), Trennmittel, Magnesiumsalze der Speisefettsäuren (E470b).

Einnahme:
2 x 1 Kps. pro Tag (Therapeutische Dosis: bis zu 2 x 2 Kps.)

- **Silberweidenrinden-Extrakt** (aus Salix alba) ist reich an Salicin. Das Phenolglykosid baut Salicylalkohol-Abkömmlinge zu Salicylsäure um, wobei es sich wiederum um einen Vorläufer der Acetylsalicylsäure handelt. Studien zeigten Wirksamkeit bei Kopfschmerzen, Rheuma und Fieber. Darüber hinaus stecken in der Weidenrinde jede Menge sekundäre Pflanzenstoffe. Dazu zählen insbesondere Polyphenole, darunter Flavonoide wie Isoquercitrin, Kaempferol und Quercetin, die u. a. antioxidativ, entzündungshemmend und krebsvorbeugend wirken. Die Gerbstoffe (Procyanidine) sorgen nicht nur für den bitteren Geschmack der Weidenrinde, sondern haben außerdem eine antimikrobielle Wirkung, da sie Bakterien (z. B. auf der Schleimhaut) den Nährboden entziehen.
- **Pestwurz-Wurzelextrakt** (aus Petasites hybridus) wird eine analgetische und beruhigende Wirkung zugeschrieben, auch wirkt sich die Heilpflanze spasmolytisch auf die glatte Muskulatur des Magen-Darm-Traktes und der Bronchien aus. Unter anderem werden die Sesquiterpene Petasin und Isopetasin für die schmerzstillenden, krampflösenden Eigenschaften verantwortlich gezeichnet.
- **Pappelrindenpulver** (aus Populus bonatii) verfügt über Salicin und verwandte Verbindungen, die eine entzündungshemmende Wirkung besitzen. Das macht Pappelrinde gerade bei der Entzündungserkrankung Rheuma zu einem adäquaten Mittel.
- **Teufelskralle-Wurzelextrakt** (aus Harpagophytum procumbens) beinhaltet unter anderem Bitterstoffe vom Iridoid-Typ, Procumbid und freie Zimtsäure. Insgesamt können diese Wirkstoffe Schmerzen lindern, beispielsweise im Falle von Kreuzschmerzen.

- **Wermutkraut-Extrakt** hat vielfältige Wirkungen, unter denen die Regulation einer natürlichen Verdauung herausragend ist. Sekrete im Verdauungstrakt werden angeregt und so die Verdauungsleistung verbessert. Es reduziert Übelkeit, die durch Unverträglichkeiten oder Magenreizungen ausgelöst werden kann.

Weitere Maßnahmen: Einnahme der TCM-Rezeptur Bupleurum 9 oder Relax Blütenessenz.

Das Beste für Frische und Lebenskraft (Burnout)

Möglicher psychosomatischer Hintergrund

Selbstwahrnehmung als Schlüssel, um wieder brennen zu können.

Die Entstehung des Burnouts erfolgt meist schleichend. Oft beginnt es mit dem Bedürfnis, sich beweisen zu müssen – hohe Ansprüche an sich selbst, Drang zum Perfektionismus, hohes Tempo und keine Zeit für Erholung kennzeichnen den Beginn des Burnouts. Im nächsten Stadium steigert sich das Bedürfnis danach, Verantwortung zu übernehmen – der Glaube, sich selbst um alles kümmern zu müssen, Ängste vor Versagen, schlechtes Gewissen, Sicherheitsdenken dominieren das Feld. Im dritten Stadium tritt eine verringerte Selbstwahrnehmung auf. Selbsteinfühlung und die Wahrnehmung eigener wichtiger Bedürfnisse sind zunehmend vernebelt, erste Erschöpfungszustände, weil Grenzen nicht erkannt werden. Vergesslichkeit und Unachtsamkeit (Unfälle) werden häufiger. Im vierten Stadium ist eine zunehmende Konfliktvermeidung zu beobachten – keine klaren Entscheidungen können getroffen werden, Mutlosigkeit beim Vertreten eigener Positionen, Scheu vor Auseinandersetzung, Unzufriedenheit, Ersatzbefriedigung mit Süßigkeiten oder Alkohol, erste gesundheitliche Auffälligkeiten, häufige Krankheitssymptome. Im nächsten Stadium lösen sich zunehmend soziale Bindungen, da sich alles nur noch um die eigene Person zu drehen beginnt, zunehmende Berechnung der eigenen Vorteile, Isolation, hohes Kontrollbedürfnis, Bitterkeit, Zynismus, emotionale Verflachung, tiefere Flucht in Süchte (Nikotin, TV usw.).

Verdrängung von Konflikten und Bedürfnissen, Heimlichkeiten, Desorientierung und Umdeutung von Werten, die Relativität der Ereignisse geht verloren, Wichtiges ist von Unwichtigem nicht mehr zu trennen. In der sechsten Phase kommt es zu einer verstärkten Verleugnung auftretender Probleme. Die subtilen Vernachlässigungen der persönlichen Bedürfnisse verstärken sich, auch der Zynismus. Die siebte Phase ist von zunehmendem Rückzug geprägt, Gefühle von Hoffnungslosigkeit und Orientierungslosigkeit nehmen überhand. Dem folgen in der nächsten Phase Persönlichkeitsveränderungen mit tiefer Selbstverneinung, der eine zunehmende innere Leere folgt und welche schwere Phobien und Panikattacken auslösen kann. Die Betroffenen fühlen sich nutzlos, ausgezehrt, erledigt – kurz, einfach fertig. An diesem Punkt ist einem alles egal. Die Verzweiflung und die Erschöpfung haben das Ruder vollends übernommen und sind oft die einzigen wahrnehmbaren Gefühle. Die Initiative und Motivation sind am Nullpunkt angekommen, die Depression ist manifest geworden. Ein starkes Symptom ist hier der Wunsch nach Dauerschlaf – erste Suizidgedanken tauchen auf.

Aufgabe

Selbstwahrnehmung trainieren: Was will ich wirklich, was fühlt sich gut an, was bringt mein Herz wirklich zum Lachen und wo bin ich verfangen in Mustern und Programmen, die mich von mir selbst trennen?

Der Seele wieder Flügel verleihen durch den radikalen Ausstieg aus den gewohnten Programmen, Rückzug, Yoga, Taiji-Meditation.

Affirmation: Ich öffne mich für Selbstliebe und sorge liebevoll für mich.

Einnahme der Kräuterrezepturen Wurzelkomplex: Therapeutische Dosis: bis zu 2 x 2 Kps. und **Algenkraft** sowie der **TCM-Rezepturen Astragalus** 10 oder **Rehmannia 6**.

Das Beste, um Selbstheilungskräfte zu stärken (Krebs)

Möglicher psychosomatischer Hintergrund

Mutig neue Schritte wagen.

Sicher ist es eine Anmaßung, bei der Suche nach Zusammenhängen bestimmte Denk- und Verhaltensmuster zu definieren, die den Nährboden für eine derart leidvolle Erkrankung ebnen können. Möglicherweise haben wir gar keinen Einfluss darauf, ob uns dieses Schicksal trifft. Und dennoch gibt es neben den vielen klardefinierten Umweltgiften auch einige Auffälligkeiten in der Psychosomatik, die viele Ärzte beobachtet und erforscht haben. Verschiedene Beobachtungen deuten sehr eindeutig darauf hin, dass oft eine innere Blockadehaltung dem Leben gegenüber und eine subtile Form des Selbstzweifels vorherrschen. Diese kann dazu führen, dass innere Lebendigkeit keinen äußeren Ausdruck findet.

Z. B. Blockade des Lebensflusses durch tiefen Kummer, unverarbeitete Verletzungen, Schockerlebnisse, Festhalten an der Norm; perfekte soziale Anpassung (Normopathie), Schuldgefühle oder gefühlte Unerträglichkeit angesichts einer Angst, das Leben mutig und aggressiv anzugehen und sich neuen Herausforderungen mutig zu stellen. So wächst auf anderer Ebene aggressiv das, was nach außen nicht gelebt wird. Ein selbstzerstörerisches Lebensproblem beendet das ständige Herumkrebsen und fordert lebensnotwendige Entscheidungen heraus. Krebs verwirklicht körperlich, was seelisch im entsprechenden Bewusstseinsbereich notwendig wäre. Die Entartung der Zellen ist ein verzweifelter Überlebenskampf der bis auf den Tod gereizten Zelle, vergleichbar den Verzweiflungstrieben sterbender Bäume.

Aufgabe

Krebs als Initiation: mutiges Leben der Möglichkeiten zu Grenzerfahrungen, Lebensimpulsen nachgehen, sich eigenen ausgefallenen Vorstellungen und kühnen Fantasien öffnen, sie mutig und ruhig auch gewagt wachsen und expandieren lassen.

Neues wachsen lassen: sich an frühe Träume, an eigene Lebensziele und -wünsche zurückerinnern und sie wild entschlossen (wieder-) beleben und umsetzen. Dem Körper den Wachstumsimpuls abnehmen und ihn auf erlöstere Ebenen lenken – aus der Gewissheit, nichts mehr zu verlieren zu haben, Mut zur eigenen Verwirklichung bzw. zum eigenen Weg schöpfen. Aufstehen gegen (enge, starre, eherne) Regeln; Sprengen von Normen, die die Selbstverwirklichung behindern. Beim Mamma Ca lohnt es sich, darüber nachzudenken, ob möglicherweise das Thema Mütterlichkeit und die Beziehung zur eigenen Mutter oder zur eigenen Tochter auf den Prüfstand gestellt werden sollte.

Das Spektrum ist weit und reicht von der enttäuschenden Mutterliebe mit Rachegefühlen und Schuldzuweisungen über das Bedürfnis, selbst mütterlich umsorgend zu leben, bis hin zum offensiveren Leben der eigenen Weiblichkeit.

Einen neuen Lebensstil entdecken, Bedürfnisse anerkennen und leben, aus Resignation herauskommen und in die Offensive gehen, die eigene Weiblichkeit leben und die Traditionsrolle konsequent aufgeben, den eigenen Lebenstraum leben, Aussöhnung mit Mutter oder Tochter anstreben, annehmen, was ist, und zur bedingungslosen Liebe finden.

Affirmation:
Ich öffne mich für die Stimme des Herzens und folge ihr in meinen Handlungen.

Omega 3 plus Algenöl

Omega-3-Fettsäuren wie DHA (Docosahexaensäure) und EPA (Eicosapentaensäure) sind extrem wichtig für unsere Gesundheit! Das Problem: Unser Körper kann sie nur in geringen Mengen und nicht ausreichend für unseren Organismus aus einer anderen Omega-3-Fettsäure (Alpha-Linolensäure) herstellen. Wir müssen insbesondere DHA und EPA also über die Nahrung oder über Nahrungsergänzungsmittel zu uns nehmen. Denn Omega-3-Fettsäuren hemmen das Entzündungsgeschehen im Körper, erweitern die Gefäße und machen unser Blut dünner. Sie sind darüber hinaus unter anderem besonders wichtig für die Entwicklung des Gehirns, für unsere Herzfunktion, unsere Darmschleimhaut und unsere Wahrnehmungsorgane.

Entscheidend ist der prozentuale Anteil der Omega-3-Fettsäuren an der Gesamtheit aller Fettsäuren im Blut. Ist er zu gering, begünstigt das eine Reihe von Krankheiten. Ein Mangel an DHA und EPA kann sich vor allem negativ auf unser Herz-Kreislauf-System und insbesondere unsere Blutgefäße auswirken. Die Folge: ein höheres Risiko für Herzinfarkte oder Schlaganfälle und ein geschwächtes Immunsystem. Außerdem kann es zu vermehrten stillen Entzündungsprozessen (Silent Inflammation) im Körper kommen. Diese gelten als Ursache für Zivilisationskrankheiten wie Allergien, Arteriosklerose, Diabetes mellitus, Demenz und Tumore.

Der HS-Omega-3-Index®

Beim HS-Omega-3-Index handelt es sich um die standardisierte Methode zur Bestimmung der beiden gesunden Omega-3-Fettsäuren DHA und EPA. Mehr als 300 wissenschaftliche Publikationen belegen seine Aussagekraft. Der optimale Anteil von DHA und EPA (HS-Omega-3-Index®) im Blut liegt bei 8-11 %. Liegt er unterhalb des Idealbereichs, kann das ein Hinweis auf eine Entzündungssituation (Silent Inflammation) im Körper sein. Empfehlenswert ist in diesem Zusammenhang eine Erhöhung der Zufuhr von Omega-3-Fettsäuren (Omega 3 plus Algenöl mit Curcumin von Ethno Health). Besorgniserregend: In den westlichen Industrienationen liegt der HS-Omega-3-Index® bei vielen Menschen unter 4 %. Häufig ist der Anteil schädlicher Omega-6-Fettsäuren im Blut in den westlichen Ländern 15-mal so hoch, wie er sein sollte.

Leider ist die Bestimmung des Omega-3-Indexes noch keine Kassenleistung und wird von nur wenigen Laboren ausgeführt. Die Firma Omegametrix GmbH bietet inzwischen einen Trockenbluttest an, mit dem man den Wert von zu Hause aus unkompliziert bestimmen lassen kann.

Die gesundheitlichen Vorteile eines optimalen HS-Omega-3-Index®

Muskeln und Sport

- Muskelkater und „altersbedingter“ Muskelabbau
- Verbesserte Sauerstoffaufnahme der Muskulatur
- Sehnenrupturen treten seltener auf, z. B. der Rotatorenmanschette (Muskel-Sehnen-Platte der Schulter)
- Verbesserung der Herzfrequenz bei Belastung

Gehirn

- Hirnaufbau und -entwicklung schon vor der Geburt und bis ins Erwachsenenalter
- Hirnstruktur und -funktion in jedem Alter, Schlaganfälle werden verhindert und kognitive Leistungen erhalten bzw. verbessert

- Präventive Beeinflussung bei psychiatrischen Erkrankungen wie schwere Depression, bipolare Depression und Aufmerksamkeitsdefizit-/Hyperaktivitätsstörung (ADHS), Multiple Sklerose, Parkinson, Demenz

Haut
- Psoriasis (Schuppenflechte)
- Atopische Dermatitis (Ekzem: chronische, juckende Entzündung der oberen Hautschichten)
- Akne

Herz
- Im Vergleich zu niedrigeren Spiegeln verlängert ein optimaler HS-Omega-3-Index® die Lebenserwartung und minimiert das Risiko von Herzinfarkt und plötzlichem Herztod.

Bluthochdruck
- Verbesserung der Blutversorgung (Revaskularisation) der Herzkranzgefäße
- Verbesserung der Herzratenvariabilität (Stress-EKG)
- Normalisierung der Herzfrequenz
- Stärkung des parasympathischen Regenerationssystems (Vagusnervstärkung)

Silent Inflammation
- Entzündungseindämmung bei Rheuma, Fibromyalgie, Colitis und anderen Autoimmunerkrankungen, chronisch entzündliche Erkrankungen treten seltener auf

Cholesterin
- Cholesterin, LDL-Fette und Triglyceridwerte können gesenkt werden

Schwangerschaft

Nur wenige Schwangere in Deutschland haben einen HS-Omega-3-Index® im Zielbereich. Dabei vermindert eine ausreichende Versorgung der Schwangeren mit Omega-3-Fettsäuren die folgenden zum Teil schwerwiegenden Komplikationen:
- Zahl der Frühgeburten sinkt

- Perinatale Mortalität (Sterblichkeit von Kindern) sinkt
- Geburtskomplikationen bei Mutter und Kind werden deutlich reduziert
- Schwangerschaftsdiabetes tritt signifikant seltener auf
- Wochenbettdepression wird reduziert
- Geringere Neigung des Kindes zu Asthma und Allergien

Zudem fördert ein optimaler HS-Omega-3-Index® bei Schwangeren die kognitive Entwicklung des Kindes.

Lungenerkrankungen

- Schlafapnoe (nächtliche Atmungsstörung) und Asthma treten seltener auf

Omega 3 plus enthält eine intelligente Mischung aus dem wertvollen EPA- und DHA-Öl der Schizochytrium-Algen, hochwertigem Hanfsamenöl, Rapsöl, Kurkuma, Rosmarinextrakt sowie den Vitaminen D und E. Dabei ist Rapsöl zum Beispiel ein Omega-3-Lieferant, der durch sein hervorragendes Fettsäurenverhältnis von Omega-6 zu Omega-3 (1,7:1) überzeugt. DHA und EPA sind für den menschlichen Organismus direkt verwertbar und tragen zu einer normalen Gehirnfunktion, normaler Sehkraft und einer normalen Herzfunktion bei. Die Zellen werden vor oxidativem Stress geschützt und das Immunsystem wird gestärkt. Ein Mehrwert unseres Öls ist außerdem die in Rapsöl und Hanfsamenöl enthaltene Omega-3-Fettsäure Alpha-Linolensäure. Diese wandelt der Körper nämlich in DHA und EPA um, sodass der Anteil dieser beiden gesunden Fettsäuren im Blut zusätzlich steigt.

Zellschutz-Komplex (Ethno Health)

Brokkoli, Rosenkohl und andere Brassicaceae gehören zu den Kreuzblütlern und rücken zunehmend in den Fokus der Krebsforschung: Ihre Inhaltsstoffe sollen laut aktuellsten Erkenntnissen ein krebshemmendes Potenzial ausweisen, wodurch sie besonders interessant für Krebstherapie und -vorbeugung geworden sind.

Leitsatz: Möge jede Zelle meines Körpers ihre volle Kraft entfalten.

Dazu gehöre vor allem die Isothiocyanate (Senföle) und Indol-Derivate, die derzeit intensiv auf den Prüfstand gestellt werden. Die bisherigen Ergebnisse rechtfertigen deren verstärkte Anwendung, auch wenn große klinische Studien noch ausstehen. Senföl- und Indol-Derivate greifen auf mehreren Ebenen in die Kanzerogenese ein: Wissenschaftlich konnte belegt werden, dass das Senföl Indol-3-Carbinol während des Verdauungsprozesses in eine äußerst wirksame Substanz umgewandelt wird, nämlich Diindolylmethan (DIM). Diesem wird die Hemmung der Aktivität zweier an der Verbreitung von Proteinen, die an Krebserkrankung beteiligt sind, nachgesagt. Neben der Stärkung der Immunfunktion ist DIM vor allem in der Lage, die Streuung von Krebszellen um 80 % zu vermindern – Experten gehen davon aus, dass Krebstherapien wie Chemotherapie und Bestrahlung dadurch noch effektiver werden können. Die Krebsleiden können gestoppt oder zumindest verlangsamt werden. Die immunstärkende Wirkung stimuliert laut Studien die Glutathion-S-Transferasen, Enzyme des Brustdrüsen und anderen Organen befinden. So werden Entgiftung und Eliminierung krebserregender Substanzen und starker Oxidantien gefördert.

- N.N., „Study Reveals Vegetable-Derived Compounds Effective in Treating Triple-Negative Breast Cancer." AAPS 10.2012 (Studie zeigt Effektivität von pflanzlichen Substanzen gegen dreifach negativen Brustkrebs).
  N.N., „Pilot study: effect of 3,3`-diindolylmethane supplements on urinary hormone metabolites in postmenopausal women with a history o early-stage breast cancer." Nutr Cancer. 2004; 0(2):161-7.
- Dalessandri KM, et al., „Pilot study: effect of 3,3``-diindolylmethane supplements on urinary hormone metabolites in postmenopausal women with a history o early-stage breast cancer." Nutr Cancer. 2004; 0(2):161-7.
- Dalessandri KM, et al., „Diindolylmethane." Memorial Sloan-Kettering Cancer Center, 08.2013 (Diindolylmethan)

Zutaten: Indol-3-Carbinol (392 mg), Brokkolsprossen-Extrakt 10:1 (240 mg, Brassica oleraceavar. Italica, enthält 0,5 % Sulforaphan), Überzugsmittel: Hydroxypropylmethylcellulose (pflanzliche Kapselhülle), Trennmittel: Magnesiumsalze der Speisefettsäuren, Meerrettich-Wurzelextrakt 10:1 (100 mg, Armoracia rusticana), Quercetin(95 mg, aus Styphnolobium japonicum), L-Ascorbinsäure (100 mg), große Kapuzinerkresse-Krautpulver (100 mg, Tropaeolum majus L.), Weißkohl Blattextrakt 10:1 (100 mg, Brassica oleracea var. capitata), Blumenkohl Extrakt 10:1 (100 mg, Brassica oleracea var. botrytis, enthält 0,5 % Sulfor aphane), Senf-Samenextrakt 10:1 (20 mg, Brassicaceae).

Einnahme:
2 x 1 Kps. pro Tag (Therapeutische Dosis: bis zu 2 x 2 Kps.)

- **Sulforaphan-Extrakt** – Der Sulforaphanvorläufer Glukoraphan gehört zu den am meisten erforschten Senfölglykosiden. Es kann sich mit Hilfe des Enzyms Myrosinase in die aktive Substanz Sulforaphan spalten. Das Enzym Myrosinase sorgt also dafür, dass das in den Brokkolisprossen enthaltene Antioxidans Sulforaphan von uns Menschen genutzt werden kann. Das Isothiocyanat Sulforaphan zeigt vielfältige gesundheitsfördernde Wirkungen. Es wirkt antioxidativ, entgiftend und entzündungshemmend: Es entsteht bei der enzymatischen Hydrolyse von Senfölglykosiden, die hochkonzentriert in Brokkolisprossen, Weißkohl, Blumenkohl, Kapuzinerkresse und Meerrettich, aber auch manchen anderen Kreuzblütengewächsen vorkommen. Sulforaphan greift aggressive Tumorstammzellen an und macht diese für die Chemotherapie empfindlicher.
- **Indol-3-Carbinol** – Die zweite Gruppe der krebshemmenden Substanzen aus Kreuzblütlern bilden Indol-3-Carbinol (I3C) und sein Kondensationspunkt 3,3`-Diindolyl-Methan (DIM), dessen Entstehung im sauren Magenmilieu stattfindet. Klinische Studien, wie sie zum Beispiel am Medical Center der Universität von Louisana, USA, durchgeführt wurden, waren sehr aufschlussreich: Von 30 Patientinnen mit Krebsvorstufen in der Zervix (CIN II-III) erhielten 20 Probandinnen 12 Wochen lang täglich 200 bis 400 mg I3C. Den anderen zehn Teilnehmerinnen wurde ein Placebopräparat verabreicht. Bei der Hälfte der mit I3C-Behandelten verschwanden die Läsionen vollständig, ganz im Gegensatz zu der Placebo-Vergleichsgruppe. Man nimmt an, dass die krebshemmende Wirkung der Indole auf einer Stimulation der Phase-II- und Phase-I-Enzyme beruht. Einerseits fördern sie hiermit eventuell die Bildung kanzerogener Metaboliten, andererseits schützen sie aber dadurch zum Beispiel nachweislich vor Brustkrebs, da sie der Umwandlung von Estradiol zu genotoxischem 16a-Hydroxyestron vorbeugen. Stattdessen entsteht 2-Hydroxyestron, das antiestrogene und antiproliferierende Eigenschaften aufweist. Diese Befunde sind durch klinische Phase-I-Studien belegt. Leonard Bjeldanes von der kalifornischen Universität in Berkeley fand heraus, dass DIM ein starker Antagonist von Dihydrotestosteron (DHT) ist und das Wachstum androgenabhängiger Prostatazellen verhindert – die Indole interagieren auch direkt mit Krebszellen. In seiner Wirkstärke gleicht DIM dem synthetischen Antiandrogen Bicalutamid. Strukturuntersuchungen und Molekülberechnungen zeigen zudem, dass sich beide Substanzen

auch bezüglich ihrer Elektronendichteverteilung und Konformation stark ähneln. In einem Punkt unterscheidet sich DIM jedoch von Bicalutamid: Es antagonisiert nicht nur DHT, sondern unterdrückt zusätzlich jede Signalweiterleitung, wenn DHT bereits gebunden ist, indem es die Wanderung des Ligand-Rezeptor-Komplexes in den Zellkern unterbindet. So hemmt es die Bildung von PSA, einem Wachstumsfaktor für Prostata-Tumore, der gleichzeitig als Marker zur Diagnose dient. „Bereits 200 g Brokkoli täglich liefern die notwendige Menge für eine effektive Hemmung.“, sagte Bjeldanes. Epidemiolgische Studien konnten zeigen, dass regelmäßige Kohlmahlzeiten praktisch jeder Krebsart vorbeugen – es besteht ein umgekehrtes Verhältnis zwischen dem Verzehr von Brassica-Gemüse und dem Risiko, an Krebs zu erkranken. Die krebshemmende Wirkung der Isothiocyanate beruht nur zu einem Teil auf einer veränderten Biotransformation, sie greifen auch direkt in die Abläufe der Krebsentstehung ein. Das American Association for Cancer Research berichtet, wie die Streuung von Krebszellen bei direkter Behandlung mit DIM um bis zu 80 % reduziert wurde. DIM scheint einen wichtigen Beitrag leisten zu können, den Krankheitsverlauf von Krebs aufzuhalten. Die gleichzeitige Stärkung der Immunfunktion durch DIM macht es Krebszellen zusätzlich schwer, sich auszubreiten. Ein Forschungsteam der Krebsklinik Memorial Sloan-Kettering Cancer Center in New York sieht nach entsprechenden Studien eine der besonderen Stärken von DIM in der Vorbeugung und Behandlung von Brust- und Prostatakrebs. Bisher üblich Krebstherapien könnten durch nebenwirkungsfreie pflanzliche Alternativen wie DIM begleitet werden.

Weitere unterstützende Maßnahmen bei Krebserkrankungen

Einnahme von OPC-Kraft, ergänzend die Rezepturen Enzymkraft, Pilzkraft oder auch Algenkraft.

Das Beste, um den Körper aufzuheizen (Kältekrankheit und Erkältungen)

In der asiatischen Medizin spricht man von einer Kältekrankheit, wenn Kälte irgendwann einmal in das System eingedrungen ist. Das innere Feuer läuft auf Sparflamme und kommt zunächst nicht gegen den Kälteeinbruch an. Erkältungen sind meist Ausdruck eines entzündeten Konflikts, meistens einer zwischenmenschlichen Begegnung, bei der die Kommunikation abgebrochen ist. Der vom System geforderte Rückzug (bis zur Wärmflasche im Bett) will auffordern, im Innehalten Abstand zu finden, um die Situation später mit neuer Klarheit und innerem Feuer wieder anzugehen.

Einnahme der Kräuterrezeptur Innere Wärme

Leitsatz: Mögen Wärme und Licht meinen Körper durchströmen.

Die Rezeptur eignet sich insbesondere für Menschen, die leicht frieren. In der Fünf-Elemente-Lehre der Traditionellen Chinesischen Medizin wird davon ausgegangen, dass die Eigenschaft einer Speise nach dem Verzehr auf den Menschen übergeht – so auch die wärmende Eigenschaft vieler Gewürze. In der Mixtur werden stark wärmende Ingredienzien wie Ginseng, Kurkuma oder Cayennepfeffer kombiniert, um einen effektiven Wirkkomplex zur Ankurbelung der Durchblutung und der Wärmebildung des Körpers zu erzielen.

Einnahme: 2 x 1 Kps. pro Tag (Therapeutische Dosis: bis zu 2 x 2 Kps, gut geeignet für die Hausapotheke bei Erkältungen und Verstopfung)

Zutaten: Überzugsmittel: Hydroxypropylmethylcellulose (pflanzliche Kapselhülle), Panax-Ginseng-Wurzel-Extrakt 10:1 (14,1 g/100 g), Zimt-Extrakt 10:1 (14,1 g/100 g), Kurkuma-Extrakt 20:1 (14,1 g/100 g, enthält 95 % Kurkumin – 13,4 g/100 g), Fenchelpulver (14,1 g/100 g), Ingwerwurzelstock-Extrakt 10:1 (7,0 g/100 g), Schwarzkümmelpulver (7,0 g/100 g), Jujube-Fruchtextrakt 4:1 (5,6 g/100 g), Cayennepfeffer-Fruchtextrakt 10:1 (2,8 g/100 g), Schwarzer-Pfeffer-Fruchtextrakt 25:1 (2,8 g/100 g, enthält 95 % Piperin – 2,7 g/100 g), Paprikapulver (1,4 g/100 g)

- **Ingwerwurzelstock-Extrakt** (aus Zingiber officinale) enthält insbesondere die zu den Scharfstoffen gehörenden Gingerole, die wiederum die Durchblutung ankurbeln.
- **Kurkuma** (Curcuma) als scharfes Gewürz veranlasst den Körper zur Thermogenese – durch die Schärfe beginnt das vegetative Nervensystem, Adrenalin und Noradrenalin auszuschütten.
- **Panax-ginseng-Wurzel-Extrakt** beinhaltet Ginsenoside, Peptidoglykane, Phytosterole und ätherisches Öl. Die Inhaltsstoffe bewirken nachgewiesenermaßen die Stimulation von Immunzellen sowie die vermehrte Produktion von Dopamin, Serotonin und Noradrenalin, das die Wärmebildung anregt. Als Adaptogen hilft Ginseng, sich auf äußere Einflüsse wie Kälte besser einstellen zu können.
- **Zimt** (Cinnamonum verum) gehört zu den Lorbeergewächsen – im Ayurveda gilt er als innerlich wärmend.
- **Jujube** (Ziziphus jujuba), auch bekannt als Chinesische Dattel oder Brustbeere, wird insbesondere bei Erkrankungen der Atemwege eingesetzt, da die Pflanze auswurffördernd und reizlindernd wirkt. Außerdem wird sie unter anderem bei Unruhe und Schlafstörungen eingesetzt.
- **Cayennepfeffer** (Fruchtextrakt), bestehend aus gemahlenem Chili, verfügt über einen hohen Anteil des Antioxidans Capsaicin – dieser Inhaltsstoff facht die innere Hitze an.
- **Fenchelpulver** (aus Foeniculum vulgare) besitzt eine angenehme Wärme, wie schon Hildegard von Bingen befand.
- **Schwarzkümmel** (Nigella sativa) als pfefferartiges Gewürz besitzt die Eigenschaft, die Durchblutung und somit die Produktion innerer Wärme anzuregen.
- **Schwarzer-Pfeffer-Fruchtextrakt** (aus Piper nigrum) beinhaltet ätherisches Öl, das die Durchblutung anregt und so für innere Wärme sorgt.
- **Paprikapulver** (Capsicum) enthält Capsaicin, welches nachweislich lokal wärmend wirkt und die Durchblutung anregt.

Ergänzend kann die TCM-Rezeptur Forsythiae 10 (Yin Qiao San) eingenommen werden.

Das Beste für die Haut

Unsere Haut ist das Grenzorgan zwischen Innen- und Außenwelt. Hier finden Kontakt, Verbindung und Berührung (auch Zärtlichkeit) statt. Hier spiegeln sich in einem offenen Kampf zwischenmenschliche Konflikte rund um Verteidigung (sich seiner Haut wehren=) oder Öffnung der Grenzen. Inneres will hinaus ans Licht der Bewusstheit. Zurückgehaltenes (verdrängte, mitgebrachte unbewältigte Probleme) möchte die Grenze der Unterdrückung durchbrechen, um in die Sichtbarkeit zu kommen. Gleichzeitig ist es ein oft angstvolles und aggressives (ausschlagendes) Abwehren eines nach außen dringenden Konflikts und die Furcht vor dem Neuen, das durchbrechen will.

Leitsatz: Möge ich mutig sein und offen ausdrücken, was immer mich gerade bewegt.

Aufgabe

Es geht darum, mutig und offen (-siv) die Grenzen zu verteidigen und mutig und offen (-siv) die Grenzen zu öffnen (bei Krankheitsbildern, bei denen die Haut aufreißt, z. B. mit Rissen/Rhagaden).

Das Innere nach außen kehren. Sich der eigenen Aggressionen bewusst sein und ihnen Ventile verschaffen (im übertragenen Sinn ausschlagen und sich seiner Haut wehren).

Rezepturen für die Haut

- **Arganöl** aus Marokko ist ein wertvolles Pflanzenöl, welches dem Samen des Arganbaumes (Argan-Nuss) entstammt. Dieser sogenannte „Baum des Lebens" ist **von der UNESCO seit 1998 geschützt** und ein wichtiger Bestandteil innerhalb der Berber-Kultur in Marokko. Durch die einzigartige Kombination von **Antioxidantien, Phytosterinen, Triterpenoiden, Vitamin E** und **essenziellen Fettsäuren wie der wertvollen Linolsäure** ist das Arganöl in der Lage, alle Hautfunktionen zu schützen, zu regenerieren und zu vitalisieren, wobei zusätzlich eine Schutzbarriere errichtet wird, die das Austrocknen verhindert und schädliche Umwelteinflüsse abhält.
- **Murivenna-Öl aus Indien** beruht auf einer traditionellen ayurvedischen Rezeptur. Sie ist vor langer Zeit in Südindien im Umfeld des

Kampfsports „kalari“ entwickelt worden. Das Öl wird für alle Arten der Heilung und Regeneration von Hauterkrankungen eingesetzt. Die Haut wird gepflegt und gekräftigt, die Unterhautstrukturen und die Muskulatur werden gut durchblutet, entspannt und gelockert. Grundlage ist Kokosöl, dem u. a. Moringablätterextrakt, Shatavari, Aloe Vera, Asparagus, Betelpfeffer, Punarnava (Boerhavia diffusa) und Pongamia-pinnata-Blatt-Extrakt beigemischt sind.

- **Teebaumöle aus Australien** werden seit vielen Jahrzehnten in der ganzen Welt mit großem Erfolg bei Hauterkrankungen und auch Muskelverspannungen angewendet. Bewährt hat sich hier in meiner Praxis besonders eine Mischung aus Johanniskrautöl (25 ml) mit folgenden Teebaumölen: 20 Tr. Cajeput, 30 Tr. Tee Tree, 20 Tr. Kanuka und 10 Tr. Manuka-Öl. Dazu können australische Wildblütenessenzen beigemischt werden mit je 3 Tr. Worrai, Pittosporum, Lantana, Silky Oak und She Oak Female.

Bewährte Öle, Salben und Absude aus unserer Kultur und ihre Anwendung:

Juckreiz: Cardio Spermum (Ballonrebe) wirkt juckreizstillend und entzündungshemmend aufgrund von kortisonähnlichen Inhaltsstoffen. Fertigsalbe Dermaplant hat sich besonders bewährt bei Neurodermitis.

Wunden: Virginische Zaubernuss (Hamametum) hat sich in der Praxis wunderbar bewährt bei allen schlechtheilenden Wunden, Dekubitus und bei Neurodermitis (Fertigsalbe Hametum).

Entzündungen: Dachwurzextrakt, Ringelblume (Fertigsalbe Calendula) oder Spitzwegerich (wirkt bakterizid)

Nässende Hautausschläge: Ackerstiefmütterchen-Teeabsud (hoher Anteil an Saponinen, Flavonoiden, Gerb-und Bitterstoffen)

Schlechte Wundheilung, Lymphstau, Bindegewebsvergiftung: Ackerschachtelhalm-Absud (hoher Anteil an Kieselsäure, verbessert auch die Elastizität der Haut)

Trockene Haut, Elastizitätsschwund: Aloe Vera (wirkt feuchtigkeitsspendend, regenerierend und elastizitätsfördernd)

Juckreiz durch Allergie: Bittersüßer Nachtschatten (Tee von innen)

Akne: Gänseblümchen

Venenentzündungen: Brennnessel-Hanf-Wickel

Ödeme und Stauungen: Steinklee (enthält Cumarine, verbessert Abfluss)

KAPITEL 7: NEUE KRÄFTE AKTIVIEREN

„Wer zugleich seine Schatten und sein Licht wahrnimmt, sieht sich von zwei Seiten und kommt damit in seine Mitte." C. G. Jung

Die bewährtesten Regenerationsrezepte

Regeneration – Eine Frage von Balance und Gleichgewicht

Die aktuelle Zeitqualität fordert uns, Dinge, die wir wissen, und Dinge, die wir intuitiv erahnen, nicht zu ignorieren, sondern sie sofort umzusetzen. Dabei spielen Balance und Gleichgewicht eine Schlüsselrolle. Kaum ein Bereich in unserer Welt ist davon ausgenommen.

Auf das Gleichgewicht kommt es an.

In der Weltpolitik mahnen Experten ein Gleichgewicht im Kräfteverhältnis der Supermächte an, Unternehmungen streben nach ausgeglichenen Bilanzen, selbst im Fußball sprechen Trainer von Gleichgewicht zwischen ihren Reihen und der Balance zwischen Verteidigung und Angriff, die spielentscheidend sein kann. Besonders die Medizin spricht von Homöostase, einem Zustand des Gleichgewichtes auf all den Ebenen unseres Seins. Überall um uns herum können wir das Naturgesetz der Polarität und des Ausgleichs beobachten. Es geht um das Gleichgewicht zwischen zwei Polen, die unser Leben entscheidend beeinflussen. Immer nur eines zu tun und das andere nicht ausreichend zu beachten, geht nicht und zieht Konsequenzen nach sich. So wie das Leben von Macht durch Ohn(e)macht geprägt ist, kann auch der Überaktivität und Übertreibung der Zwang zur Ruhe durch Krankheit folgen. Immer deutlicher werden die Botschaften unseres Körpers, die uns auffordern, unserer inneren, oft auch passiven Fähigkeit zur Regeneration mehr Aufmerksamkeit zu schenken.

So, wie wir einatmen, müssen wir auch ausatmen. So, wie wir uns anspannen, müssen wir auch entspannen, so, wie wir tags aktiv sind, braucht der Körper die Nacht, um zu regenerieren.

In den letzten 30 Jahren haben wir gewaltige Mittel in die Entwicklung, Verbesserung und Optimierung von Leistung investiert, im Sport mehr trainiert und im Beruf mehr gearbeitet. Jetzt stehen wir an einer Grenze, noch mehr heißt nicht zwingend noch besser. Noch mehr bedeutet in vielen beruflichen Bereichen, ausgebrannter, gestresster und damit zusammenbruchgefährdeter (Burnout) zu sein. Im Bereich des Sports würde noch mehr Trainingsbelastung zu steigender Verletzungsanfälligkeit führen. Der Schlüssel zum Quantensprung, um Leistung, Gesundheit, Lebensenergie und Lebensfreude optimal zu entfalten, liegt in einem weitunterschätzten Umfang in der Optimierung unserer regenerativen Fähigkeiten. Dieser sogenannte Gegenpol wurde im einseitigen Streben nach „immer mehr“ kaum berücksichtigt. Regeneration ist die Ausholbewegung zur Leistung, aber auch zu umfassender Gesundheit, zu Muße und Kreativität und hat mit Faulenzen oder Zeitvertreib nichts zu tun. Sportler wissen, je besser die Ausholbewegung, umso besser wird ihr Wurf gelingen! Wie bei einer Pendeluhr schlägt das Pendel immer auf beiden Seiten gleich weit aus, wenn eine Seite nicht klappt, kann auch die andere keine Wunder wirken.

Regeneration ist eine Ausholbewegung zur Leistung.

Schwingen zwischen zwei Polen

Wir Zivilisationsmenschen sind Meisterinnen und Meister der Leistung, von früh bis spät sind wir körperlich und mental beschäftigt, geben unser Bestes…

Das „Nachtanken“ haben wir nur rudimentär gelernt, und so können wir fast täglich beobachten, wie Leistungs- und Verantwortungsträgern im wahrsten Sinne der „Saft ausgeht“. Diese Einseitigkeit aufzulösen ist zentrales Anliegen von bewusster Regeneration, da nur Gleichgewicht auf den verschiedensten Ebenen des Körpers, unseres Organismus, unserem gesamten Leben wirklich eine gesunde Basis und damit Halt geben kann. Nehmen Sie der Ziehharmonika die Möglichkeit, zwischen den beiden Polen frei zu schwingen, bleibt sie stumm. Einseitigkeit „verträgt“ sie nicht, sie braucht beides, auseinander und zusammen, erst dann entsteht Musik. So wie auch die Möwe nur fliegen kann, wenn sie zwei Flügel hat und ihren Flügelschlag koordiniert. Nur Einseitigkeit alleine trägt den Vogel nicht.

Nachtanken will gelernt sein.

Immer mehr vom Selben

Im Laufe des Lebens erleben wir, wie sich unsere liebgewonnenen Gewohnheiten permanent wiederholen. Tagesabläufe, Bewegungsabläufe,

Meinungen, Vorurteile, Denkmuster, ja sogar Lieblingsspeisen sind meist so alt wie ihre Besitzer selbst. Wir leben in einer Leistungsgesellschaft, die von uns sehr viel abverlangt. Viele leisten sogar täglich deutlich mehr, als sie im Stande sind zu regenerieren, ein sicherer Weg ins Burnout. Wenn dann die vielen Stunden der täglichen Leistung, des Wollens, Sollens und Müssens endlich ihr Ende gefunden haben, kippen wir kollektiv in Unterhaltungs- und Spaßprogramme, welche uns reichlich geboten werden.

Auf unserer Erde halten sich Tag- und Nachtkräfte genau die Waage, und zwar sekundengenau über einen ganzen Jahreszyklus.

An jedem beliebigen Platz auf unserer Weltkugel herrscht ein perfektes Gleichgewicht zwischen Tag und Nacht. In der Natur stehen die Tagkräfte für Aktivität und Leistung, die Nachtkräfte hingegen für Entspannung und Ruhe. Der Kosmos hat unserer Erde und der Natur ein absolutes Gleichgewicht der Kräfte verordnet.

Die eigene Leistungsfähigkeit ist nur so groß wie die eigene Regenerationsfähigkeit!

Ein Beispiel der von der Natur verschriebenen Erfolgsstrategie ist der Atem. Wir eröffnen unser Leben mit dem ersten Einatemzug und hauchen das Leben mit dem letzten Atemseufzer wieder aus. Jeder Atemzug dazwischen ist Leben. Schließen Sie dazu kurz die Augen und spüren Sie dem Luftstrom nach. Er besteht aus zwei Teilen, dem Ein- und dem Ausatmen. Sie wechseln sich ein Leben lang ab, es sind die beiden Hälften von ein und derselben Sache. Je tiefer der Ausatem, desto tiefer kann auch der darauffolgende Einatem werden und umgekehrt, ja, er muss es sogar werden. Die beiden Atemhälften bedingen einander, gehören untrennbar zusammen. Übernehmen wir diesen Part gerne und freiwillig, kann man es als Regeneration und Prävention bezeichnen, die unfreiwillige Version heißt Therapie und Reha.

Bei Geburt übernehmen wir eine unausgesprochene, aber lebenslang übergeordnete Aufgabe, für den Ausgleich zu sorgen.

Beginnen Sie nun, ausschließlich EINZUATMEN! Nach spätestens einer Minute wird Ihr Vorhaben, Einseitigkeit zu leben, kläglich scheitern. Sie werden so viel Atemdruck aufbauen, dass der nächste Ausatemzug eine wahre Erlösung sein wird. Praktisch zwingt Sie das Leben in den Ausatem und somit in den Gegenpol. Vielleicht können Sie auch erahnen, dass der Ausatem Sie im wahrsten Sinne des Wortes rettet.

Regeneration über Bewegung

Schon wenig Sport steigert drastisch die Lebenserwartung.

Viele Menschen haben Bewegung und Sport längst aus ihrem Alltag verbannt. Die einen sind schlichtweg zu faul, für andere verhindern Stress und berufliche Belastung – angeblich – den Bewegungsdrang. Dabei weiß jeder, wie gesund Sport ist. Doch wie viel Zeit muss man tatsächlich investieren? Wie klein darf das sportliche Engagement ausfallen? Die Weltgesundheitsorganisation (WHO) empfiehlt, sich täglich mindestens eine halbe Stunde körperlich zu ertüchtigen. Doch diese Angabe wirkt auf viele Sportmuffel so abschreckend, dass sie es gleich ganz bleiben lassen. Nun allerdings geben Mediziner der University of Texas und der University South Carolina sowie aus Taiwan Entwarnung: Eine Viertelstunde Sport pro Tag reicht demnach aus, die Lebensdauer statistisch um mindestens drei Jahre, 30 Minuten Sport pro Tag können das Leben um bis zu 8 Jahre verlängern und dabei das Herzinfarkt- und Schlaganfallrisiko um bis zu 40 % zu senken.

Das Team um Chi-Pang Wen von den National Health Research Institutes in Zhunan wertete hierfür Daten von über 400.000 Taiwanesen aus. Die Probanden nahmen zwischen 1996 und 2008 an einem Gesundheitsvorsorgeprogramm eines privaten Unternehmens teil, im Durchschnitt hielten sie acht Jahre lang durch. Das Ergebnis: Schon eine sportliche Tätigkeit von nur einer Viertelstunde pro Tag oder 90 Minuten pro Woche senke das Sterberisiko um 14 % – und das unabhängig von Geschlecht, Alter, Nikotin- und Alkoholkonsum sowie vom Gesundheitszustand. Jede weitere Viertelstunde bringt zusätzlichen Gesundheitsgewinn. Wer mehr als 180 Minuten pro Tag Sport treibt, hat den Vorteil jedoch ausgeschöpft. Sport wirkt lebensverlängernd, weil er das Risiko für Herz-Kreislauf-Erkrankungen, Diabetes und Krebs reduziert – sei es durch die Senkung des Blutdrucks oder durch Muskelaufbau und eine günstige Stoffwechselregulierung. Eine Verbesserung der Ausdauer stärkt zudem das Immunsystem, und dieses ist im Kampf gegen Krebs erfolgreicher als ein schwaches.

Auch vor Alzheimer schützt Sport und mit mäßiger Aktivität können Gelenkkrankheiten verhindert werden. Die Forscher betonen zudem, dass nur Bewegung während der Freizeit wirklich effektiv ist.

Nur wenn Sport mental unbelastet von Arbeit und Pflichten ausgeübt wird, werden mehr Glückshormone (Endorphine) ausgeschüttet.

Das verbessere das mentale Wohlbefinden und somit auch die körperliche Gesundheit. Der Einstieg in den Sport sei für bislang unsportliche Menschen leichter, wenn nicht gleich eine halbe Stunde gefordert werde. Auch ist bei diesem Schritt – von „nichts tun" zu „etwas tun" – der Profit am größten. Denn der Zusammenhang ist nicht linear, sondern exponentiell – auch das zeigt die neue Studie. Wer wenig Sport treibt, hat einen großen Nutzen, wer seine Aktivitäten von z. B. drei auf fünf Stunden pro Woche steigert, dem bringt es nicht mehr viel. Wird der Sport präventiv betrieben, so reiche eine mäßige Aktivität, bei der der Puls mindestens 30 % über dem normalen Maß liegt. Mit Treppensteigen allein ist es aber nicht getan: Wichtig sei eine intensive Belastung, um eine deutliche Verbesserung des gesundheitlichen Wohlbefindens zu erzielen.

Nach einer Analyse von Steven Hooker von der Universität in Columbia/South Carolina haben körperlich aktive Männer (oberstes Quartal in der kardiovaskulären Fitness) ein um 40 % niedrigeres Risiko, einen Schlaganfall zu erleiden. Bei den sportlichsten Frauen war das relative Schlaganfallrisiko sogar um 43 % niedriger. Um das Risiko zu senken, waren keine außerordentlichen sportlichen Leistungen notwendig: Forciertes Gehen oder Aerobic über 30 Minuten an fünf Tagen in der Woche, also die übliche von Kardiologen geforderte Intensität, waren ausreichend.

Praktischer Tipp: Täglich 15 Minuten laufen (joggen oder walken) und dann weiter Tagesschritte zählen. Wir wissen, dass der Mensch, um gesund zu bleiben, etwa 8.500 bis 12.000 Schritte pro Tag machen sollte.

Regeneration setzt aber auch auf ausgleichende Impulse, um muskuläre Dysbalancen zu korrigieren. Auf dieser Ebene liegt die Wiederherstellung eines ganz persönlichen subtilen Gleichgewichts zwischen Kraft und Flexibilität in allen bedeutsamen Muskelgruppen im Zentrum der Aufmerksamkeit. Degenerierte Muskeln gilt es zu kräftigen und häufig gebrauchte, sprich kräftige, meist verkürzte Muskeln wieder in ihre ursprüngliche Länge zurückzuführen.

Da kommt ein kurzes Joggen mit vorheriger Dehnung und einigen Dehnungsstopp gerade richtig.

Gehirnregeneration

Unser Gehirn funktioniert im völlig ausgeglichenen Zustand am besten und kann dann brilliante, lebensbereichernde Impulse bringen. Mit harmonisierenden Reizen können wir es balancieren und in die Pole-Position bringen. Dass wir dies regelmäßig tun, ist besonders für uns Kopfarbeiter und Endlosdenker extrem wichtig.

Zu viel denken macht krank, wenn der Ausgleich fehlt.

Durch viele Stunden tägliches, logisches, analytisches, digitales Denken kommen wir im Laufe der Jahre in eine krasse Ungleichgewichtssituation in unseren Gehirnhemisphären. Diese Einseitigkeit führt zu einer Reihe von Störungen in Gesundheit, Leistung und Wohlbefinden. Mit einer einfachen Übung können wir hier Ausgleich schaffen.

Übung 1

Stellen Sie sich mit hüftbreit geöffneten Beinen in eine stabile Position. Mit einem tiefen Einatemzug und noch tieferem Ausatemseufzer lassen Sie Ihre Augen zugehen und ziehen Ihre Aufmerksamkeit auf einen fließenden, runden und gleichmäßigen Atem. Legen Sie beide Hände auf den Unterbauch und versuchen Sie, Ihren im allgemeinen im Brustbereich befindlichen Atemschwerpunkt hinunter in den Bauchraum zu verlegen, so, als könnten Sie in Ihre Handflächen atmen. Nach einigen Sekunden Bewegungslosigkeit schieben Sie nun Ihren Körperschwerpunkt hinüber auf Ihr linkes Bein, ohne die Augen zu öffnen. Bringen Sie sich auf Ihrem linken Bein ins Lot und beginnen Sie nun Ihr rechtes Bein vom Boden wegzutippen, um es schließlich wegzuheben. Suchen Sie am linken Bein stehend bei geschlossenen Augen Ihre „neue Mitte" und verlassen Sie dabei nie Ihren Atemschwerpunkt im Unterbauch. Mit etwas Übung wird es Ihnen gelingen, jeweils ein paar Sekunden länger auf einem Bein zu verharren, um Ihr Gleichgewicht bemüht. Wenn Sie mental freie Kapazität dafür haben, fügen Sie im ersten Ausbauschritt der Übung noch die wichtige Augenbewegung hinzu. Hinter Ihren geschlossenen Augenlidern lassen Sie Ihren nach innen gerichteten Blick entlang eines Unendlichzeichens oder einer umgefallenen Acht mit steigender Diagonale fließen. Sobald eine Überspannung im Standbein entsteht, wechseln Sie langsam und bei geschlossenen Augenlidern auf Ihr rechtes Bein hinüber. Bei etwas Geduld und Übung steigern Sie auf circa 30 Sekunden „blindes Stehen mit Ihrer liegenden Acht und tiefem Atemschwerpunkt" pro Standbein. Es handelt sich um eine hervorragende Übung, die Sie sofort aus dem logischen Denken der linken Gehirnhälfte herausführt und blitzschnell für regenerative Impulse, Wachheit und mentale Präsenz sorgt.

30 Sekunden „blindes Stehen" wirken Wunder.

Eine Minute mentale Regeneration pro Stunde konzentrierten Arbeitens ergibt eine zeitoptimierte und effiziente Erfolgschance für Kopfarbeiter und Lernende. Wie bei allen regenerativen Ansätzen geht es auch hierbei nicht ums „Können", sondern ums „Üben".

Übung 2

Stellen Sie sich auf allen Ebenen des Seins die Frage: Was habe ich heute gemacht und welches Gegengewicht braucht es, um die Mitte wieder zu erlangen und zu garantieren? Danach machen Sie sich auf die Suche nach praktikablen, individuellen, kreativen und zeitoptimierten Möglichkeiten der Umsetzung. Ein Sportler, der über Stunden körperlich hart trainiert, braucht einen ganz anderen Gegenpol als ein Angestellter mit sitzender Tätigkeit. Ein Kopfarbeiter hat anders zu regenerieren als ein Bauarbeiter und jemand, der am Fließband seine Arbeit verrichtet, wiederum anders als ein Lehrer. Das Gemeinsame von allen ist: Sie haben zu regenerieren. Das Wie ist völlig unterschiedlich. Wer täglich mehrere Stunden beruflich vor einem Computer verbringt, kann nicht hoffen, über Fernsehen am Abend die nötige Regeneration im Nervensystem, in den Sinnesorganen, dem Gehirn oder am Bewegungsapparat zu erfahren. Um den Gegenpol, der letztlich zu Regeneration führt, auch wirklich leben zu können, müssen wir ihn zuerst erkennen. Jede Einseitigkeit ist letztendlich Energieverschwendung.

Das Gleichgewicht der sechs Lebensbereiche

Grundsätzliche Regeneration und damit eine nachhaltige Basis für ein langes Leben erreichen wir, wenn wir die Wurzeln der altgriechischen „Diaita“ im Auge behalten. Es sind die heute noch gültigen Grundrezepte für ein langes und natürliches Leben im Gesunden. Sie wurden einst von Hippokrates formuliert. Bei diesen Rezepten geht es darum, sechs Lebensbereiche im Gleichgewicht zu halten:

Aer (Luft): die Qualität der Umgebung im Gleichgewicht halten, dies hinsichtlich Helligkeit, Temperatur, Feuchte, Geruch und Reinheit sowie des jahreszeitlichen Klimas und der Anpassung von Wohnung und Kleidung, und zwar so, dass es persönlich passt und angenehm ist.

Cibus et potus (Nahrung): die Qualität der Speisen und Getränke nach ihren Eigenschaften warm, kalt, feucht, trocken, nach ihrer vegetabilen oder animalischen Herkunft und nach der Zubereitungsart ebenso im Gleichgewicht halten wie den Zeitpunkt und die Art der nicht unmäßigen Nahrungsaufnahme.

Motus et quies (Bewegung): die Auswirkung maßvoller oder übermäßiger Bewegung des Körpers oder einzelner Körperteile bei Arbeit (motus) und Sport (exercitia) im Gleichgewicht halten mit deren Kompensation durch Ruhe und Entspannung. Rhythmisierung des Alltags.

Somnus et vigilia (Schlaf): die Bedeutung von rechter Zeit und Dauer der Schlaf- und Wachzeiten für den Ablauf physiologischer Prozesse erkennen und beachten. Gesundheitsförderliche Gestaltung des Bettes und seiner Umgebung. Das Gleichgewicht zwischen erholsamem Schlaf und Aktivität halten.

Repletio et evacutio (Ausscheidungen): Die Regulierung und Beobachtung der Körperausscheidungen, wie Stuhl und Winde, Urin, Sperma und Menstruationsblut, Tränenflüssigkeit und Speichel, Auswürfen aus Mund und Nase. Aufnahme und Ausscheidung sollen einem Gleichgewicht unterliegen.

Passiones (Emotionen): der freie und ungehinderte Fluss der Gemütsbewegungen: den förderlichen und ebenso schädlichen Einfluss der sechs Emotionen oder Affekte Zorn (ira), Freude (gaudium s. laetitia), Angst (angustia), Furcht (timor), Traurigkeit (tristitia) und Scham (verecundia) erkennen und sie und ihre körperlichen Auswirkungen im Auge behalten.

Wir können gesünder und länger leben, wenn wir täglich auf das Gleichgewicht der Kräfte achten.

Diese regenerativen Grundrezepte haben heute wie damals Gültigkeit. Wir können sie heute dank modernster Regenerationsforschung ergänzen durch ausgeklügelte Tiefenentspannungs-, Koordinations- und Synchronisations- sowie Gleichgewichtsübungen (s. Hemisphären-Ausgleich, Brain Gym u. a.), entstressen und ein maximales Regenerationspotential freisetzen.

„Das Gleichgewicht von Weisheit und Mitgefühl ist der Schlüssel zum glücklichen Leben."
Dalai Lama

Dem Bereich Regeneration gehört zweifelsfrei die Zukunft. Er verdient deutlich mehr Aufmerksamkeit. Jetzt ist die Zeit aber auch reif, noch einen Schritt weiterzugehen: Von einem „So solltest du leben" hin zu einem: „Was fühlst du, was ist für dich richtig, was brauchst du, wie willst du leben?"

Die bewährtesten Ernährungsrezepte

Du bist, was du isst.

Wenn der Körper aus dem Gleichgewicht geraten ist, ist eine Fastenkur oder eine vorübergehende Diät immer sehr entlastend und reinigend für den Körper. Die einfachste Beschreibung einer Diät ist ein 3-4 wöchiger Umstieg auf eine vollwertig vegane Ernährungsweise: Ganz einfach viel Gemüse, Salate, Pilze, Reis, Kartoffeln und Obst. Dabei aber konsequenter Verzicht auf alles Tierische und damit natürlich auch auf Milch, Eier und Käse. Auch sollte man in dieser Zeit Brot vollständig weglassen. Damit kann der Körper entlastet werden. Wenn wir mit falscher oder belastender Nahrung nicht gegen die Gesundung arbeiten, schlägt auch jede Heilkräutertherapie deutlich besser an. Über die Jahre konnte ich beobachten, dass die Ernährung nach den 5-Elementen für ein gesundes und kraftvolles Sein die meisten Vorteile bringt. Es lohnt sich sehr, dies einmal am eigenen Leib auszuprobieren. Vorab ein kurzer Blick auf die Bedeutung der 5-Elemente aus Sicht der asiatischen Medizin.

Die Ernährung nach den 5-Elementen

„Wehret den Anfängen" war schon immer das Motto der chinesischen Medizin und so ergab es sich, dass man im alten China von vorneherein mit einer bewussten Ernährung einem Ungleichgewicht der Elemente und damit gesundheitlichen Störungen vorbeugte. Dazu teilte man zunächst alle Lebensmittel aufgrund ihres Geschmacks, ihrer Farbe und ihrer Form in die verschiedenen Elementkategorien ein und klassifizierte sie außerdem noch anhand ihrer thermischen Eigenschaften nach kalt, erfrischend, neutral, warm und heiß. Dabei ist es nicht immer einfach, ein Nahrungsmittel hundertprozentig einem Element zuzuordnen, denn gerade Gemüse und Obst sind häufig nicht eindeutig zu klassifizieren. Äpfel gehören z. B. wegen ihres süßen Geschmacks und der oft gelblichen Farbe in erster Linie zum Erdelement. Einem sattgrünen und sauren Apfel würde man aber durchaus auch Anteile aus dem Holzelement zuteilen. Vor allem viele Obst- und Gemüsesorten tragen mehrere Elementanteile in sich und wirken gerade deshalb besonders harmonisierend und ausgleichend auf unseren Organismus.

Unabhängig von der eigenen körperlichen Konstitution gibt es einige grundsätzliche Ernährungsregeln, die generell gelten:

1. Passen Sie Ihre tägliche Ernährung dem Klima und den Jahreszeiten an!

Als die Errungenschaften der modernen Technik wie Kühl- und Gefrierschränke noch keinen Einzug ins tägliche Leben gehalten hatten und Nahrungsmittel noch nicht über weite Strecken transportiert wurden, ernährte man sich ‚gezwungenermaßen' immer nur von den Dingen, die es zur entsprechenden Jahreszeit vor Ort gab. Was unsere Vorfahren instinktiv richtig gemacht haben, das ist auch bei der 5-Elemente-Ernährung heute wichtiger denn je: Unser Körper reagiert nämlich sehr sensibel auf die entsprechenden Jahreszeiten und damit verbundenen Außentemperaturen. So bekommen ihm generell im kalten Winter wärmende Speisen wie Eintöpfe aus heimischen Kohl- und Gemüsearten besser als exotische Früchte, die bei sommerlichen Temperaturen genossen uns durchaus angenehme Kühle und Entspannung geben können. Im Frühling helfen uns erfrischende und säuerliche Nahrungsmittel aus dem Holzelement besonders gut dabei, die überschüssige Energie zu zerstreuen, während wir im Herbst z. B. mit einem pikanten Gemüsecurry unser Metallelement hervorragend stärken und Stagnationen im Körper auflösen. Wer sich weitestgehend an diese Regel hält, wird schnell merken, wie Körper und Geist an Energie und Kraft gewinnen.

Ernähre dich immer nur von den Dingen, die die Natur im Zyklus der Jahreszeiten wachsen lässt.

2. Passen Sie die tägliche Ernährung Ihrer Konstitution an!

Überprüfen Sie Ihren Speiseplan regelmäßig und passen Sie ihn Ihrem persönlichen Empfinden an. Ist Ihnen eher kalt, haben Sie oft kalte Hände und/oder Füße und eine eher schleppende Verdauung? Dann ist es sicher hilfreich, verstärkt thermisch warme, lang gekochte Gerichte zu sich zu nehmen. Frischer Salat, Obst oder auch Milchprodukte können die Kälte verstärken und zu Ablagerungen und Schleimbildung im Körper führen, denn er hat oft einfach nicht genug Energie, um diese Nahrungsmittel auf Körpertemperatur zu bringen und zu verarbeiten. Wenn Sie eher mit Hitzewallungen und nächtlichen Schweißausbrüchen zu kämpfen haben oder zu trockener Haut und trockenen Schleimhäuten neigen,

Passen Sie den Speiseplan Ihrem körperlichen Empfinden an.

sollten Sie sich eher von erfrischenden und befeuchtenden Lebensmitteln ernähren. Ein dünner, nervöser Mensch, der unter Anspannung leidet, sollte mehr Nahrungsmittel zu sich nehmen, die das Yin aufbauen, wie zum Beispiel Fette oder Eiweiße.

Das Geheimnis liegt dabei darin, die Balance zu halten, also keines der Elemente extrem zu bevorzugen oder zu vernachlässigen.

3. Bringen Sie die fünf Geschmacksrichtungen sauer, bitter, süß, scharf und salzig in ausgewogenem Maße in Ihre Ernährung ein!

Prinzipiell sollte man versuchen, in einem Gericht möglichst alle fünf Geschmacksrichtungen zu vereinen. Eine extreme Vorliebe für oder extreme Abneigung gegen eine bestimmte Geschmacksrichtung deutet fast immer auf ein energetisches Ungleichgewicht im Körper hin.

Alle fünf Elemente in einem Gericht zu kombinieren ist gar nicht so schwer, wie es vielleicht auf den ersten Blick erscheinen mag. Oftmals braucht man dazu nur eine kleine Menge von jedem Element (etwa in Form von Kräutern und Gewürzen) zu jeder Mahlzeit zuzufügen und schon ist der Elementezyklus komplett.

Eine Ausnahme bei dieser Regel ist übrigens das Erd-Element. Ein Gericht kann nämlich sehr wohl nur aus Erd-Nahrungsmitteln bestehen und trotzdem unseren Organismus nicht aus dem Gleichgewicht bringen. Das liegt daran, dass Nahrungsmittel aus dem Erd-Element generell Energie aufbauen und eine harmonisierende Wirkung auf unsere Mitte haben. Für unser persönliches Empfinden ist eine Mahlzeit aus süß-erdigen Zutaten wie Obst oder Gemüse sehr nährend. Ein Essen, das nur aus scharfen, bitteren, sauren oder salzigen Zutaten besteht, bringt dagegen unser Gleichgewicht leicht aus der Waage.

4. Stärken Sie Ihre Mitte!

Die Erde nimmt eine besondere Stellung in der 5-Elemente-Ernährung ein. Sie wird auf organischer Ebene von Magen, Milz und Bauchspeicheldrüse repräsentiert. Mit Speisen und Getränken aus dem Erdelement kann man eigentlich nie etwas falsch machen, denn sie wirken generell kräftigend und harmonisierend auf den gesamten Organismus und stärken unsere Mitte. Eine Einschränkung gibt es allerdings – Süßigkeiten! Besonders von den mit Weißzucker und Auszugsmehl industriell gefertigten sollte man die Finger lassen und sich lieber der natürlichen Süße zuwenden, wie sie in Obst, Gemüse und Getreide zu finden ist. Weißer Zucker gehört auch in der 5-Elemente-Lehre auf den Index, denn er entzieht dem Körper wertvolle Energie und schwächt unsere Organe. Natürlich braucht der menschliche Organismus den süßen Geschmack, denn er entspannt Milz und Verdauungsorgane. Interpretieren Sie Heißhunger auf Süßes jedoch nicht falsch – Ihr Körper braucht natürlich süße Nahrung und keinen Schokoladenriegel! Gesunde Alternativen sind getrocknetes Obst, Getreide oder auch Nüsse.

5. Kochen Sie selbst!

Jeder Mensch ist anders – und deshalb kann man auch nicht pauschal eine Ernährungsrichtung für alle festlegen. Im Gegensatz zur Rohkost-Ernährung, die hierzulande oft als wahre Wunderwaffe gegen alle Zivilisationskrankheiten angeführt wird, baut die 5-Elemente-Kost auf die Energetisierung der Speisen durch mehr oder weniger langes Kochen. Ein guter Koch war im früheren China immer auch ein wenig Arzt, denn Zusammenstellung und Zubereitung der Speisen stimmte er perfekt auf die Konstitution seiner Kunden ab. Gerade in unseren kühleren Breitengraden ist nach der Philosophie der alten Chinesen eine Ernährung, die hauptsächlich auf ungekochter Nahrung basiert, für den Energiehaushalt des Körpers eine mittlere Katastrophe. Eine langgekochte Gemüsebrühe gibt unserem Körper einen viel besseren Schutz vor Erkältungskrankheiten als ein frisch gepresster Orangensaft. Kalte Milchprodukte unterstützen uns nicht beim Schlankwerden, sondern führen zu Schleimbildung im Körper und damit unter Umstanden zur Gewichtszunahme. Und auch die viel gepriesene Rohkost ist nicht pauschal für jeden das Richtige und führt im Zweifelsfall eher zu Abgespanntheit und ständiger Müdigkeit. Grundsätzlich sollten Sie besonders in der kühleren Jahreszeit wenigstens einmal am Tag eine warme Mahlzeit zu sich nehmen und Ihrem Körper damit die Gelegenheit geben, Energie und Säfte aufzubauen.

Ein guter Koch war im alten China auch ein wenig Arzt.

6. Beginnen Sie jeden Tag mit einem guten und reichhaltigen Frühstück und nehmen Sie sich ausreichend Zeit dafür!

Schon unsere Großmütter wussten, dass man morgens wie ein König, mittags wie ein Edelmann und abends wie ein Bettelmann essen soll. Zwischen 7 und 11 Uhr morgens haben Magen und Milz aus Sicht der Traditionellen Chinesischen Medizin ihr Hoch und können die aufgenommene Nahrung am besten verwerten. Da darf das Frühstück ruhig ein wenig üppiger ausfallen als nur mit Obst oder einem Kaffee. Ideal ist eine gekochte Getreidemahlzeit – die gibt Kraft für den ganzen restlichen Tag. Sie sollten sich allerdings niemals zum Essen zwingen. Wer morgens nach dem Aufstehen partout keinen Appetit hat, trinkt einfach nur eine warme Brühe, heißes Wasser oder einen Kräutertee und nimmt sein Frühstück eben erst am späten Vormittag ein.

7. Nehmen Sie möglichst viel Qi-reiche Nahrung zu sich!

Je frischer die Nahrung, die täglich auf den Tisch kommt, desto energiereicher – das leuchtet sicher jedem ein! Mikrowelle, Tiefkühltruhe, Fertiggerichte und Co. sind echte Energiekiller! Besonders regelmäßig genossene Tiefkühlkost schwächt aus Sicht der TCM die Milz und damit die innere Abwehr, sodass man viel anfälliger für Erkältungen, Schnupfen, Husten und Verdauungsbeschwerden wird. Wenn man schon diese Art von Nahrung zu sich nehmen muss, sollte man die Mahlzeit wenigstens ‚energetisch' anreichern, z. B. mit frischen oder luftgetrockneten Kräutern. Ganz entscheidend für den Qi-Gehalt der Nahrung ist natürlich auch die Einstellung des Koches/der Köchin. Ein mit Liebe und Sorgfalt gekochtes Mahl ist einfach um ein Vielfaches energiereicher und bekömmlicher als industriell gefertigte Massenware.

8. Reduzieren Sie den Verzehr von tierischen Produkten und Gluten!

Vor allem auf Fleisch, Kuhmilchprodukte und Weizenmehl sollten Sie langfristig komplett verzichten. Das wirkt sich positiv auf Körper und Geist aus, macht uns wacher und leistungsfähiger, verringert Ablagerungen und Feuchtigkeit im Körper – und ist außerdem gut für unseren Planeten. Dabei geht es nicht um einen radikalen Wechsel, sondern vielmehr um einen fließenden Übergang zu einer gesünderen und nachhaltigeren Lebensweise, die Ihnen nach und nach zur Selbstverständlichkeit wird, ohne dass Sie dabei irgendetwas vermissen.

9. Entgiften Sie einmal im Jahr!

Die Holzjahreszeit Frühjahr ist dafür besonders gut geeignet, denn nun können Leber und Galle von den aufsteigenden Säften im Frühling profitieren und noch besser ihre Arbeit tun. Wer sich für das Fasten entscheidet, sollte das Ganze auf jeden Fall mit spirituellen Praktiken verbinden. Eine sanftere Entgiftungskur, bei der die Verdauung wunderbar entlastet wird, ist die 5-Elemente-Getreidekur, die man für mindestens 9-11 Tage durchführen sollte.

10. Gewöhnen Sie sich ein Stück Esskultur an!

Neben der Atmung ist die Nahrungsaufnahme die wichtigste Möglichkeit, den Körper mit Energie zu versorgen. Geben Sie deshalb Ihren Mahlzeiten die Bedeutung, die ihnen zukommt!

- Essen Sie nicht zwischen Tür und Angel, sondern nehmen Sie sich Zeit für Ihre Mahlzeiten!
- Essen Sie, wenn Sie essen! Das bedeutet, dass Sie sich auf Ihre Mahlzeit konzentrieren sollten. Fernsehen, Radio hören, Lesen oder auch tiefgreifende Gespräche sind Dinge, die Sie vor oder nach dem Essen tun können, aber nicht währenddessen.
- Streiten Sie nicht beim Essen und vermeiden Sie es, Nahrung aufzunehmen, wenn Sie sich gerade geärgert haben oder emotional angespannt sind.
- Essen Sie regelmäßig! Es ist viel besser, wenn Sie zweimal am Tag Nahrung zu sich nehmen, als ohne festen Zeitplan mal hier, mal da kleine Häppchen zu futtern. Auch bei der Menge sollten Sie konstant bleiben. Es kostet Ihren Organismus viel Kraft, wenn Sie an einem Tag sehr viel und am nächsten wieder sehr wenig essen.
- Gewöhnen Sie sich daran, gut zu kauen. Besonders Getreidegerichte wollen gut zerkleinert werden, bevor sie in den Verdauungstrakt gelangen. Ein positiver Nebeneffekt des gründlichen Kauens ist, dass so die natürliche Süße von Getreide und Gemüse besser hervortritt und der Heißhunger auf Süßes vermindert wird.

Zu welcher Elementgruppe gehören Ihre Schwachstellen?

Mit den oben angeführten, allgemeinen Grundregeln kann man sicher schon einiges für das persönliche Wohlbefinden tun. Das Besondere an der Ernährung nach den fünf Elementen ist jedoch, dass man mit ihrer Hilfe Disharmonien in Körper, Geist und Seele auflösen kann. Dafür muss man zunächst herausfinden, welche Elemente im Körper besondere Aufmerksamkeit brauchen. Ist man dem Ungleichgewicht im Körper erst einmal auf die Spur gekommen, kann man es mit der entsprechenden Nahrung oder Rezepturen gezielt ausgleichen. Wer es ganz genau wissen will, sollte einen TCM-Ernährungsspezialisten konsultieren, der nach einer ausführlichen Bestandsaufnahme einen individuellen Ernährungsplan zusammenstellt.

Die Ethno Health Rezepturen und die 5-Elemente-Ernährung

Aufgrund ihrer Wirkung und Inhaltsstoffe lassen sich die in diesem Buch beschriebenen Ethno Health Rezepturen wunderbar den 5-Elementen zuordnen. Neben der Einnahme der wirkungsstarken Rezepturen ist es aber auch wichtig, die Ernährung entsprechend umzustellen, um so körperlich, seelisch und emotionale Ungleichgewichte auszugleichen. Nachfolgend stellen wir zu jeder Rezeptur und damit für jedes der 5-Elemente ein paar Grundrezepte vor. Wer mehr über diese Art der Ernährung wissen möchte oder einfach nur mehr Rezepte braucht, wird auf der Webseite www.5-elemente.org von Daniela Herzberg und Roger Keller fündig.

Zur Prävention und für eine stabile Gesundheit sowie frische Lebenskraft eignen sich hervorragend 10 Ethnorezepturen. Jeweils zwei sind den 5-Elementen so zugeordnet, dass man bei der Schwächung eines der Elemente gezielt diesen Rezepturen den Vorrang geben kann.

Holz: Immunkraft, Leberkraft
Feuer: Enzymkraft, OPC-Kraft
Erde: Wurzel-Komplex, Eiweiß-Vitalkomplex
Metall: Pilzkraft, Darmkraft
Wasser: Algenkraft, Ayurveda Balance

- Holzelement -

Holz steht generell für Spielfreude, Kreativität, Freiheitsdrang und Schöpferkraft und repräsentiert in der 5-Elemente-Lehre nicht nur den Frühling, sondern auch die ungestüme Kindheit des Menschen. Die lebendigen Grüntöne aus der Natur gehören ebenso zum Holz-Element wie der saure Geschmack. Auf körperlicher Ebene sind die Organe Leber und Galle sowie Augen und Sehnen diesem Element zugeordnet. Gefühle wie Wut können sich in der Leber stauen und zu ernsthaften gesundheitlichen Problemen in diesem Funktionskreis führen.

Aus Sicht der 5-Elemente-Ernährung gehören unter anderem säuerliche Beerenfrüchte, wie sie in Immunkraft von Ethno Health enthalten sind, zum Holzelement.

Rezepte für ein ausgeglichenes Holzelement

Gesundes Frühstück für das Holzelement: Rote Beerengrütze mit Dinkelflocken

Zutaten für 4 Portionen:

- 400 g frische Beerenfrüchte (z. B. Erdbeeren, Brombeeren, Heidelbeeren, Himbeeren)
- 100 g eingelegte Sauerkirschen
- 150 ml Kirschsaft (bei ungesüßten Sauerkirschen kann man auch das Einlegewasser verwenden)
- Zitronenschale von einer Bio-Zitrone
- 4 Esslöffel Holundersirup
- 50 ml warmes Wasser
- 1 Vanillestange
- 140 ml Gerstenmalz
- 1 Esslöffel Maisstärke
- 1 Zimtstange
- 6 Kapseln Kardamom
- 1 Prise Salz

Zitrone hauchdünn schälen (so dass das Weiße an der Frucht bleibt). Kardamomkapseln mit einem breiten Messer aufdrücken, Vanillestange aufschlitzen und das Mark herauskratzen.

Kirschsaft und warmes Wasser mit Gerstenmalz in einem Topf aufkochen lassen. Vanillemark und -stange, Zimtstange, Kardamomkapseln, Salz, Zitronenschale und Sauerkirschen dazugeben und das Ganze mindestens 15 Minuten sanft köcheln lassen.

In der Zwischenzeit die Beeren waschen und putzen und auf Küchenkrepp abtropfen lassen.

Sud mit Holundersirup abschmecken. Maisstärke mit etwas warmem Wasser in einem Glas anrühren und unter den Sud mischen. Aufkochen lassen, bis das Ganze schön angedickt ist. Dann den Sud durch ein Sieb in eine Schüssel gießen und die geputzten Beeren vorsichtig untermischen. Auf Zimmertemperatur abkühlen lassen und servieren.

Hauptgericht für das Holzelement: Zucchini-Kräuterplätzchen mit Zitronendip

Zutaten für 2 Portionen

- 2 mittelgroße Zucchini (etwa 500 g)
- 1 kleine grüne Paprika
- 1 fein gehackte Frühlingszwiebel
- 1/2 Teelöffel Salz
- 6 Esslöffel Kichererbsenmehl
- 1 Esslöffel fein gehackter Bärlauch
- 2 Esslöffel fein gehackte Petersilie
- 1 Esslöffel Chia-Samen
- 6 Esslöffel warmes Wasser
- neutrales, hoch erhitzbares Pflanzenöl zum Ausbacken

Für den Zitronen-Cashew-Dip:

- 200 g gesalzene Cashewnüsse
- 1 Esslöffel mittelscharfer Senf
- etwa 100 ml Wasser
- Salz
- 1 Esslöffel fein geriebene Zitronenschale
- 2 Esslöffel Zitronensaft
- 8–10 große Basilikumblätter

Chiasamen mit dem warmen Wasser vermischen und 20 Minuten quellen lassen.

Zucchini fein reiben und mit ½ Teelöffel Salz vermischen. In ein Sieb geben und 10 Minuten durchziehen lassen. Dann gründlich ausdrücken, so dass überschüssige Flüssigkeit entweichen kann.

Paprika in sehr kleine Würfel schneiden, Frühlingszwiebel in feine Ringe schneiden.

Chiamischung, Zucchini, Paprika, Frühlingszwiebel mit Kichererbsenmehl vermischen und gehackte Petersilie und Bärlauch unterheben. 10 Minuten ruhen lassen, dabei immer wieder umrühren.

In der Zwischenzeit alle Zutaten für den Cashewdip in einen High-Speed-Mixer geben und sämig pürieren.

Das Öl in einer Pfanne erhitzen und esslöffelgroße Plätzchen nach und nach goldgelb ausbacken. Auf Küchenkrepp abtropfen lassen und mit dem Cashewdip servieren.

Suppe/Eintopf für das Holzelement: Tomateneintopf mit Spitzkohl

Zutaten für 4 Portionen:

- 3 Möhren
- 400 g Süßkartoffeln
- 1 gehäufter Teelöffel gekörnte Gemüsebrühe ohne Hefe oder Geschmacksverstärker
- 1 kleine Stange Lauch
- 2 Lorbeerblätter
- Pfeffer
- Meersalz
- 1 Esslöffel weißer Balsamicoessig
- 500 g passierte Tomaten
- 5 Esslöffel Tomatenmark
- 600 ml warmes Wasser
- 200 g frischer Spitzkohl (Kale)

Süßkartoffeln schälen und in Würfel schneiden. Möhren und Lauch putzen und kleinschneiden. Gemüse mit einer Prise Salz, Balsamico, passierten Tomaten, warmem Wasser, gekörnter Brühe und Lorbeerblättern in einem Suppentopf aufsetzen und so lange köcheln lassen, bis die Süßkartoffeln und Möhren weich sind (das dauert etwa 20-25 Minuten). Nach 15 Minuten in Streifen geschnittenen Spitzkohl dazugeben und die restliche Zeit mitgaren. Mit Pfeffer und Salz abschmecken und zum Andicken das Tomatenmark unterrühren.

- Feuerelement -

Feuer ist Aktivität und pure Lebenskraft, steht aber auch für die geistige Erweiterung des Menschen und für Spiritualität im weitesten Sinne. Jahreszeitlich lässt sich das Feuer natürlich am besten dem warmen Hochsommer zuordnen. Die Farbe Rot in all ihren Schattierungen repräsentiert das Feuerelement genauso wie der bittere Geschmack. In unserem Körper sind Herz und Dünndarm die zum Feuer gehörenden Elemente. Ein gestörtes Feuerelement manifestiert sich häufig in Herz- und Kreislauferkrankungen oder auch über eine verstärkte Neigung zu Entzündungen. Hier kann Enzymkraft von Ethno Health mit seiner entzündungshemmenden und antioxidativen Wirkung sehr hilfreich sein.

Rezepte für ein ausgeglichenes Feuerelement:

Gesundes Frühstück für das Feuerelement: Buchweizen-Papaya-Congee

Zutaten für 1-2 Portionen:

- 50 g Buchweizen
- 300 ml Hirse- oder Sojamilch
- 1 Messerspitze Muskatnuss
- 1 Prise Salz
- 1 Spritzer Zitronensaft
- 1 Teelöffel gequetschter Mohn
- 1 Esslöffel Ahornsirup
- 150 g frische Papaya
- 50 ml Sojasahne

Buchweizen mit Hirse- oder Sojamilch aufsetzen und so lange kochen lassen, bis der Buchweizen fast komplett zerfallen ist (das dauert um die zwei Stunden!).

Muskatnuss, Salz, Zitronensaft, Mohn und Ahornsirup zum Congee geben. Papaya schälen und in kleine Würfel schneiden. Congee vom Herd nehmen und Sojasahne und Papayastückchen unterrühren. Sofort servieren.

Hauptgericht für das Feuerelement: Rote-Bete-Risotto

Zutaten für 4 Portionen:

- 500 g Rote Bete
- 100 ml heißes Wasser
- 1 kleine rote Zwiebel
- 1 Esslöffel Kokosöl
- 200 ml Kokosmilch
- 500 ml Gemüsebrühe
- 70 g geröstete vegane Semmelbrösel
- 30 g frischer Ingwer
- 300 g Risottoreis
- frisch gemahlener Pfeffer
- Salz
- 2 Esslöffel Zitronensaft

Die Rote Bete schälen (mit Küchenhandschuhen arbeiten) und in kleine Würfel schneiden. Zwiebel und Ingwer schälen und fein hacken.

Kokosöl in einem Topf erhitzen. Zwiebel und Ingwer darin glasig dünsten. Den Reis dazugeben und unter Rühren glasig dünsten. Dann etwas Salz, Zitronensaft und etwa 100 ml heißes Wasser dazugeben und alles bei kleiner Hitze kochen lassen, bis die Feuchtigkeit gut aufgesogen wurde. Dabei immer mal wieder umrühren.

Die Rote Bete zum Reis geben und etwas erwärmte Kokosmilch dazugießen. Aufkochen lassen und nach und nach die Kokosmilch und die Gemüsebrühe dazugeben. Dabei ständig umrühren, damit sich die Stärke aus dem Reis cremig verteilen kann. Nach 20-25 Minuten ist der Reis fast gar (außen weich, innen noch mit etwas Biss). Mit Salz und Pfeffer abschmecken. Vor dem Servieren Risotto mit in etwas Öl gerösteten Semmelbröseln bestreuen.

Suppe/Eintopf für das Feuerelement: Borschtsch

Zutaten:

- 1/2 Bund Petersilie
- 1 säuerlicher Apfel
- 500 g passierte Tomaten
- 750 g Rote Bete
- 1/4 TL Paprika edelsüß
- 1,5 Liter Gemüsebrühe
- 30 g getrocknete Steinpilze (oder andere Waldpilze)
- 250 g Möhren
- 1 große Zwiebel
- 250 g Kartoffeln
- 200 g Knollensellerie
- 1 rote Paprika
- 100 g Petersilienwurzel
- 300 g Weißkohl
- 2 Esslöffel Olivenöl
- 2 Knoblauchzehen
- Pfeffer
- Salz

Gemüsebrühe aufkochen. Die getrockneten Pilze zur Brühe geben und etwa 20 Minuten einweichen (sanft köcheln lassen).

In der Zwischenzeit Rote Bete, Sellerie, Möhren, Weißkohl und Petersilienwurzel grob raspeln, Kartoffeln und Apfel schälen und achteln, Paprika in feine Streifen schneiden, Zwiebel und Knoblauch fein würfeln. In einer hohen Pfanne zuerst Zwiebel und Knoblauch in Olivenöl mit einer Prise Salz anbraten. Dann die in feine Streifen geschnittene Petersilie, die Rote Bete, Sellerie, Petersilienwurzel und Karotten zugeben und unter vorsichtigem Wenden fast gar dünsten. Gemüse mit einem Schaumlöffel aus der Pfanne nehmen und schichtweise in die köchelnde Pilz-/Gemüsebrühe geben.

Nun in der Pfanne die Kartoffeln im gleichen Öl rundherum anbraten und ebenfalls in die Brühe geben. Paprika und Weißkohl oben auf den köchelnden Eintopf schichten. Apfelstücke ebenfalls zur Suppe geben.

Solange köcheln, bis der Weißkohl gar ist, und dann mit Pfeffer und Salz abschmecken. Zum Abschluss die passierten Tomaten und 1/4 Teelöffel edelsüße Paprika dazugeben und das Ganze noch einmal kurz erwärmen. Die Suppe wird traditionell mit einem Klecks Sauerrahm serviert – für die vegane Variante kann man einfach Soja- oder Dinkelsahne verwenden.

- Erdelement -

Erde repräsentiert Stabilität und Familienzusammenhalt im weiteren Sinne und äußert sich meistens in einer eher traditionellen Geisteshaltung. Erde symbolisiert die Mitte und im Allgemeinen die Zeit der Reife – im Leben wie im Jahreslauf. Zum Erdelement gehören alle Ocker-, Gelb- und Brauntöne und der süße Geschmack. In unserem Körper zählen Magen, Milz und Bauchspeicheldrüse zum Erdelement. Auf der Gefühlsebene zeichnet sich die Erde dadurch aus, dass sie sich ständig viele Gedanken macht – nicht umsonst schlagen uns Sorgen häufig auf den Magen. Ist das Erdelement auf körperlicher und geistiger Ebene ausgeglichen, so fühlen wir uns gut verwurzelt und ruhen in unserer Mitte. Wurzel-Komplex von Ethno Health kann uns mit seinen neun verschiedenen Wurzelextrakten dabei helfen, unsere Kraft aus einer starken Mitte zu schöpfen, und hilft über so manche Antriebsschwäche und Energielosigkeit hinweg.

Rezepte für ein ausgeglichenes Erdelement:

Gesundes Frühstück aus dem Erdelement: Kokoshirse mit gerösteten Nüssen

Zutaten für 3-4 Portionen:

- 2,5 Kaffeetassen Kokosmilch
- 1 Kaffeetasse Hirse
- 100 g grob gehackte geröstete Haselnüsse
- 2 Esslöffel Kokosblütenzucker oder Ahornsirup
- 1 Esslöffel Kokosöl
- 1 Messerspitze gemahlener Kardamom
- 1 Prise Salz
- 1 Messerspitze abgeriebene Zitronenschale
- 1 Prise Kakao

Kokosmilch und Hirse zusammen mit Kardamom, Salz, Zitronenschale und Kakao in einem Topf aufsetzen und aufkochen. Dann die Temperatur runterschalten und auf kleiner Flamme etwa 12–15 Minuten köcheln lassen, bis die Kokosmilch fast komplett verdampft ist und die Hirsekörner sich leicht geöffnet haben. Den Topf abdecken, vom Herd nehmen und 10 Minuten quellen lassen. Dabei immer mal wieder mit einer Gabel auflockern, damit die Hirse nicht zu sehr aneinanderklebt.

In der Zwischenzeit Kokosöl in einer Pfanne erhitzen, Kokosblütenzucker und Haselnüsse dazugeben und unter ständigem Rühren karamellisieren lassen. Mit der gekochten Hirse vermischen und warm servieren.

Hauptgericht aus dem Erdelement: Möhren-Kichererbsen-Curry

Zutaten für 4 Portionen:

- 400 g Möhren
- 200 g Zwiebeln
- 150 g Mangold
- 2 Knoblauchzehen
- 1 Esslöffel Kokosöl
- 250 ml Gemüsebrühe
- 1 Teelöffel milder Curry
- 2 Lorbeerblätter
- 1 Messerspitze gemahlene Gewürznelken
- 1/2 Teelöffel gemahlener Kreuzkümmel
- 1 Teelöffel Korianderkörner
- 200 g Kichererbsen
- 1 Teelöffel Salz
- 400 g Tomatenstückchen aus der Dose 1/2 Teelöffel Kurkuma

Die Kichererbsen auf einem Sieb abspülen und abtropfen lassen. Möhren schälen und in feine Würfel schneiden. Zwiebeln und Knoblauch schälen und Zwiebeln grob, Knoblauch fein würfeln. Mangold waschen, Stiele entfernen und Blätter in Streifen schneiden.

Nelkenpulver, Curry, Kreuzkümmel und Korianderkörner in 1 EL Kokosöl kurz anbraten, bis sie zu duften beginnen.

Nun Möhren, Zwiebeln, Knoblauch, Kichererbsen, etwas Salz und Tomatenstückchen dazugeben. Kurkuma darübergeben und mit Gemüsebrühe aufgießen. Lorbeerblätter dazugeben. Bei kleiner Hitze etwa 20 Minuten sämig einkochen lassen. Dann die Mangoldstreifen unterheben und weitere 5 Minuten ziehen lassen. Mit Pfeffer und Salz abschmecken. Dazu reicht man gekochtes Getreide und Papaya- oder Mango-Chutney.

Suppe aus dem Erdelement: Wurzelessenz mit Polenta-Herzen

Zutaten Essenz:

- 1 kg frische Möhren
- 1/2 Sellerieknolle
- 150 g Petersilienwurzel
- 1 Esslöffel körnige Gemüsebrühe (ohne Hefe und Geschmacksverstärker)
- 1 Stange Porree
- 3 cm langes Stück frischer Ingwer
- 4 Lorbeerblätter
- Muskatnuss
- 1 Liter Wasser
- Sojasoße
- Zitronensaft
- 10 g frische Kurkuma-Wurzel

Zutaten Polenta-Herzen:

- 125 ml ungesüßte Sojamilch
- 1 Teelöffel körnige Gemüsebrühe
- 75 g Polenta
- Muskatnuss
- Salz
- 2 Esslöffel fein gehackte frische Petersilie
- 1 Prise Kurkuma
- 1 Esslöffel unraffiniertes Walnussöl

Für die Polenta-Herzen Sojamilch mit körniger Brühe aufkochen, Polenta einrühren und so lange unter Rühren kochen, bis sich die Polenta wie ein Kloß vom Topfboden löst. Vom Herd nehmen und mit Muskatnuss und Salz abschmecken. Petersilie, Kurkuma und Walnussöl unterrühren. Etwa 1 cm dick auf Alufolie glattstreichen und auskühlen lassen. Wenn die Masse komplett erkaltet ist, mit einem Plätzchen-Ausstecher Herzen (oder auch andere Formen) ausstechen.

Für die Wurzelessenz Möhren grob raspeln, eine Möhre zur Dekoration beiseitelegen. Kurkuma, Sellerie, Petersilienwurzel, Porree, Ingwer ungeschält in kleine Stücke schneiden und zusammen mit Möhren, körniger Gemüsebrühe und Lorbeerblättern ins Wasser geben. Je einen Spritzer Sojasoße und Zitronensaft dazugeben und mindestens 1-2 Stunden sanft köcheln lassen.

Extra-Tipp: Die Essenz lässt sich gut aufheben und über mehrere Tage verteilt trinken. Dann aber bitte die Suppeneinlagen (Polenta, Möhren etc.) erst kurz vor dem Servieren dazugeben.

Dann die Suppe durch ein feines Sieb gießen und alle festen Bestandteile entfernen. Letzte Möhre in Scheiben schneiden und aus den Scheiben kleine Blumen schneiden. Möhrenessenz wieder auf den Herd stellen und mit den Möhrenscheiben noch einmal sanft erwärmen. Mit Muskatnuss und Sojasoße abschmecken.

Polenta-Herzen auf die Suppenteller verteilen und mit Wurzelessenz aufgießen. Auf Wunsch mit Petersilie garnieren.

- Metallelement -

Metall symbolisiert unter anderem Tatkraft, Entschlossenheit und Zähigkeit. Der Herbst ist hier die zugehörige Jahreszeit und auch im Lebenszyklus läutet das Metall die Zeit ein, in der man so langsam die Spreu vom Weizen zu trennen vermag und sich von alten Gewohnheiten trennt. Weiß ist die Farbe dieses Elementes; der scharfe Geschmack repräsentiert ebenfalls das Metall. Auf der Körperebene zeigen sich Störungen des Metallelementes vor allem im Bereich der Lunge, des Dickdarms und über Schwächen im Immunsystem. Pilzkraft von Ethno Health mit hochwirksamen Vitalpilzen, wie Reishi, Shiitake und Maitake, unterstützt vor allem die körpereigene Abwehr und damit das Metallelement.

Rezepte für ein ausgeglichenes Metallelement:

Gesundes Frühstück für das Metallelement: Zimt-Reispudding

Zutaten für 2-3 Portionen:

- 100 g Rundkornreis
- 400 ml Reis- oder Hafer-Vanillemilch
- 1 Teelöffel Zimt
- 1 Prise Salz
- 1/2 Teelöffel abgeriebene Zitronenschale
- 1/2 Teelöffel Kakaopulver
- 6 Esslöffel Honig oder Agavendicksaft
- 4 Esslöffel Kokos- oder Sojasahne

Reis in einem Sieb gründlich abwaschen und abtropfen lassen. Mit 400 ml Reis- oder Hafer-Vanillemilch zum Kochen bringen und bei schwacher Hitze köcheln lassen, bis der Reis gar ist.

Topf vom Herd nehmen und Salz, Zitronenschale, Kakaopulver, Honig oder Agavendicksaft, Kokos- oder Sojasahne und 1/2 Teelöffel Zimt unterrühren. Vor dem Servieren mit dem restlichen Zimt bestäuben.

Hauptgericht für das Metallelement: Fenchel-Shiitake-Risotto

Zutaten für 4 Portionen:

- 1 große Fenchelknolle
- 500 g Risottoreis
- 30 g getrocknete Shiitake-Pilze
- 2 kleine Schalotten
- Pfeffer
- Muskatnuss
- 1/2 Bund Schnittlauch
- Meersalz
- 150 ml trockener Weißwein
- 1 Messerspitze Kurkuma

- etwa 900 ml Gemüsebrühe
- 40 g Ghee (geklärte Butter)
- 3 Esslöffel Olivenöl

Fenchelknolle waschen und trockentupfen. Das Grün abschneiden und anderweitig verwenden (daraus lässt sich zum Beispiel ein leckerer Tee kochen…). Knolle vierteln, harten Strunk herausschneiden und den Rest in feine Streifen schneiden. Mit zwei Esslöffeln Olivenöl marinieren, leicht pfeffern und salzen und im Backofen unter dem Grill etwa 20 Minuten rösten, dabei regelmäßig wenden, damit der Fenchel nicht anbrennt.

In der Zwischenzeit Gemüsebrühe in einem Topf erhitzen, getrocknete Shiitake-Pilze in Würfel schneiden und in der heißen Brühe einweichen.

Schalotten fein hacken. Reis waschen und abtropfen lassen. Schnittlauch fein hacken.

Restliches Öl in einem großen Topf erhitzen und Schalotten darin 2-3 Minuten anschwitzen. Reis dazugeben und so lange dünsten, bis die Reiskörner leicht durchsichtig werden. Eine Prise Meersalz dazugeben und mit dem Weißwein ablöschen. Unter ständigem Rühren den Wein verkochen lassen. Kurkuma und 1/4 der heißen Gemüse-Pilzbrühe zufügen. Gut verrühren, Herd niedriger stellen und Gemüsebrühe unter ständigem Rühren einkochen lassen. So lange wiederholen, bis die komplette Gemüsebrühe mit den eingeweichten Shiitake-Pilzen verbraucht ist und der Reis eine cremige Konsistenz bekommt. (Das dauert etwa 25-30 Minuten, je nach Reissorte).

Der Reis ist gar, wenn die Körner innen noch bissfest sind und außen schön weich. Risotto vom Herd nehmen und Ghee und den feingehackten Schnittlauch einarbeiten. Dann mit Pfeffer, Muskat und etwas Meersalz abschmecken. Zusammen mit dem gerösteten Fenchel anrichten.

Suppe/Eintopf für das Metallelement: Amaranth-Steinpilzcreme

Zutaten für 4 Personen:

- 2 Karotten
- 1 Pastinake
- 1 große Zwiebel
- 50 g Amarant
- 1 Liter Gemüsebrühe
- 50 g getrocknete Steinpilze
- 2 Esslöffel geschlagene Hafersahne
- etwas Pfeffer
- 1 Lorbeerblatt
- Meersalz
- 2-3 Stängel Petersilie
- 1 Prise Paprikapulver

Gemüse waschen, putzen und grob würfeln. Zwiebel und Petersilie fein hacken.

Steinpilze mit heißer Gemüsebrühe übergießen und 20 Minuten quellen lassen. Dann Brühe durch ein Sieb in einen Topf gießen, Zwiebel und Wurzelgemüse mit Amaranth und Lorbeerblatt aufkochen und etwa 10 Min. quellen lassen. Die weichen Pilze grob hacken und zur Suppe geben. Das Lorbeerblatt entfernen und alles im Mixer zusammen mit aufgeschlagener Hafersahne, Salz, Petersilie und etwas Paprikapulver pürieren.

- Wasserelement -

Wasser stellt eigentlich alles in Frage und denkt über die Grenzen des Greifbaren hinaus. In unserem Lebenszyklus wie im Jahreskreis kehrt mit dem Wasser der Winter ein, eine Zeit, in der man sich ins Innere zurückzieht und sich auf das Wesentliche konzentriert. Die Farben Schwarz und Dunkelblau stehen ebenso für Wasser wie der salzige Geschmack. Das Wasserelement im Körper wird unter anderem repräsentiert durch Nieren, Blase, Sexualorgane, Drüsen- und Hormonsystem.

Besonders Gefühle von Angst können dieses Element aus dem Gleichgewicht bringen. In Algenkraft von Ethno Health wurden die Eigenschaften acht verschiedener Süß- und Salzwasser-Algen vereint, die vor allem das Nieren-Qi unterstützen und die Drüsenfunktion ausgleichen.

Rezepte für ein ausgeglichenes Wasserelement:

Gesundes Frühstück aus dem Wasserelement: Salziger Porridge

Zutaten für 2 Portionen:

- 1 Tasse feine Haferflocken
- 1 Tasse Hafermilch
- 3 Tassen Wasser
- 1/4 Teelöffel Salz
- Zitronensaft
- 1 Esslöffel gerösteter Buchweizen
- 1 Esslöffel Kokosöl

Haferflocken mit Hafermilch und Wasser in einem Topf aufsetzen und unter ständigem Rühren 15 Minuten kochen lassen, bis ein sämiger Brei entsteht. Mit Salz und Zitronensaft abschmecken, dann gerösteten Buchweizen und Kokosöl unterrühren und warm servieren.

Hauptgericht aus dem Wasserelement: Quinoa mit roten Linsen und Brokkoli

Zutaten für 4 Portionen:

- 300 g Quinoa
- 1 mittelgroße Möhre
- 350 g Brokkoli
- 800 ml Gemüsebrühe
- 1 Esslöffel neutrales, unraffiniertes Pflanzenöl
- 100 ml Sojasahne
- 2 kleine Schalotten
- Muskatnuss

- 100 g rote Linsen
- Pfeffer
- Meersalz
- 1 Esslöffel dunkler Balsamico-Essig
- 100 ml Seidentofu
- 1 Messerspitze gemahlener Bockshornklee

Quinoa in einem Sieb unter fließendem Wasser abbrausen. Schalotten und Möhre schälen und fein würfeln. Stiele vom Brokkoli in feine Scheiben schneiden. Restliche Brokkoli-Röschen in einem Topf mit Dämpfeinsatz 10 Minuten bissfest garen.

Öl in einem Topf erhitzen. Möhren, Brokkoli-Stiele und Schalotten darin 3-5 Minuten andünsten. Linsen, Balsamico und Bockshornklee dazugeben und alles gut verrühren.

Mit der Gemüsebrühe aufgießen und dann den Quinoa dazugeben. Alles gut verrühren und auf kleiner Flamme etwa 20 Minuten garköcheln lassen. Wenn die Flüssigkeit fast komplett verdampft ist, den Topf vom Herd nehmen und mit geschlossenem Deckel ausquellen lassen.

Für den Cremebrokkoli 100 ml warmes Wasser, Seidentofu und Sojasahne in einem Extratopf erwärmen. Vorgegarte Brokkoli-Röschen dazugeben und mit Muskatnuss und Salz abschmecken.

Quinoa eventuell noch einmal mit etwas Muskat und Salz abschmecken und dann mit dem Cremebrokkoli servieren.

Suppe für das Wasserelement: Miso-Suppe mit Keimlingen

Zutaten für 4 Personen:

- 1 Liter warmes Wasser
- 1/2 kleiner Kopf Weißkohl
- 1 rote Paprikaschote
- 2 Möhren
- 2 Esslöffel Suppenwürze (ohne Hefeextrakt oder Geschmacksverstärker)
- 1 kleine Stange Lauch
- 30 g geriebener Ingwer

- 1 Prise Kardamom
- 1/2 kleine frische Chilischote
- 2 Esslöffel Sojasoße
- 3 g getrocknete Kombu-Algen
- 2-3 Esslöffel Misopaste
- 1 Esslöffel Tomatenmark
- 150 g frische Mungbohnensprossen
- 1/2 Bund Petersilie
- 1 Messerspitze Kurkuma

Gemüse putzen und in feine Streifen schneiden, Chilischote in ganz feine Streifen schneiden. Alge in warmem Wasser aufweichen und in sehr feine Streifen schneiden.

Weißkohl, Möhren, Lauch, Ingwer und Chili zusammen mit der Suppenwürze und dem warmen Wasser in einem großen Topf aufsetzen und das Ganze aufkochen. Dann bei sanfter Hitze so lange garen, bis Kohl und Möhren weich sind (dauert mindestens 30 Minuten).

Sojasoße, Tomatenmark und Kurkuma dazugeben und alles gut verrühren. Dann die Paprikastreifen, Kardamom und Algenstreifen zufügen und weitere 5 Minuten auf kleiner Flamme ziehen lassen.

Topf vom Herd nehmen und die Misopaste unterrühren (dauert etwas, bis sie sich aufgelöst hat). Mit Sprossen und feingehackter Petersilie bestreut servieren.

Die bewährtesten Smoothie-Rezepte

Ethno-Smoothies für die einzelnen Elemente

Jeden Morgen mit frischer Luft aus der Natur in den Tag.

Grüne Smoothies – schon der Name verrät, dass in den leckeren Mixturen viel Natürliches und Gesundheitsförderndes enthalten sein muss. Reich an Vitaminen und Vitalstoffen, wertvollen Pflanzenstoffen und natürlichen Bitterstoffen sind die Rohkostgetränke wahre Fitmacher. In der Regel bestehen grüne Smoothies vor allem aus grünem Blattgemüse, Wildkräutern und Früchten. Dabei ist das grüne Blattgemüse, zu dem beispielsweise Spinat, Löwenzahn oder auch Brennnessel gehören, besonders gesund: Es enthält zum Beispiel Mikronährstoffe, Ballaststoffe, sekundäre Pflanzenstoffe und Chlorophyll und wirkt sich daher insgesamt positiv auf die Gesundheit aus.

Grüne Smoothies können einfach und schnell selber zubereitet werden: Lediglich die entsprechenden Zutaten in den idealerweise leistungsstarken Mixer geben und so lange mixen, bis eine einheitliche Konsistenz entstanden ist. Größere Früchte sollten vorab in Stücke geschnitten werden. Für 450 ml Smoothie rechnet man etwa 150 ml Flüssigkeit auf 200 g Gemüse und Kräuter und 100 g Obst.

Wer eine schwache Mitte hat und damit verbunden unter Verdauungsstörungen und Feuchtigkeitssymptomen leidet, sollte es allerdings mit dem Verzehr von Smoothies nicht übertreiben und sie, wenn überhaupt, keinesfalls direkt am Morgen zu sich nehmen. Außerdem sollte man in diesem Fall den Obstanteil eher noch geringer halten.

Die folgenden Rezepte ergeben jeweils in etwa einen Liter grünen Wildkräuter-Smoothie.

Wilde Birne

Zutaten:
- 1 Handvoll Wildkräuter (Brennnessel, Giersch, Vogelmiere)
- 1 kleine Banane, geschält
- 2 süße Birnen mit Schale
- 1/4 Avocado, ohne Schale und Kern
- 1 Scheibe Zitrone
- 1/4 Orange mit Schale
- Wasser nach Geschmack

Süße Birne trifft wilde Kräuter – eine wunderbare Kombination. Die ätherischen Öle von Zitrone und Orange verleihen das gewisse Etwas. Daher die Früchte unbedingt mit Schale verwenden und dabei auf Bio-Qualität achten!

Smoothie für das Holzelement – unterstützt die Leberfunktion und die Entgiftung –

Zutaten:
- 75 ml Quellwasser
- 75 ml Kirschsaft
- 100 g Beerenfrüchte wie Himbeeren, Blaubeeren oder Erdbeeren
- 1 Scheibe Zitrone
- 180 g grüne Kräuter und Sprossen (zum Beispiel Alfalfa-Sprossen, Petersilie, Bärlauch, Salat, Spinat)
- 1/4 Avocado, ohne Schale und Kern
- 1 Prise Muskatnuss
- 1 Messerspitze Chlorella-Algen

Smoothie für das Feuerelement – bei zu viel Hitze im Körper und Eisenmangel –

Zutaten:

- 80 ml Orangensaft
- 100 ml Holundersaft
- 100 g frische rote Bete
- 1 Messerspitze gemahlene Chiasamen
- 50 g leicht bittere Kräuter oder Blattsalate
- 1 kleine Banane
- 1 Birne
- 1 Zweig Minze
- 1 Teelöffel schwarzer Sesam

Smoothie für das Erdelement – fördert die Verdauung und hinterlässt ein wunderbar sättigendes Gefühl –

Zutaten:

- 180 ml Mandelmilch (ungesüßt)
- 100 g Spinat oder Mangold
- 100 g Avocado
- 1 süßer Apfel
- 1 Prise Cayennepfeffer
- 1 Prise Salz
- 2 Esslöffel Alfalfasprossen
- 2 Esslöffel fein gehackte Basilikumblätter

Smoothie für das Metallelement
– stärkt das Immunsystem und lässt Sie frei durchatmen –

Zutaten:

- 180 ml Hafermilch
- 2 cm Ingwer mit Schale
- ca. 20 g frische Kresse
- 2 Esslöffel Senf- oder Radieschensprossen
- 1 Esslöffel Kichererbsenmehl
- 100 g frische reife Erdbeeren (oder Blaubeeren)
- 30 g leicht bittere grüne Salate
- 1 Stange Sellerie (ruhig mit Blättern)
- 1 Medjool-Dattel

Smoothie für das Wasserelement
– entwässert und unterstützt die Nierenfunktion –

Zutaten:

- 100 ml Quellwasser
- 80 g frische Brennnessel
- 1 g Süßwasseralgen-Pulver (zum Beispiel Spirulina, Chlorella, Afa)
- 60 g Zitronenmelisse
- 1 Messerspitze gemahlene Chiasamen
- 2 reife süße Birnen mit Schale (etwa 200 g)
- 2 Zweige frische Minze

5-Elemente-Lebensmitteltabelle

	Heiß	Warm	Neutral
Holz	--	Grünkern, Huhn, Essig, Petersilie, Bärlauch, Kirschsaft, Kapern	Kaninchen, Erd-, Him- und Brombeeren, Quark
Feuer	Gegrilltes, Bitterliköre und bitterer Alkohol (z. B. Campari), Glühwein	Lamm, Ziege, Schaf, Käse und Milch von Ziege & Schaf, fast alle frischen Küchenkräuter, Kurkuma, Paprika Edelsüß, Wacholderbeeren, Bockshornklee, Kakao, Mohn, Kaffee, Rotwein, alle leicht bitteren Kräutertees	Roggen, Rosenkohl, Rote Bete, Bittermandel, Kerbel, Majoran, heißes Wasser
Erde	Fenchelsamen, Fencheltee	Amaranth, Quinoa, Fenchel, Kürbis, Süßkartoffel, Aprikose, Pfirsich, Süßkirsche, Rosinen, Kokos, Vanille, Pistazien, Walnüsse, Pinien- und Kürbiskerne, Leinsamen, Sonnenblumenkerne, Likör und Dessertweine, Kamillentee	Rind- & Kalb, Mais, Grieß, Gemüse, das in der Erde wächst, Kohl, Avocado, grüne Bohnen, Erbsen, Trauben, Pflaumen, Papaya, Eier, Butter, alle sonstigen Kuhmilchprodukte, Honig, Zucker, Malz, Dicksäfte, Margarine, die meisten Nuss-Sorten, Sesam, Mandeln, Datteln, Feigen, die meisten Pilzsorten, Cashew, Erdnuss, Stevia, Süßstoff, Safran, Süßholz
Metall	Alle sehr scharfen Gewürze und scharfer Alkohol, Zimt	Wildfleisch, Hafer, Lauch, Schalotte, Frühlingszwiebel, Meerrettich, Knoblauch, Schnittlauch, rohe Zwiebel, scharfe Käsesorten wie Harzer, Parmesan, Schimmelkäse, fast alle leicht scharfen Gewürze wie Dill, Ingwer, Lorbeer, Senf, Muskat, Anis, Nelke, Koriander, Kümmel, Curry, Kardamom	Gans, Pute, Truthahn, Reis
Wasser	--	Aal, Forelle, Lachs, Sardelle, alle weißen Fischsorten, Krustentiere, Muscheln, alle geräucherten oder gesalzenen Fischsorten, gepökeltes Fleisch	Schweinefleisch, Karpfen, Hering, Makrele, Sardine, Thunfisch und die restlichen Fischsorten, Hülsenfrüchte wie Linsen, Soja-, Sau-, Adzuki- und Kidneybohnen, Wildreis, schwarzer Sesam

	Erfrischend	Kalt
Holz	Dinkel, Weizen, Sauerteig, Hefe, Ente, Kefir, Joghurt, saure Sahne, Buttermilch, Frischkäse, Sauerkraut, Sprossen, saure Äpfel & Beerenfrüchte, alle säuerlichen Zitrusfrüchte, Hagebutte, Sauerkirschen, unreifes Obst, helles Bier, Weißwein, Cidre, Sekt, Champagner, säuerliche Früchte- und Kräutertees	Tomate, Sauerampfer, Kiwi, Kaki, Sternfrucht, Rhabarber
Feuer	Endivien, Löwenzahn und alle leicht bitteren Salate, Holunder, Pampelmuse, Quitte, Salbei, Chia, Borretsch, dunkles Bier, Getreidekaffee, Buchweizen, Artischocke, Joghurt aus Ziegenmilch	Grüner Tee, Schwarzer Tee, Pils, Wermut
Erde	Gerste, Hirse, Chinakohl, Champignons, Aubergine, Paprika, Sellerie, Spargel, Spinat, Blumenkohl, Mangold, Brokkoli, Estragon, Zucchini, die meisten süßen Obstsorten, Sojaprodukte, die meisten Ölsorten, Frucht- und Gemüsesaft, Erfrischungsgetränke	Gurke, Wassermelone, Banane, Mango
Metall	Kohlrabi, Kresse, Brunnenkresse, Radieschen, Rettich, Pfefferminze	--
Wasser	Tintenfisch, Kichererbse, Süßwasser-Algen, Oliven, Mungbohne, Austern, Brennnessel	Salz, Miso, Sojasoße, Sprudelwasser, Tafelwasser, Meeresalgen

Elementefragebogen zur Bestimmung des eigenen Elements: www.drhobert.de

Die bewährtesten Entgiftunsrezepte

Die Ethno-Zellerneuerungs- und Darmsanierungskur

Die Ethno-Zellerneuerungskur ist eine spezielle Entgiftungs-, Entschlackungs- und Darmsanierungskur, die den Zellstoffwechsel aktiviert und zum Ziel hat, den Körper zurück in seine natürliche Balance zu bringen und nachhaltig sein volles Potenzial zu entfalten. Die Kur geht weit über eine normale Diät oder ein übliches Detox-Programm hinaus. Dieses Zellerneuerungskonzept kann einen wichtigen Beitrag leisten, damit der Körper gesünder, fitter und leistungsfähiger wird. Ein positiver Nebeneffekt ist, dass man damit auch unkompliziert, langfristig und wirkungsvoll ohne Hungergefühl abnehmen kann.

Bei der Kur wird eine Stoffwechsel aktivierende Ernährung auf Basis aktiver und natürlicher veganer Lebensmittel mit der Einnahme einiger der bewährtesten Heilpflanzenrezepturen unserer Erde kombiniert. So kann der Körper auf natürliche Art gereinigt, gestärkt und in Balance gebracht werden.

Dabei können folgende Ziele erreicht werden:

- frische Lebenskraft
- freier leichter Geist
- mehr Energie und Wohlbefinden
- schlanker werden und bleiben
- besser schlafen und regenerieren
- Entgiftung und Optimierung des Stoffwechsels
- Reduzierung des biologischen Alters
- Stärkung des Immunsystems
- höhere Leistungen beim Sport
- bessere Konzentration und Aufnahmefähigkeit
- geistige Klarheit und Wachheit

Unser Körper muss täglich 24 Stunden zuverlässig funktionieren und benötigt dazu Luft, Wasser, Nähr- und Vitalstoffe. Die Umstellung auf eine kalorienreduzierte Diät scheitert in der Praxis oft schon nach wenigen Tagen, weil sich Gefühle von Hunger, Lustlosigkeit und Unausgeglichenheit einstellen (Zuckerentzug). Außerdem stellt sich schnell Heißhunger ein und es fehlt an Energie, um den täglichen Anforderungen gerecht zu werden.

Daher ist ein zentraler Ansatz der Ethno-Zellerneuerungskur, eine vorhandene Insulinresistenz der Zellen abzubauen und die Mitochondrienfunktion („Kraftwerke" der Zelle) durch die verbesserte Nähr- und Sauerstoffaufnahme in allen ca. 70 Billionen Zellen zu reaktivieren.

Unterstützt wird dies durch eine proteinreiche vegane Ernährung mit vier Mahlzeiten am Tag und durch das Ziel, den Körper optimal mit Vitalstoffen und Wasser zu versorgen. Dadurch ist der effiziente Abtransport von Schlacken und Giftstoffen möglich, was sich auch oft recht schnell in verbesserten Leber- und Nierenwerten widerspiegelt. Ein guter Cholesterinwert wirkt sich wiederum positiv auf das Hormonsystem, das Unterhautfettgewebe und auf das Körpergewicht aus. Neben der oft sehr deutlichen Gewichtsabnahme besonders an Bauch, Beinen und Po kommt es zu einem konstant angenehmen Sättigungsgefühl bei gleichzeitig hoher Leistungsfähigkeit..

Die Ethno-Zellerneuerungskur besteht aus drei Phasen und ist für jeden geeignet, der gesünder, schlanker und leistungsfähiger sein möchte – alte und junge Menschen, Männer und Frauen, Dicke und Dünne, Kranke und Gesunde, Sportler und Raucher, Allergiker und Diabetiker und viele mehr …

Dabei gibt es eine **21-Tage Ethno Health Intensiv Kur** sowie eine **6-Wochen Ethno Health Premium Kur.**

Allgemeine Hinweise:

Die Wirksamkeit der Kur hängt stark davon ab, wie weit es generell gelingt, einen gesünderen Lebensstil während der Kur zu erlernen. Wichtige Faktoren dabei sind:

- frische Luft (tägliche Spaziergänge mind. 20 Min.)
- ausreichend Schlaf (8 Std.)
- Yoga, Qi Gong, Tai Chi oder gymnastische Dehnübungen (mind. 20 Min. täglich)

- Entspannung / Meditation (mind. 10 Min. täglich)
- mind. 3 Liter Flüssigkeit täglich trinken

Ethno Health Intensiv-Kur (21 Tage)

ACHTUNG: Wer keine oder nur wenig Erfahrung mit dem Entgiften oder Fasten oder gesundheitliche Probleme hat, sollte diese Kur mit der Begleitung eines erfahrenen Therapeuten durchführen.

Benötigte Präparate aus der Ethnoapotheke:
- Leberkraft (1 Glas)
- Algenkraft (1 Glas)
- Darmkraft (1,5 Gläser)
- Eiweiß-Vitalkomplex (1-2 Gläser)

außerdem:
- 100 ml Bio Mariendistelöl kaltgepresst
- Vitamin-C-Pulver 2 Gramm
- 2 frische rosa Grapefruit
- Bittersalz 30 g / Alternativ Bentonit-Mineralpulver (Vulkanasche) 100 g
- Indische Flohsamenschalen (1 Pck.)

Phase 1: Darmreinigung/ Entgiftung

1.-3. Tag:
- Einstimmung und Entlastung durch vollwertige vegane Ernährung ohne Brot (Rezeptvorschläge gibt es im Anhang).
- 3 x 1 Esslöffel fein vermahlene Flohsamenschalen jeweils mit einem großen Glas Wasser über den Tag verteilt einnehmen.
- Beginn der Einnahme von **Algenkraft** 3 x 1 und **Darmkraft** 3 x 2 Kapseln täglich.

4. Tag (am besten Wochenende):
- 18.00 Uhr 4 gestrichene Esslöffel Bittersalz in 800 ml kaltes Wasser umrühren und 200 ml abfüllen und 1 g Vitamin-C-Pulver (½ gestr. Teelöffel) dazu geben und trinken.
- 20.00 Uhr nochmals 200 ml trinken mit 1g Vitamin-C-Pulver

- 21.45 Uhr 50 ml Mariendistelöl mit 2 ausgepressten Grapefruits mischen und etwas Limonade dazugeben und trinken.
- Am nächsten Morgen nochmals je 200 ml Bittersalz um 8.00 Uhr und 10.00 Uhr einnehmen.
- Während der ersten drei Tage wäre es darüber hinaus gut, täglich einen Einlauf mit warmen Wasser zu machen.

4.-6. Tag

- Ernährung mit Gemüsesuppen und gekochtem Gemüse und kleinen Mengen gekochtem glutenfreiem Getreide. Viel Wasser und Kräutertee trinken.
- Start mit **Leberkraft** 2 x 2 (morgens und mittags) und **Eiweiß-Vitalkomplex** in kleinen Portionen über den Tag verteilt.
- Außerdem Einnahme von **Algenkraft** 3 x 1 und **Darmkraft** 3 x 2 Kapseln täglich.
- Während der ersten sechs Tage kann man außerdem zur zusätzlichen Entgiftung jeden Morgen eine Mundspülung mit Mariendistelöl machen. Dazu einfach einen Esslöffel Öl in den Mund nehmen und 10-15 Minuten durchziehen. Das Öl danach auf jeden Fall ausspucken.

Phase 2: Fettabbau und Revitalisierung

7.-16. Tag

- 9 Tage Fasten mit Tees und Wildkräuter-Smoothies unter Zugabe von **Eiweiß-Vitalkomplex** (je nach Bedarf bis zu 6 Esslöffel über den Tag verteilt).
- Dazu weiter **Leberkraft** 2 x 2, **Algenkraft** 3 x 1 und **Darmkraft** 3 x 2 Kapseln täglich

Achtung: Wer Probleme damit hat, über einen so langen Zeitraum zu fasten, kann auch einfach während der gesamten Kur bei veganer Schonkost (gedünstetes Gemüse und Obst mit kleinen Mengen gekochtem Getreide) bleiben.

Phase 3: Aufbau

17.-21. Tag

- Schrittweise Hinzunahme von gedünstetem Obst und Gemüse und kleinen Mengen gekochtem Getreide.
- Aufbauphase unter Einnahme von **Leberkraft** 2 x 1, **Darmkraft** 3 x 1, **Algenkraft** 3 x 1 und **Eiweiß-Vitalkomplex** 3 x 1 Esslöffel.

Ethno Health Premium Kur (6 Wochen)

ACHTUNG: Wer keine oder nur wenig Erfahrung mit dem Entgiften oder Fasten oder gesundheitliche Probleme hat, sollte diese Kur nur mit der Begleitung eines erfahrenen Therapeuten oder Arztes durchführen.

Benötigte Präparate:
Leberkraft (1,5 Gläser)
Algenkraft (2 Gläser)
Darmkraft (1,5 Gläser)
Eiweiß-Vitalkomplex (2 Gläser)
Indische Flohsamenschalen
Mariendistelöl 140 ml

Phase 1: Entgiftung

- 2 Wochen vollwertige vegane Ernährung ohne Brot (Rezeptvorschläge gibt es im Anhang).
- Einnahme von **Leberkaft** 3 x 1 Kapseln täglich zur Stärkung und Reinigung der Leber und zur Anregung von entgiftenden Stoffwechsel-Prozessen in den Zellen. Dies dient besonders auch der Reinigung des Blutes und der Entschlackung des Lymphsystems.
- Einnahme von **Algenkraft** 3 x 1 Kapseln täglich. Die Alginate reinigen den Verdauungstrakt, putzen die Darmzoten und entgiften das System, indem sie alte und frische Schwermetall-Ablagerungen binden und ausscheiden.
- Über die ersten 3 Tage sollten darüberhinaus 4 x 1 Esslöffel fein vermahlene Flohsamenschalen jeweils mit einem großen Glas Wasser über den Tag verteilt zur Darmreinigung und zur Lockerung von Ablagerungen im Verdauungssystem sowie zur Lösung von Toxinen und Stoffwechselabfallprodukten eingenommen werden.
- Während der ersten drei Tage wäre es darüber hinaus gut, täglich einen Einlauf mit warmen Wasser zu machen, den man bei Bedarf (wenn länger als 2 Tage kein Stuhlgang) wiederholen kann.

- Außerdem kann man zur zusätzlichen Entgiftung jeden Morgen eine Mundspülung mit Mariendistelöl machen. Dazu einfach einen Esslöffel Öl in den Mund nehmen und 10-15 Minuten durchziehen. Das Öl danach auf jeden Fall ausspucken.

Phase 2: Fettabbau und Revitalisierung

Achtung: Wer Probleme damit hat, über einen so langen Zeitraum zu fasten, kann auch einfach während der gesamten Kur bei veganer Schonkost (gedünstetes Gemüse und Obst mit kleinen Mengen gekochtem Getreide) bleiben. Rezeptbeispiele gibt es im Anhang.

- 2 Wochen Fasten mit Tees und Wildkräuter-Smoothies unter Zugabe von **Eiweiß-Vitalkomplex** (bis zu 6 Esslöffel über den Tag verteilt). Auf diese Weise baut der Körper massiv Fett ab (durchschnittlich 10 %) und wird gleichzeitig gestärkt und aufgebaut.
- Dazu weiter **Leberkraft** (3 x 1) und **Algenkraft** (3 x 1) einnehmen.

Phase 3: Darmsanierung

- 2 Wochen Aufbau einer starken und nachhaltig kräftigen Darmflora durch Einnahme von **Darmkraft** 3 x 2 Kapseln pro Tag. Diese besondere Form der anschließenden Darmstärkung verhindert den Rebound-Effekt und liefert eine nachhaltige Basis für eine gute Nährstoffaufnahme des Darms.
- Vollwertige vegane Ernährung ohne Brot.
- Einnahme von **Algenkraft** (3 x 1 Kapseln täglich).

Die Kur sollte konsequent begleitet werden mit täglichen morgendlichen Meta-Sätzen, 20 Minuten Meditation, 15 Minuten Fahrradfahren oder 20 Minuten Spaziergang und einigen Yoga- oder Qi-Gong-Übungen.

Fühlen Sie sich anschließend eingeladen, ein Leben als „Flexiveganer" zu probieren. (Vom Herzen Veganer, in der praktischen Umsetzung undogmatische lustvolle Ausnahmen bei besonderen Anlässen oder auf Reisen – ohne schlechtes Gewissen.)

Zusatz – Stärkung und Vitalisierung nach Abschluss der Kur:

Für eine nachhaltig stabile Gesundheit und für frische Lebenskraft eignen sich hervorragend folgende 10 Ethno Health Rezepturen. Jeweils zwei sind den 5-Elementen zugeordnet. Bei der Schwächung eines der Elemente können diese Rezepturen gezielt eingesetzt werden:

Holz: Immunkraft, Leberkraft
Feuer: Enzymkraft, OPC-Kraft
Erde: Wurzelkraft, Eiweiß-Vitalkomplex
Metall: Pilzkraft, Darmkraft
Wasser: Algenkraft, Ayurveda-Balance

Wer wissen will, welche Elemente bei ihm von Geburt an stark und welche schwach ausgeprägt sind, kann auf www.drhobert.de seine Elementekonstellation errechnen.

Die bewährtesten Entspannungsrezepte

Metta-Meditation für die Kraft der liebenden Güte und Wertschätzung

Metta-Meditation der liebevollen Güte

Nachdem ich die Metta-Meditation schon vor Jahren bei tibetischen Mönchen gelernt hatte, brachte sie mir dann doch erst mein lieber Freund Remo wirklich so nahe, dass ich begann, sie auch mit tiefster Überzeugung meinen Patienten beizubringen. Die Metta-Meditation ist eine der von Buddha Siddharta Gautama gelehrten Meditationen. Buddha empfahl diese Methode seinen Schülern und berichtete von unglaublich positiven Wirkungen dieser Meditationstechnik. Sie drückt eine besondere Haltung von wohlwollender Freundlichkeit und ein aktives Interesse an anderen Lebewesen aus. Sie wird auch als die Meditation der liebenden Güte bezeichnet. Sie wird praktiziert, um eine Haltung bzw. ein für alle heilsames Feld der liebenden Güte auf alle fühlenden Wesen (inklusive der eigenen Person) aufzubauen.

So wird in der täglichen Metta-Meditationspraxis eine freundlich-

Für die alltägliche Anwendung, insbesondere für Anfänger in der Metta-Meditation, wird empfohlen, zuerst einmal liebende Güte an sich selbst zu adressieren.

wohlwollende Haltung gegenüber allen fühlenden Wesen geübt. Dabei beginnt man zuerst damit, Sätze der liebenden Güte (Metta) an sich selbst zu senden, bevor man die gleichen Sätze an Personen, die einem nahestehen, dann an neutrale Personen und schließlich an Menschen, mit denen man Schwierigkeiten hat, richtet. Eine dermaßen vollständige Metta-Meditation ist jedoch zeitintensiv und wird in der Regel eher in mehrstündigen Retreats praktiziert.

Durch diese Meditationstechnik, die auch die Herzmeditation genannt wird, ist es möglich, Egoismus, Selbstbezogenheit, Ängste, Wut und Gier zu erkennen, loszulassen und umzuwandeln in Qualitäten wie Mitgefühl, Liebe, Güte, Toleranz und Gelassenheit. Dabei können die oft im Unterbewusstsein verborgenen ungesunden Gedanken und Gefühlsmuster klar erkannt und ganz bewusst neue heilsame Qualitäten kultiviert werden, die tiefe Wandlung und Transformation ermöglichen. Je mehr Wertschätzung und liebvolle Güte wir für uns selbst und andere Wesen empfinden, desto achtsamer und liebevoller werden wir dann mit uns und anderen umgehen. Die Metta-Meditation eignet sich wunderbar für die Heilung von Krankheiten und, regelmäßig durchgeführt, wird sie die körperliche und geistige Gesundheit auf allen Ebenen wirksam verbessern.

Anleitungen zur Metta-Meditation

1. Eine aufrechte, stabile und entspannte Sitzhaltung

Setzen Sie sich in eine bequeme Sitzposition auf einen Stuhl oder auf den Boden mit gekreuzten Beinen. Für die meisten Menschen ist es sinnvoll, sich auf ein Sitzkissen zu setzen, um den Rücken gut aufzurichten und die Kniebelastung zu reduzieren. Wichtig ist beim Sitzen, aufrecht, stabil und gleichzeitig entspannt zu sitzen. Heben Sie das Brustbein etwas an, um die Brustwirbelsäule zu strecken und den Brustraum mehr zu öffnen. Gleichzeitig lassen Sie die Schulterblätter entspannt Richtung Becken fallen, um unnötige Anspannung zu lösen. Ziehen Sie den Scheitelpunkt nach hinten und oben, um den Nacken zu verlängern. Entspannen Sie dann die Muskeln im Gesichtsbereich und lächeln Sie sich sanft zu. Während der ganzen Meditation finden Sie immer wieder diese entspannte Haltung und lassen sich nicht von unangenehmen Körperempfindungen ablenken. Nehmen Sie Spannungen und Schmerzen einfach gelassen wahr, ohne sich damit zu beschäftigen. Ihr Fokus sind die Metta-Sätze.

2. Die Atmung wahrnehmen und die Aufmerksamkeit zentrieren
Zur Vorbereitung der Meditation nehmen Sie die Atmung bewusst wahr – da, wo Sie gerade am deutlichsten spürbar ist. Das kann in der Bauch- oder Brustgegend sein oder in den Nasenlöchern, wo der Atem ein- und ausströmt. Beobachten Sie nun einfach 1-2 Minuten den Atem, um sich geistig zu zentrieren. Wenn die Gedanken Sie vom Atem ablenken, einfach wieder zurückkommen.

3. Wiederholen Sie die vier Metta-Sätze mental!
Nun beginnen Sie, die folgenden vier traditionellen und heilsamen Sätze der Metta-Meditation in der Reihenfolge im Geist mental zu wiederholen. Jedes Mal, wenn Sie abgelenkt werden, kommen Sie wieder zur Wiederholung der Sätze zurück. Die Sätze sollten immer in der gleichen Reihenfolge wiederholt werden. Falls Ihnen diese traditionellen Sätze nicht entsprechen, können Sie die Sätze so anpassen, dass Sie damit in Akzeptanz und Einklang sind. Wichtig ist die Möge-Form, sodass Sie im Geist offen sind und nicht fixiert auf Ergebnisse und Ziele. Nun beginnen Sie mit dem ersten Satz.

1. Möge ich glücklich sein.
Wiederholen Sie diesen Satz langsam im Geist mit kurzen Pausen für ungefähr 5 Minuten und beginnen Sie dann mit dem zweiten Satz.

2. Möge ich sicher sein.
Wiederholen Sie den zweiten Satz auch ungefähr 5 Minuten lang. Anschließend nochmals 5 Minuten Satz 1 und Satz 2 miteinander verbinden. Dann kommen Sie zum dritten Satz.

3. Möge ich gesund sein.
Wiederholen Sie den Satz ca. 5 Minuten und beginnen Sie dann mit dem vierten Satz.

4. Möge ich unbeschwert leben.
Wiederholen Sie dann auch den vierten Satz ca. 5 Minuten und verbinden Sie zum Schluss alle vier Sätze und wiederholen Sie sie ca. 10 Minuten.

Zum Schluss spüren Sie noch im Herzraum nach und bleiben einfach noch einige Minuten im offenen Gewahrsein sitzen. Dann kommen Sie zurück, indem Sie wahrnehmen: „Wie fühle ich mich im Körper und Geist?" Diese Sätze können Sie auch in Alltagssituationen, wie zum Beispiel auf Reisen oder beim Spazieren, wiederholen. Wenn Sie die Metta-Meditation täglich über einen Zeitraum von 42 Tagen üben, werden Sie immer mehr mit den wirklichen Herzensbedürfnissen in Verbindung sein. Das eröffnet viele Möglichkeiten zu einem liebevolleren Umgang mit sich selbst und anderen Menschen. Dadurch können sich unsere wahren Qualitäten, wie Liebe, Freude, Mitgefühl und Vertrauen, immer mehr entfalten. Erfahren Sie, wie sich Ihr Herz immer mehr öffnet für sich und andere.

Weitere Metta-Sätze zur Auswahl:

- Möge ich gesund und glücklich sein.
- Möge ich frisch und gefestigt sein.
- Möge ich frei und leicht sein in Körper und Geist.
- Möge ich friedvoll leben, sicher und beschützt.
- Möge ich Freude im Herzen tragen.
- Möge ich mich lieben und wertschätzen können.
- Möge mein Lächeln für mich und andere eine Quelle des Lichts und der Kraft sein.
- Möge ich mich von meinen inneren Kräften tragen lassen.
- Möge ich achtsam sein, ohne Anhaftung und Ablehnung, ohne Angst oder Widerstand.
- Möge ich alles, was mein Leben einschränkt, loslassen können.

Forschung zur Metta-Meditation

In verschiedenen wissenschaftlichen Studien hat Tanja Singer vom Max-Planck-Institut in Leipzig festgestellt, dass Metta-Meditation in der Gehirnaktivität bereits nach 14 Tagen große Veränderungen bringen kann. Die derzeitigen Studien decken sich mit den positiven Erfahrungen von erfahrenen Meditationslehrern wie Remo Rittiner und Marie Mannschatz, die die Metta-Meditation in Seminaren an viele Menschen unterrichtet haben.

Studien der Stanford University zeigten, dass selbst eine kurze Metta-Meditation von wenigen Minuten im Durchschnitt zu einem Gefühl größerer sozialer Verbundenheit und einer positiveren Einstellung gegenüber unbekannten Personen führten. Eine groß angelegte Studie der University of North Carolina at Chapel Hill bei 139 Mitarbeitern ergab, dass ein mehrwöchiger Kurs in Metta-Meditation zu einer Zunahme positiver Emotionen führte, die im weiteren Verlauf mit einer vermehrten Achtsamkeit, einem größeren Sinnerleben, positiveren Beziehungen zu anderen Personen und weniger körperlichen Beschwerden einhergingen. In Folge zeigten sich diese Personen zufriedener mit ihrem Leben und berichteten über weniger depressive Symptome. Am Max-Planck-Institut für Kognitions- und Neurowissenschaften in Leipzig läuft seit 2013 das Resource-Projekt zur Plastizität des sozialen Gehirns, in dem die neuronalen und hormonellen Auswirkungen von mentalem Training und Achtsamkeit untersucht werden. Metta-Meditation ist Teil der Übungen, denen die Probanden sich in Ein-Jahres-Studien unterziehen.

Entspannungsübung Relax (bei Müdigkeit, Erschöpfung)

Legen Sie sich in Rückenlage mit ausgestreckten Beinen. Falls Sie Beschwerden haben im unteren Rücken, können Sie die Füße nahe beim Gesäß aufstellen oder eine gefaltete Decke unter die Kniekehlen legen. Bei Nackenverspannungen ist es sinnvoll, den Hinterkopf mit einer Decke oder einem kleinem Kissen zu unterstützen. Die Arme liegen seitlich neben dem Körper mit geöffneten Handflächen.

- Nun beginnen Sie, durch den geöffneten Mund mit einem Haaaa-Ton entspannt auszuatmen und lassen den Hinterkopf in den Boden sinken. 3x wiederholen.
- 3x die Schulterblätter mit dem Haaaa-Ton sinken lassen.
- 3x Arme sinken lassen mit dem Haaaa-Ton.
- 3x den ganzen Rücken sinken lassen mit dem Haaaa-Ton.
- 3x Gesäß sinken lassen mit dem Haaaa-Ton.
- 3x Beine sinken lassen mit dem Haaaa-Ton.
- 7x den ganzen Körper vom Hinterkopf bis in die Füße sinken lassen mit dem Haaaa-Ton.

Am Schluss bewusst den Ausatmen verlängern und ganz sanft durch die Nase ausatmen, während Sie gleichzeitig mental das Wort „relax“ wiederholen. Diesen Teil der Übung sollten Sie mehrere Minuten wiederholen. Dann können Sie einfach noch nachspüren und die tiefe Entspannung genießen.

Diese Übung eignet sich sehr gut am Abend nach der Arbeit oder als Mittagsentspannung.

Entspannungsübung „Reise ins Glücklichsein" (bei Depression, Burnout, schwierigen Lebenssituationen)

Legen Sie sich in Rückenlage mit ausgestreckten Beinen. Falls Sie Beschwerden haben im unteren Rücken, können Sie die Füße nahe beim Gesäß aufstellen oder eine gefaltete Decke unter die Kniekehlen legen. Bei Nackenverspannungen ist es sinnvoll, den Hinterkopf mit einer Decke oder einem kleinem Kissen zu unterstützen. Die Arme sind seitlich neben dem Körper mit geöffneten Handflächen. Die Augen zu schließen ist hilfreich für die tiefe Entspannung.

1. Ausatmung verlängern und das Nervensystem entspannen

Beginnen Sie nun damit, die Ausatmung bewusst zu verlängern und fokussieren Sie sich dabei auf die Bauchatmung. Führen Sie die verlängerte Ausatmung ein paar Minuten durch und halten Sie nach jedem Ausatmen für einige Sekunden inne (Bei Herzbeschwerden, hohem Blutdruck oder Asthma sollten Sie den Atem nicht anhalten).

„Wenn wir erst einmal festgestellt haben, dass die Grundnatur des Menschen eher mitfühlend als aggressiv ist, dann verändert sich die Beziehung zu unserer Umwelt völlig. Zu sehen, dass die anderen grundsätzlich von Mitgefühl geprägt sind, anstatt sie als feindliche und egoistische Wesen anzusehen, entlastet uns von vielen Spannungen und führt uns zu Vertrauen und einem Leben in Gelassenheit. Es macht uns kurz gesagt viel glücklicher."
DALAI LAMA

2. Köperverspannungen loslassen

Dann beginnen Sie, Spannungen im Körper bewusst wahrzunehmen und loszulassen. Gehen Sie den ganzen Körper durch und lösen Sie bewusst die Bereiche, die angespannt sind. Lassen Sie sich mehrere Minuten Zeit für diesen Bodyscan.

3. Atemwelle beobachten

Nun fokussieren Sie sich auf den Zwerchfellbereich und beobachten, wie der Atem fließt. Lassen Sie jegliche Kontrolle über den Atem los und lassen Sie ihn ganz frei fließen. Beobachten Sie, wie jede Atemwelle einzigartig verläuft und wie die vier Phasen der Atmung sich ständig verändern. Bleiben Sie auch einige Minuten in dieser Atembeobachtung.

4. Gedanken und Gefühle beobachten

Dann beobachten Sie die Gedanken und Gefühle und lassen sie wie Wolken am Himmel wieder ziehen. Einfach sein und alles, was kommt und geht, wahrnehmen, so wie es ist. Bleiben Sie einige Minuten in diesem offenen Gewahrsein.

5. Ankommen im Glücklichsein
Nun tauchen Sie ganz tief ein in die Stille und finden das höchste Glück. Falls es Ihnen schwerfällt, in die Stille einzutauchen, können Sie auch mental das Wort Glücklichsein wiederholen. Bleiben Sie einige Minuten im Glücklichsein.

Am Schluss nehmen Sie dann bewusst wahr, wie Sie sich körperlich und geistig fühlen, und kommen achtsam mit sanften Körperbewegungen aus der Entspannungsreise zurück.

Die bewährtesten Alltagsrezepte für ein kraftvolles Sein

Natur – Sonne – Wärme – Frische

Neben Ernährung, Sport und Meditation muss natürlich gesagt werden, dass es kaum etwas gibt, was uns mehr stärkt als die unsichtbaren, aber doch spürbaren Kräfte der Natur. Versäumen Sie nicht das Leben draußen.

Spüren Sie das Gras unter Ihren Füßen, hören, sehen, fühlen, genießen Sie das Wunderbare um Sie herum. Lassen Sie Ihre Haut von den Sonnenstrahlen streicheln. Lehnen Sie sich an einen Baum und spüren Sie seine Energie, liegen Sie im Gras, atmen Sie. Suchen Sie die Nähe von Quellen, Bächen oder Flüssen. Fahren Sie öfter mal ans Meer. Die Weite des Ozeans öffnet Ihr Tor zur Seele und damit neuen Visionen die Pforten.

Spüren Sie die Wärme und die Frische. Genießen Sie täglich mindestens 1 Stunde in der Natur – egal, was es kostet!

Lebendigkeit tatsächlich spüren – jetzt

Stellen Sie sich einen „Gong der Achtsamkeit" auf Uhr oder Handy ein. Dieser sollte Sie einmal pro Stunde zur Achtsamkeit einladen. Ein tiefer Gong, der Sie erinnert, in den Augenblick des Jetzt mit allen Wahrnehmungsorganen für nur eine halbe Minute einzutauchen.

Greifen Sie den Augenblick beim Schopfe, indem Sie sich mit einem ganz eigenen Signal (z. B. ein Armbändchen oder ein Symbol in der Küche oder auf dem Schreibtisch) immer wieder mit dem „Jetzt" verbinden.

Das Leben findet nur jetzt statt.

Atmen Sie tief ein und aus und erfassen Sie in Ihrer ganzen Wachheit und Präsenz, was Ihre Sinne Ihnen im Moment mitteilen. Sagen Sie JA! zu dem, was ist. Nichts passiert gegen Sie, alles ereignet sich für Sie. Gewinnen Sie ein Gefühl für Ihre eigene Wahrheit, halten Sie Ihre Emotionen aus und nehmen Sie sie wertfrei an. Lachen Sie über sich selbst und nehmen Sie die Dinge als ein großes Spiel. Wenn wir die Lust an diesem Spiel weiterentwickeln, werden wir zum Dirigenten unseres eigenen Lebens.

Bewusstsein zu entwickeln und Verbindung zu spüren, lässt sich mit der Sprachentwicklung vergleichen. Die Fähigkeit, sich das, was man erlebt, auch bewusstzumachen, ist eine Leistung, die sich erst im Laufe der Menschheitsgeschichte entwickelt hat und noch lange nicht abgeschlossen ist.

Atmung

Ein ruhiger Atem schenkt einen ruhigen Geist, ein sanfter Atem schenkt Sanftmut, ein friedlicher Atem schenkt Frieden, ein tiefer Atem schenkt Energie und ein langer Atem schenkt ein langes Leben.

Atem ist Leben und der Schlüssel zur körperlichen und geistigen Gesundheit. Der Atem verbindet uns mit dem Leben. Die Wahrnehmung des Atems führt Sie in die Achtsamkeit.

Atmen Sie tief und bewusst. Wenn Sie etwas ärgert, drücken Sie die „Pause-Taste“. Richten Sie sich auf und atmen Sie dreimal tief durch. Beobachten Sie, dass zum Einatmen immer auch das Ausatmen gehört – nur einatmen (z. B. Überaktivität, Ablenkung…) funktioniert nicht.

Meditation, Yoga und Bewegung

Meditieren Sie 20 Min. am Tag und beginnen Sie den Tag mit der Metta-Meditation. Machen Sie täglich 5 -10 Minuten Yoga oder Taiji-Übungen und dehnen Sie sich, bevor Sie in den Tag gehen. Joggen oder radeln Sie 15 Minuten jeden Tag.

Naturheilverfahren

Verzichten Sie im Krankheitsfall zunächst auf jede Form von Chemie. Die Weisheit des Körpers ist unübertroffen, keiner weiß besser, was Sie in jedem Moment brauchen, als er. Er sendet Botschaften, damit Sie ihnen dann folgen. Das macht Chemie nicht nur überflüssig, sondern sie fügt uns sogar Schaden zu. Gehen Sie zu einem Ganzheitsmediziner, um Einsichten zu erlangen und sich motivieren zu lassen, neue Wege auszuprobieren. Bei Symptomen sollten Sie zunächst ausschließlich Naturheilmittel verwenden.

TCM und Ayurveda haben hier wunderbare Tees zur Stärkung und Reinigung. Die Produkte von Ethno Health sind einzigartig und können einen wichtigen Beitrag für Ihre Gesundheit leisten.

Psychosomatische Akupunktur (tibetische Akupunktur) zur Stärkung des Shen ist bei allen Formen des Burnouts, bei Ängsten, Orientierungslosigkeit oder besonderen Schwächezuständen die erste Wahl.

Kneippsche Anwendungen

Fordern Sie Ihren Körper einmal täglich in besonderer Weise heraus und duschen Sie kalt! Alternativ gehen Sie zweimal pro Woche in die Sauna. Wenn es einen See oder Teich in Ihrer Nähe gibt, dann fahren Sie mindestens dreimal pro Woche mit dem Fahrrad hin und tauchen ein in das erquickende, belebende Element Wasser.

Kapitel 8: Man kann alles richtig machen und das Wichtigste versäumen

Der Schlüssel zu einem erfüllten Leben

„Glaube an deine Kräfte. Wenn du an deine Stärke glaubst, wirst du täglich stärker."
Dalai Lama

Gute Rezepturen brauchen oft auch erfrischende Inspirationen, die uns motivieren, die Dinge mal ganz anders als bisher zu machen. Wir können das Gewohnte immer weiter bedienen und dabei alles richtig machen. Wir können es weiter allen anderen recht machen, ihren Erwartungen entsprechen und nach den gültigen Regeln leben. Wir können unserem Bedürfnis nach Harmonie und Sicherheit folgen und uns im Wohlbekannten einrichten. Wir können tagtäglich dasselbe denken und tun und uns dabei mehr oder weniger an den gleichen Erfahrungen erfreuen. Das ist in Ordnung. Aber wir sind nicht verpflichtet dazu. Das Leben hält eine Einladung für uns bereit. Einzutauchen in eine Welt voller Möglichkeiten, die entdeckt und ausprobiert werden wollen. So groß unsere Möglichkeiten dabei auch sind – unsere Gesundheit und unser Maß an Lebensglück hängen letztlich doch davon ab, wie weit wir bereit sind, innezuhalten, um unseren ureigenen Inhalt, unserer eigenen Wahrheit Raum zu geben. Zu spüren und klarer wahrzunehmen, was uns wirklich guttut und was wir wirklich brauchen. Aus unserer Fähigkeit, die Fülle um uns sehen zu können, sie dankbar annehmen zu können, und aus unserer Bereitschaft, die Schönheit des Seins lieben zu lernen, erwächst das eigentliche Glück.

Radikaler Stopp mit Gedanken, die Selbstzweifel und Selbstablehnung nähren

Ein Mensch, der sich nicht mag und an sich zweifelt, kreiert immer wieder aufs Neue Situationen, die ihm seinen Mangel oder sein Selbstbild der Wertlosigkeit spiegeln. Als habe er es wirklich nicht verdient, bekommt er nur das Wenige, das er glaubt, gerade so verdient zu haben. Er projiziert auf andere und kreiert unerfüllte zwischenmenschliche Beziehungserlebnisse. Er kämpft um oder in seiner Arbeit. Er verbiegt sich für Geld, und wenn er es denn hat, kann er es nicht richtig genießen. Er wird eher krank als andere und erlebt mehr Stress als nötig. Er erschafft zynische Welten, stößt auf verschlossene Türen und unüberwindbare Hürden, wo andere Wunder, Möglichkeiten und Geschenke empfangen. Das Leben wird zu einem Krampf. Wie ein Esel hinter der Mohrrübe läuft man dem Glück und den Möglichkeiten hinterher.

Radikale Selbstliebe kann unser Leben radikal verändern

Oft verschreibe ich ein Rezept, auf dem nicht etwa eine Kräuterrezeptur steht, sondern ein Metta-Meditationssatz (mit Unterschrift) oder eine gute Buchempfehlung. In letzter Zeit schien es mir nötig, öfter als sonst auf ein Buch von Veit Lindau zu verweisen. Hierin gibt es einen Absatz, den ich mit seiner Erlaubnis hier gerne weitergeben möchte:

„Ein JA! zu dir in dieser Radikalität ist ein revolutionärer Akt. Du stehst ab jetzt für bestimmte Spiele – privat, beruflich, gesellschaftlich – nicht mehr zur Verfügung. Du erlaubst dir, frei und groß zu denken. Du hast es nicht mehr nötig, dich für Anerkennung von außen zu verbiegen. Du jagst nicht mehr wie ein dummer Esel automatisch jeder Karotte hinterher, die dir andere oder du selbst vor die Nase hängen. Du lässt immer mehr los, was dich schwächt, und tust immer mehr von dem, was dich stärkt. Dieses radikale JA! zu dir ist die stille, aber zu allem entschlossene Wahl, dir treu zu sein. Sie lässt dich dein geistiges Rückgrat aufrichten und ein Zentrum tief in dir drinnen finden, welches jedem Sturm im Außen ruhig begegnen kann. Dieses bedingungslose JA! verändert alles, an manchen Stellen still und sanft, an anderen mit einem lauten Knall. Wenn du beginnst, dich voll anzunehmen, kannst du dich endlich offen und neugierig erforschen. Dein JA! zieht dich auf eine faszinierende Reise nach innen. Von dort kommst du mit unglaublichen Schätzen zurück. Sei darauf vorbereitet, dass nicht jeder Mitspieler deines alten Lebens deine neuen Erkenntnisse begeistert aufnimmt. Nicht jeder freut sich, wenn du ihn einlädst, an deiner Seite zu wachsen, anstatt zu kriechen. Dein radikales JA! zu dir schüttelt die alten Vorgaben, wer du sein solltest, von deinen Schultern ab. Du erlaubst dir, neugierig in jede Richtung zu schauen. Du erweiterst die Bandbreite deiner Gefühle, den Flugradius deiner Gedanken und die Optionen deiner Handlungen. So wirst du für dich und andere wieder das, was du früher einmal warst: ein unberechenbares Wunder. Was deine Vernunft nie konnte, schafft dein JA! Es vereint die scheinbar so verschiedenen Stimmen deiner Seele in einem vollkommenen Lied. Jeder Mensch ist ein Universum für sich – funkelnd wie ein Diamant mit tausend Facetten. Wir werden dessen Schönheit durch den Filter unserer Vorurteile niemals voll erfassen, dafür braucht es die vorbehaltlos liebende Kraft unseres Herzens. Durch die Augen der radikalen Selbstliebe gesehen offenbart sich, dass sich dein Schatten und Licht, dein Dreck und dein Gold, deine Größe und deine Winzigkeit nicht ausschließen, sondern essentielle Zutaten eines alchemistischen Prozesses sind, der etwas hervorbringt, was so noch nie dagewesen ist. Wenn dein Fuß von der Bremse geht, explodiert deine natürliche Kreativität. Dein Potenzial entfaltet sich in spontaner, verblüffend intelligenter Dynamik. Dies zu erfahren, schenkt dir dein Urvertrauen zurück und lässt dich insgesamt unbefangener durchs Leben gehen. Der Entschluss, dich radikal-bedingungslos zu lieben, kann nicht allein aus der Vernunft heraus getroffen werden – du musst es mit deinem ganzen Wesen wollen, genauso entschlossen, wie ein Ertrinkender um den nächsten Atemzug kämpft."

Veit Lindau
(Auszug aus: „Heirate dich selbst. Wie radikale Selbstliebe unser Leben revolutioniert")

„Wer zugleich seinen Schatten und sein Licht wahrnimmt, sieht sich von zwei Seiten und kommt damit in seine Mitte. Er ist ganz und heil."
C.G. Jung

Unterm Strich: Bringen Sie Ihre Liebe sich selbst gegenüber zum Ausdruck, indem Sie sich erlauben, sich jeden Tag ein klein wenig mehr von dem zu gönnen, was Ihnen guttut und Ihnen spürbar Kraft und Wohlgefühl gibt, und zugleich machen Sie jeden Tag etwas weniger von dem, was Ihnen spürbar nicht guttut.

Desideratum

Gehe behutsam deinen Weg inmitten des Lärms und der Eile dieser Welt und suche den Frieden, der im Schweigen liegt.

Lebe so weit, wie es dir möglich ist, ohne dich selbst aufzugeben, in guten Beziehungen zu anderen Menschen. Verkünde deine Wahrheit ruhig und klar und höre auch anderen zu, sogar den Törichten und Unwissenden, denn auch sie haben ihre Geschichte.

Vermeide laute und aggressive Menschen, sie bringen nur geistigen Verdruss. Vermeide den Vergleich mit anderen, sonst wirst du entweder stolz oder verbittert sein, denn immer wird es bedeutendere und unbedeutendere Menschen geben als dich.

Sei du selbst. Heuchle vor allem keine Zuneigung und spotte nicht über die Liebe. Akzeptiere das Vorbeigehen der Jahre, trage freundlich die Bürde der Jahre und gib mit Anmut alles auf, was der Jugend zusteht. Nähre die Kraft deines Geistes, um plötzlichen schlechten Situationen gegenüber gewachsen zu sein.

Freue dich über das Erreichte genauso wie über deine Pläne. Doch sei demütig. Übe Vorsicht in deinen Geschäften und verschließe dich nicht gegenüber den Tugenden. Das Leben ist voll von stillem Heldentum.

Viele Ängste entstehen aus Müdigkeit und Einsamkeit. Sei freundlich zu dir selbst. Du bist ein Kind des Universums, nicht weniger als die Bäume und Sterne. Du hast ein Recht darauf, hier zu sein. Die Kraft des Universums wird sich so entfalten, wie es sein muss, ob dir das klar ist oder nicht. Deshalb lebe in Frieden mit Gott, was immer du dir unter ihm vorstellst.

Und was immer deine eigenen Bemühungen und Absichten auch sein mögen in diesem lärmigen Durcheinander des Lebens, versuche Frieden mit dir selbst zu halten. Mit all ihrem Schein, ihren Kümmernissen und zerbrochenen Träumen ist diese Welt dennoch voller Optimismus und trotz allem ist die Welt dennoch wunderschön. ...Strebe danach, glücklich zu sein! Glück ist dein Geburtsrecht.

Das Desideratum ist ein 1927 von Max Ehrmann verfasstes Gedicht, das auf ein Schriftstück aus dem Jahre 1692 zurückzuführen ist. Die Weisheit des Desideratums ist ewig gültig und hat bis heute nichts von seinem Zauber und seiner lebensbejahenden, zuversichtlichen Wirkung verloren.

Fülle – Liebe – Gesundheit – Schöpferkraft

„Dein Glücklichsein ist das schönste Geschenk, das du der Welt machen kannst."
DALAI LAMA

Das Leben ist eine Schatztruhe voller Chancen und unbegrenzter Möglichkeiten und Wunder.

Ich wünsche mir, dass Sie sich nach dem Lesen dieses Buches eingeladen und ermutigt fühlen, sich selbst neu zu entdecken und wahrzunehmen, dass Sie das Gesunde in Ihnen spüren und es hegen und pflegen, dass es Ihnen gelingt, Schaden von Ihrem Körper fernzuhalten und immer wieder zuerst das zu tun, was Ihren Körper nährt und stärkt. Die vielen wundervollen Heilmittel aus der Apotheke der Natur werden Ihnen helfen, immer wieder fest auf den Füße zu stehen und mit frischer Anschubkraft Ihre ganz eigene Spur aufzunehmen, um dem zu folgen, was in Ihnen angelegt ist.

Fühlen Sie sich vom Leben großzügig beschenkt und spielen Sie spontan mit den Möglichkeiten und Herausforderungen! Lassen Sie sich vom jetzigen Augenblick berühren und erfreuen Sie sich immer wieder an dem, was Ihre Sinne Ihnen mitteilen. Staunen Sie und lachen Sie über sich selbst, wenn es mal nicht so klappt, wie Sie es sich gewünscht hätten.

Richten Sie Ihr Augenmerk auf die wunderbare Fülle, die Sie umgibt, und lieben Sie das Geschenk des Seins. Das gibt Ihnen die Gesundheit, die Sie brauchen, um glücklich und erfüllt das zu tun, weshalb Sie hier sind – was immer es sein mag.

Vertrauen Sie Ihrer Kraft und erwarten Sie das Beste.

Ihr Ingfried Hobert

ANHANG

Indikationsregister

TCM-Rezepturen

Medikament	Bupleurum 9	Astragalus 10	Cythula 12	Schisandra 13	Rehmannia 6
Beschwerden					
Alterung vorzeitig					x
Angst				xx	
Anspannung	xx			x	
Appetitlosigkeit		xx			
Arthritis, Arthrose			xx		
gerötete Augen					
Blutarmut					xx
Bluthochdruck					
Burnout	x	xx			xx
Darmbeschwerden		xx			
Denken, zu viel	x			xx	x
Erschöpfung	x	xx			xx
Faszienverklebungen	x		xx		
Frösteln, Frieren					
Gelenkschmerzen	x		xx		
Gereiztheit, Widerstand	xx			xx	
Grippe					
Haarverlust					x
Herzunruhe, Herzrasen				xx	
Hitze Kopf					
Hörschwäche		x			xx
Kalte Finger und Füße		x			x
Kopfschmerzen	xx	x			
Konzentrationsstörungen	x			xx	x
Luftnot, flache Atmung		xx			

Ziziphus 9	Polygoni 7	Gentiana 10	Forsythiae 10	Uncaria 11
	xx			
x				
		x		
x				
		x		x
x				
x		x		xx
	x			
x				
x				
			xx	
	x		x	
		x		
			xx	
	xx			
x				
		x		x
		x		x
			xx	
		x		x
x		x		

x = empfehlenswert; xx = besonders empfehlenswert

Medikament	Bupleurum 9	Astragalus 10	Cythula 12	Schisandra 13	Rehmannia 6
Müdigkeit	x	xx			x
Muskelschwäche					xx
Muskelverspannungen	xx				
Muskelzuckungen	xx				
Nachtschweiß				x	x
Nackenschmerzen	xx				
Potenzprobleme					
Rheuma			xx		
Rückenschmerzen	xx		x		
Schlafstörungen				xx	x
Schmerzen, stark			x		
Schwache Glieder		x			x
Schwindel		x			xx
Taubheitsgefühle			x		
Tinnitus					xx
Unfruchtbarkeit					
Unruhe, Stress	x			x	
Vergesslichkeit				x	x
Völlegefühl	x	x			
Wechseljahrsprobleme				x	
Zahnprobleme					x
Zwänge, Phobien				xx	

Ziziphus 9	Polygoni 7	Gentiana 10	Forsythiae 10	Uncaria 11
	x			
			x	
				x
				x
			x	
	xx			
x				x
			x	
		x		x
				x
		x		x
	x			
x		x		
x	x			
	x			
	xx			
x				

x = empfehlenswert; xx = besonders empfehlenswert

Ethnorezepturen

Medikamente	Wurzel-Komplex	Immun-kraft	OPC-Kraft	Pilz-kraft	Eiweiß-Komplex	Algen-kraft	Enzym-kraft	Leber-kraft	Darm-kraft	Ayur-veda	Herz-kraft	Gelenk-kraft	Augen-kraft
Allergie	x		xx	x	x	x	x	x	xx	x			
Alterung	x		x	x	x	x	x			x	x	x	x
Angstzustände	x				x					x	x		
Antriebslosigkeit	x		x	x	x	x				x			
Antibiotikatherapie		xx	xx	x	x	x	x		x				
Arteriosklerose			x	x	x	x	x	x			x		
Arthritis		x	x	x	x		xx	x				xx	
Arthrose				x	x		xx					xx	
Asthma		x	x	x	x	x				x			
Augenschwäche				x	x								xx
Autoimmun-erkrankungen			x	x	x	x	x	x	xx	x			
Bandscheibenvorfall					x		x					xx	
Bauchspeichel-drüsenentzündung	x			x	x	x	xx	x					
Bluthochdruck					x								
Blutgerinnung / Thrombose			x	x	x	x	xx				x		
Bronchitis		x	xx	x	x	x	x						
Burnout	xx		x		x	x				x			
Candidainfektionen		x	xx	x	x		x	x	xx				
Chemotherapie	x	x	xx	x	x	x	x	x	xx	x			
Darmentzündung	xx			x	x	x	x	x	xx	x			
Darmflorastörung	x			x	x	x	x	x	xx	x			
Depressionen	xx		x		x					xx	x		
Diabetes	xx				x	x		x					
Durchblutungs-störungen			x	x	x	x	x	x			x		

Blutdruck-Komplex	Cholesterin-Komplex	Blutzucker-Komplex	Gehirnkraft	Lungenkraft	Inflam-Komplex	Innere Wärme	Weidenkraft	Zellschutz-Komplex	Männerkraft	Frauenkraft	Omega 3 plus
			x	x	xx						xx
			xx						x		xx
			x								xx
											xx
					xx						xx
	xx	x	x		xx						xx
					xx		x				xx
					xx						xx
				x	xx						xx
			xx								xx
					xx						xx
					xx						xx
xx					xx						xx
					xx		x				xx
				x	xx						xx
			x	x	xx						xx
					xx						xx
					xx	x	X	xx			xx
					xx						xx
					xx						xx
			x		xx						xx
		xx			xx						xx
x	x	x	x		x						xx

x = empfehlenswert; xx = besonders empfehlenswert

Medikamente	Wurzel-Komplex	Immunkraft	OPC-Kraft	Pilzkraft	Eiweiß-Komplex	Algenkraft	Enzymkraft	Leberkraft	Darmkraft	Ayurveda	Herzkraft	Gelenkkraft	Augenkraft
Erkältung, Virusinfekt		x	xx	x	x	x	x		x				
Erschöpfung / Müdigkeit	xx		x	x	x	x				x	x		
Fettstoffwechsel-störung				x	x	x		xx	x				
Fibromyalgie	x		x	x	x	x	x	x				x	
Gastritis	x			x	x	xx			xx				
Gehirn, Konzentrationsschwäche	xx		x		x	x				x	x		x
Gicht	x			x	x	x	x	xx	x				
Hauterkrankungen		x	x	x	x	x		x	xx				
Hepatitis		x	x	x	x	x		xx	x				
Herzinfakt / Prophylaxe			x		x					xx	xx		
Herzinsuffizienz					x					xx	xx		
Herzkranzgefäß-erkrankung					x					xx	xx		
Herzrhythmusstörung					x					xx	xx		
Immunstärkung		x	x	x	x	x	x		x	x			
Kälte, Frieren		x			x					x			
Kopfschmerzen / Migräne			x		x	x				x			
Krebserkrankungen	x	xx	xx	xx	x	x	x	x	x				
Leberbelastung			x	x	x	x	x	xx	x				
Leistungsschwäche	xx	x	x	x	x	x				x	x		
Lungenschwäche, Luftnot	x	x	x	x	x	x							
Magenschmerzen	xx			x	x	x	x		x				
Makuladegeneration					x								xx
Müdigkeit	xx		x		x	x				xx			x

Blutdruck-Komplex	Cholesterin-Komplex	Blutzucker-Komplex	Gehirn-kraft	Lungen-kraft	Inflam-Komplex	Innere Wärme	Weiden-kraft	Zellschutz-Komplex	Männer-kraft	Frauen-kraft	Omega 3 plus
					xx	xx					xx
			xx		xx						xx
	xx				xx						xx
					xx		xx				xx
					xx						xx
x			xx		xx						xx
	x				xx						xx
					xx						xx
					xx						xx
					xx						xx
x					xx						xx
					xx						xx
					xx			xx			xx
					xx	xx					xx
			x		xx		xx				xx
					xx			xx			xx
					xx						xx
				xx	xx						xx
					xx						xx
			x		xx						xx
					xx						xx

x = empfehlenswert; xx = besonders empfehlenswert

Medikamente	Wurzel-Komplex	Immun-kraft	OPC-Kraft	Pilz-kraft	Eiweiß-Komplex	Algen-kraft	Enzym-kraft	Leber-kraft	Darm-kraft	Ayur-veda	Herz-kraft	Gelenk-kraft	Augen-kraft
Nacken-verspannungen					x			x		x		x	
Ödeme / Wasser-einlagerungen			x	x	x	x	xx	x			x		
Prostata-vergrößerung													
Rheuma			x	x	x	x	xx	x				x	
Schlafstörungen	x				x					x			
Schlaganfall					x	x	x			x			
Sodbrennen	xx			x	x	x		x	x				
Schmerzen													
Schwindel	xx		x		x		x			x	x		x
Tinnitus	xx				x		x			x			x
Übergewicht			x	x	x	x	x	x	xx	x			
Unruhe / Stress	x				x					x	x		
Verdauungs-störungen	xx			x	x	xx	x	x	xx				
Vergiftungen, toxische Belastung				x		xx	x	x	xx				
Wechseljahrs-beschwerden													

Blutdruck-Komplex	Cholesterin-Komplex	Blutzucker-Komplex	Gehirnkraft	Lungenkraft	Inflam-Komplex	Innere Wärme	Weidenkraft	Zellschutz-Komplex	Männerkraft	Frauenkraft	Omega 3 Plus
x					xx		x				xx
					xx						xx
					xx				xx		xx
					xx		xx				xx
			xx								xx
			xx		xx						xx
					xx						xx
					xx		xx				xx
			xx								xx
			xx		x						xx
	x				xx						xx
x			x								xx
					xx	xx					xx
	x					x					
										xx	xx

x = empfehlenswert; xx = besonders empfehlenswert

Die Dr. Hobert Kur am Steinhuder Meer

Mit dem Besten aus Ost und West zu den Quellen der Kraft

In unserer Praxis für Gesundheit gehen wir mit modernster Labordiagnostik und unter Einbeziehung psychosomatischer Ansätze direkt zu den Ursachen von Autoimmunentzündungen, Erschöpfungszuständen und den wichtigsten Krankheiten der heutigen Zeit. Die Behandlung erfolgt mit Hochdosis-Naturmedizin, Akupunktur, Meditation und Atemtherapie, Ernährungsumstellung und lebensordnenden Gesprächen mit dem übergeordneten Ziel der Stressreduktion, Traumaintegration und Potenzialentfaltung.

Neben unserer Praxissprechstunde und unseren Kurwochen bieten wir nach Absprache auch Beratungsgespräche mit Dr. Hobert per Telefon und Zoom an.

Durch Rückzug und Entschleunigung Veränderungsprozesse einleiten und kreativ neu gestalten

Abtauchen vom Alltag, Eintauchen in die Ruhe inmitten der Natur rund um das Steinhuder Meer und sich in unserer Praxis für Gesundheit verwöhnen und stärken lassen.

Steinhude ist ein historischer Fischerort am Steinhuder Meer. Die teilweise unberührte Natur lädt ein, Abstand zu gewinnen und die innere Ruhe wiederzufinden. Dieser Ort gibt Ihnen durch seine exklusiven Besonderheiten genau das, was Sie jetzt brauchen, um Körper, Geist und Seele neu auszubalancieren, Kraft zu tanken und neue Ideen zu sammeln.

Tägliche Meditationen mit einem persönlich ausgewählten Mantra und intensive Gespräche helfen, den Blick auf das zu lenken, was von Natur aus in uns angelegt ist und sich entfalten kann, wenn wir nun den Raum dafür schaffen.

In perfekter Atmosphäre bieten wir Ihnen ein bewährtes Kurprogramm zum Aufbau, zur Stärkung und zur Anregung Ihrer Selbstheilungskräfte. Im Mittelpunkt stehen dabei individuell auf Ihre körperliche Situation abgestimmte Anwendungen.

Erkenne, wer du wirklich bist – was du wirklich willst!

Gemeinsam mit Ihnen nehmen wir uns die Zeit, Ihre Lebensumstände und anstehenden Themen zu durchleuchten, um das wirklich Wesentliche hinter all den scheinbar wichtigen Dingen Ihres Lebens herauszustellen. Gleichzeitig beginnen wir, die Kräfte und Hindernisse, die zwischen Ihnen und einem gesunden und erfüllten Leben stehen, zu definieren und Sie in die Lage zu versetzen, diese zu transformieren.

Ursachen erkennen und ausschalten

Für Ihre körperlichen Beschwerden und Blockaden finden wir Ursachen und beginnen, diese mit einem auf Sie zugeschnittenen Behandlungskonzept auszuschalten. Mit modernsten Laboruntersuchungen können wir z. B. schleichende, energiefressende Entzündungsprozesse aufdecken und behandeln. Eine regelmäßige Kontrolle der Entzündungsparameter sichert dabei den messbaren Therapieerfolg.

Alles, was kommt, kann auch wieder gehen

Mit hochdosierten Naturmedizin-Infusionen (z. B. Curcuma, Resveratrol, DMSO) und verschiedensten Stärkungsinfusionen (z. B. Vitamine, Mineralien, Homöopathie), begleitet vom Besten aus der Traditionellen Chinesischen Medizin (insbesondere Akupunktur und Kräuterrezepturen), dämmen wir Entzündungsprozesse ein und stabilisieren Ihr System.

Die täglichen Anwendungen aus Infusionen, Akupunktur, Gesprächen und Entspannungstherapien dienen der Stärkung und inneren Neuausrichtung Ihres Systems. Mantrameditation mit einem individuellen Mantra und Yoga werden Ihren Aufenthalt in Steinhude intensiv begleiten, um Sie auf allen Ebenen in Ihre Balance zu bringen.

Der Kuraufenthalt ist auf 5 oder 12 Tage ausgelegt und wird einmal im Jahr auch in Österreich (Steiermark), der Schweiz (Engadin) und Griechenland (Korfu) angeboten.

Im Anschluss an Ihren Aufenthalt stehen Ihnen Dr. Hobert und sein Team zu ausgewählten Zeiten zur Verfügung, um Ihren Neuausrichtungsprozess nachhaltig zu begleiten.

Buchung: www.drhobert.de oder kur@drhobert.de

Nützliche Adressen

Praxis Dr. med. Ingfried Hobert
Leinenweberstraße 19
31515 Steinhude am Meer
Tel. 05033-95030
www.drhobert.de

EthnoMed-Akademie
Dr. Ingfried Hobert
www.ethnomed.de

- Coaching-Programme, insbesondere Ausbildung zum Ethno Health Coach und zum Transformations-Coach
- Reisen und Online-Workshops mit Dr. Ingfried Hobert und Ruediger Dahlke
- Mantra-Challenge mit Deva Premal und Dr. Ingfried Hobert
- Online-Seminare mit Dr. Ingfried Hobert, Ruediger Dahlke, Daniela Herzberg, Antje Titelmeier u. v. a.

Informationen von Dr. Hobert zu den Heilpflanzenrezepturen
team@dr.hobert.de
www.medicalparc.de

Ethno-Health Group BV
Beratung: Montag bis Freitag, 10 bis 15 Uhr
+49 421 40 89 46 40 (DE)
+41 615 88 09 94 (CH)
+43 72 09 02 54 0 (AT)
Heierkerkweg 1
NL - 5928RM Venlo
E-Mail: info@ethno-health.com

Remo Rittiner
Yoga, Yogatherapie und Meditation
www.ayuryoga.ch

Ruediger Dahlke
TamanGa Lebensgarten
A - 8462 Gamlitz
www.tamanga.at

Dr. phil. Geshe Gendun Yonten
31515 Steinhude am Meer
www.tibet-health.com

Antje Tittelmeier
38176 Wendeburg
Tel.: 0177-8668248
antje@tittelmeier.de
www.chi-you.de

SANAJER SA
Christina Koller
Atemtherapie-Stressregulation
CH-7545 Guarda
+41 79 837 68 63
info@sanajer.ch
www.sanajer.ch

Daniela Herzberg
Ernährungsberatung
Teneriffa
www.5-elemente.org
daniela@5-elemente.org

Weiterführende Literatur

Adyashanti: *Sein: Die wahre Natur der Erleuchtung.* München: Barth, 2014.

Dahlke, Rüdiger: *Krankheit als Symbol: Handbuch der Psychosomatik und Integralen Medizin.* München: Bertelsmann, 2023 (31. Auflage).

Dahlke, Rüdiger: *Vegan für Einsteiger: In 4 Wochen zu einem gesunden, nachhaltigen Leben.* München: Gräfe und Unzer, 2014.

Herzberg, Daniela: *Gesund und vital mit den FÜNF ELEMENTEN: Das große Praxisbuch für ein besseres Leben.* Tutzing: Bio Ritter GmbH, 2013.

Hobert, Dr. med. Ingfried: *Körperbewusstsein und Zellintelligenz: Mit der Kraft der Zellen zu mehr Gesundheit und Lebensfreude.* Amerang: Crotona, 2011.

Hobert: Dr. med. Ingfried: *Mantra Medizin: Die heilsame Kraft der Mantras zur Stärkung der inneren Ausrichtung.* Petersberg: Via Nova, 2022.

Hobert, Dr. med. Ingfried: *Heilgeheimnisse aus Tibet: Verborgene Kraftpotenziale mobilisieren.* Petersberg: Via Nova, 2014.

Hobert, Dr. med. Ingfried: *Zurück zur Mitte: Die Magie der geistigen Ausrichtung.* Wendeburg: Triskel, 2018.

Hobert, Dr. med. Ingfried: *Gesundheit selbst gestalten: Wege der Selbstheilung und Fünf »Tibeter«®.* Frankfurt am Main: Fischer Taschenbuch, 2016.

Rätsch, Christian: *Enzyklopädie der psychoaktiven Pflanzen.* Aarau: AT Verlag, 2020 (16. Auflage).

Rittiner, Remo; Kraft, Christoph: *Das große Yoga-Therapiebuch: Yogapraxis für Gesundheit und einen klaren Geist.* Petersberg: Via Nova, 2023.

Rittiner, Remo: *Vertraue dem Meister in Dir: Dem Leben zuversichtlich begegnen und das höchste Potenzial verwirklichen.* Oberstdorf: Windpferd, 2013.

Rittiner, Remo; Hobert, Dr. med. Ingfried: *Yogatherapie und ganzheitliche Medizin: Vorbeugung und Heilung von Krankheiten.* Petersberg: Via Nova, 2021.

Swartz, James: *Die Wirklichkeit verstehen: Vedanta – Eine praktische Einführung.* Bielefeld: Kamphausen, 2016.

Tietze, Harald; Hobert, Dr. med. Ingfried; Stepanovs, Juta: *Love Remedies: Essenzen der Liebe.* Freiburg im Breisgau: Nietsch, 2002.

Crittin, Jean-Pierre: *Ayurvedische Psychologie: Wege zum Selbst und das Energieprinzip im Ayurveda.* Oberstdorf: Windpferd, 2011.

Quellenangaben (Auszug)

1 **Astragalus membranaceus – Chinesischer Tragant**
A study on the immune receptors for polysaccharides from the roots of Astragalus membranaceus, a Chinese medicinal herb Original Research Article – Biochemical and Biophysical Research Communications, Volume 320, Issue 4, 6 August 2004, Pages 1103-1111 – Bao-Mei Shaoet al.
In vitro and in vivo anti-tumor effects of Astragalus membranaceus – William C.S. Cho, Kwok N. Leung – Cancer Letters, July 8, 2007Volume 252, Issue 1, Pages 43–54 – http://dx.doi.org/10.1016/j.canlet.2006.12.001

2 **Angelica sinensis – Chinesische Engelwurz**
The immediate effect of natural plant extract, Angelica sinensis and Matricaria chamomilla (Climex) for the treatment of hot flushes during menopause. A preliminary report. – PMID: 14664413 – Kupfersztain C. et al. – The Central Menopause Outpatient Clinic, General Health Services of Israel, Petah Tikva District, Petah Tikva, Israel – Clinical and Experimental Obstetrics & Gynecology [2003, 30(4):203-206]
The Antitumor Effects of Angelica sinensis on Malignant Brain Tumors In vitro and In vivo – Nu-Man Tsai et al. – DOI: 10.1158/1078-0432.CCR-04-1827 – Published 1 May 2005

3 **Panax ginseng – Ginseng**
In vitro effects of echinacea and ginseng on natural killer and antibody-dependent cell cytotoxicity in healthy subjects and chronic fatigue syndrome or acquired immunodeficiency syndrome patients – Darryl M. Seeet al. – Immunopharmacology – Volume 35, Issue 3, January 1997, Pages 229-235
Antistress and antifatigue properties of Panax ginseng: comparison with piracetam. – Banerjee U, Izquierdo JA – Acta Physiologica Latino Americana [1982, 32(4):277-285] – (PMID:6892267)

4 **Eleutherococcus senticosus – Taigawurzel**
Antiviral activity of an extract derived from roots of Eleutherococcus senticosus. – B. Glatthaar-Saalmüller et al. – Antiviral Research. Band 50, Nummer 3, Juni 2001, S. 223–228, ISSN 0166-3542. PMID 11397509

5 **Withania somnifera – Ashwagandha**
Withania somnifera improves semen quality by regulating reproductive hormone levels and oxidative stress in seminal plasma of infertile males – Ahmad MK et al. – Fertil Steril. 2010 Aug;94(3):989-96. doi: 0.1016/j.fertnstert.2009.04.046. Epub 2009 Jun 6

6 **Glycyrrhiza glabra – Ural-Süßholzwurzel**
Glycyrrhizin and Morroniside Stimulate Mucin Secretion from Cultured Airway Epithelial Cells – Heo HJet al. – Korean J Physiol Pharmacol. 2006 Dec;10(6):317-321

7 **Zingiber officinale – Ingwer**
Analgesic and anti-inflammatory activities of [6]-gingerol – Haw-Yaw Young et al. – Journal of Ethnopharmacology – Volume 96, Issues 1–2, 4 January 2005, Pages 207–210 – doi:10.1016/j.jep.2004.09.009
Gingerol Synergizes the Cytotoxic Effects of Doxorubicin against Liver Cancer Cells and Protects from Its Vascular Toxicity – Al-Abbasi FAet al. – Molecules. 2016 Jul 8;21(7). pii: E886. doi: 10.3390/molecules21070886 – PMID: 27399668

8 **Rhodiola rosea – Rosenwurz**
Rhodiola rosea in stress induced fatigue — A double blind cross-over study of a standardized extract SHR-5 with a repeated low-dose regimen on the mental performance of healthy physicians during night duty – V. Darbinyan et al. – doi:10.1016/S0944-7113(00)80055-0

9 **Lepidium meyenii – Maca**
Traditional Plant Aphrodisiacs and Male Sexual Dysfunction – Phytotherapy Research, Volume 28, Issue 6, pages 831–835, June 2014 – Anthony J Bella, Rany Shamloul – Version of Record online: 29 OCT 2013 – DOI: 10.1002/ptr.5074

10 **Schisandra chinensis – Chin. Spaltkörbchen**
Correlation between Antistress and Hepatoprotective Effects of Schisandra Lignans Was Related with Its Antioxidative Actions in Liver Cells – Pu HJ et al. – Evid Based Complement Alternat Med. 2012;2012:161062. doi: 10.1155/2012/161062. Epub 2012 Jun 18 – PMID: 22792122 PMCID: PMC3385912

11 **Aronia melanocarpa – Schwarze Apfelbeere**
Antioxidant activities of chokeberry extracts and the cytotoxic action of their anthocyanin fraction on HeLa human cervical tumor cells – Rugină D. et al. – J Med Food. 2012 Aug;15(8):700-6. doi: 10.1089/jmf.2011.0246. Epub 2012 Jun 25 – PMID: 22846076 PMCID: PMC3407391
Chemopreventive Potential of Flavonoid Extracts from Plantation-Bred and Wild Aronia melanocarpa (Black Chokeberry) Fruits – L. Sueiroet al. – Journal of Food Science, Volume 71, Issue 8, pages C480–C488, October 2006 – DOI: 10.1111/j.1750-3841.2006.00152.x

12 **Vaccinium macrocarpon – Cranberry**
A randomized trial to evaluate effectiveness and cost effectiveness of naturopathic cranberry products as prophylaxis against urinary tract infection in women – Stothers L – Can J Urol. 2002 Jun;9(3):1558-62 – PMID: 12121581
Cranberry bioactives activate innate immune cells in absence of acute inflammatory response – Rebecca Creasy et al. – April 2011 – The FASEB Journal – vol. 25 no. 1 Supplement 784.15

13 **Malpighia glabra – Acerola**
Protective effects of acerola juice on genotoxicity induced by iron in vivo – Horta RN et al. – Genet Mol Biol. 2016 Mar;39(1):122-8. doi: 10.1590/1678-4685-GMB-2015-0157 – PMID: 27007905 PMCID: PMC4807388

14 **Myrciaria dubia – Camu-Camu**
Selective cytotoxicity of betulinic acid on tumor cell lines, but not on normal cells – Valentina Zucoet al. – Cancer Letters, Volume 175, Issue 1, 10 January 2002, Pages 17–25 – doi:10.1016/S0304-3835(01)00718-2
Tropical fruit camu-camu (Myrciaria dubia) has anti-oxidative and anti-inflammatory properties – Inoue T. et al. – J Cardiol. 2008 Oct;52(2):127-32. doi: 10.1016/j.jjcc.2008.06.004. Epub 2008 Jul 29 – PMID: 18922386

15 **Adansonia digitata – Baobab**
Anti-inflammatory, analgesic and antipyretic effects of the fruit pulp of Adansonia digitate – A Ramadanet al. – European Journal of Medicinal Plants – 5(4): 341-348, 2015, Article no.EJMP.2015.033 ISSN: 2231-0894 – DOI: 10.9734/EJMP/2015/13888

16 **Vaccinium myrtillus – Heidelbeere**
Absorption and metabolism of anthocyanins in elderly women after consumption of elderberry or blueberry – Wu X et al., J Nutr. 2002 Jul;132(7):1865-71. – PMID: 12097661

17 **Lycium barbarum – Goji**
Neuroprotective effects of Lycium barbarum Lynn on protecting retinal ganglion cells in an ocular hypertension model of glaucoma – Chan HCet al. – Exp Neurol. 2007 Jan;203(1):269-73. Epub 2006 Oct 11 – PMID: 17045262 DOI: 10.1016/j.expneurol.2006.05.031

18 **Euterpe oleracea – Acai**
Effects of supplementation with acai(Euterpe oleracea Mart.) berry-based juice blend on the blood antioxidant defence capacity and lipid profile in junior hurdlers. A pilot study – Sadowska-Krępa Eet al. – Biol Sport. 2015 Jun;32(2):161-8. doi: 10.5604/20831862.1144419. Epub 2015 Mar 15 – PMID: 26060341

19 **Punica granatum – Granatapfel**
Punica granatum (pomegranate) and its potential for prevention and treatment of inflammation and cancer – Ephraim P. Lansky et al – Journal of Ethnopharmacology – Volume 109, Issue 2, 19 January 2007, Pages 177–206 – http://dx.doi.org/10.1016/j.jep.2006.09.006

20 **Aphanizomenon flos-aquae – AFA-Alge**
Pflanzenbiochemie. – Hans-Werner Heldt, Birgit Piechulla – Spektrum Akademischer Verlag; 4. Auflage 2008; ISBN 978-3-8274-1961-3; S. 63.
Antioxidant properties of a novel phycocyanin extract from the blue-green alga Aphanizomenon flos-aquae – Serena Benedettiaet al. – Life Sciences – Volume 75, Issue 19, 24 September 2004, Pages 2353–2362 – doi:10.1016/j.lfs.2004.06.004

21 **Spirulina – Spirulina-Alge**
Activation of the human innate immune system by Spirulina: augmentation of interferon production and NK cytotoxicity by oral administration of hot water extract of Spirulina platensis – Hirahashi Tet al. – Int Immunopharmacol. 2002 Mar;2(4):423-34 – PMID: 11962722
The effects of spirulina on allergic rhinitis – Cemal Cingi et al, – Rhinology – European Archives of Oto-Rhino-Laryngology – October 2008, Volume 265, Issue 10, pp 1219-1223

22 **Ascophyllum nodosum – Knotentang**
Low-level seaweed supplementation improves iodine status in iodine-insufficient women – Combet Eet al. – Br J Nutr. 2014 Sep 14;112(5):753-61. doi: 10.1017/S0007114514001573. Epub 2014 Jul 9 – PMID: 25006699

23 **Undaria pinnatifida – Wakame**
Identification of an antihypertensive peptide from peptic digest of wakame (Undaria pinnatifida) – Kunio Suetsuna et al. – The Journal of Nutritional Biochemistry – Volume 11, Issue 9, September 2000, Pages 450–454 – http://dx.doi.org/10.1016/S0955-2863(00)00110-8

24 **Chlorella – Chlorella-Alge**
Identification of anti-lung cancer extract from Chlorella vulgaris C-C by antioxidant property using supercritical carbon dioxide extraction – Hui-Min Wang et al. – Process Biochemistry – Volume 45, Issue 12, December 2010, Pages 1865–1872 – doi:10.1016/j.procbio.2010.05.023

25 **Ganoderma lucidum – Reishi**
Antioxidant and Antitumor Activity of Ganoderma lucidum (Curt.: Fr.) P. Karst.—Reishi (Aphyllophoromycetideae) from South India – Susan Jones et al. International Journal of Medicinal Mushrooms – DOI: 10.1615/IntJMedMushr.v2.i3.

Anti-Inflammatory and Anti-Tumor-Promoting Effects of Triterpene Acids and Sterols from the Fungus Ganoderma lucidum – Toshihiro Akihisa et al. – Chemistry & Biodiversity, Volume 4, Issue 2, February 2007, Pages 224–231, DOI: 10.1002/cbdv.200790027

26 **Cordyceps sinensis – Raupenpilz**
Upregulation of steroidogenic enzymes and ovarian 17beta-estradiol in human granulosa-lutein cells by Cordyceps sinensis mycelium. – Huang BM et al – Biol Reprod. 2004;70(5):1358-64

27 **Lentinus edodes – Shiitake**
Antitumor and metastasis-inhibitory activities of lentinan as an immunomodulator: an overview – Chihara G. et al – Cancer Detection and Prevention. Supplement: Official Publication of the International Society for Preventive Oncology, Inc [1987, 1:423-443] – PMID:3319150
An examination of antibacterial and antifungal properties of constituents of Shiitake (Lentinula edodes) and Oyster (Pleurotus ostreatus) mushrooms – Rachel Hearst et al – Complementary Therapies in Clinical Practice – Volume 15, Issue 1, February 2009, Pages 5–7 – doi:10.1016/j.ctcp.2008.10.002

28 **Grifola frondosa – Maitake**
Anti-diabetic Activity Present in the Fruit Body of Grifola frondosa (Maitake) – Keiko KUBO et al. – Biological and Pharmaceutical Bulletin Vol. 17 (1994) No. 8 P 1106-1110 – http://doi.org/10.1248/bpb.17.1106

29 **Hericium erinaceus – Igelstachelbart**
Recovery from Schizophrenia with Bioactive Substances in Hericium erinaceum – Inanaga K – nt J Sch Cog Psychol S1:003. doi:10.4172/2469-9837.S1-003
Reduction of depression and anxiety by 4 weeks Hericium erinaceus intake – Mayumi Nagano et al – Biomedical Research – Vol. 31 (2010) No. 4 August P 231-237 – http://doi.org/10.2220/biomedres.31.231

30 **Papain**
Use and effectiveness of papain in the wound healing process: a systematic review – Leite AP et al – Rev Gaucha Enferm. 2012 Sep;33(3):198-207 – PMID: 23405827

31 **OPC – Oligomere Proanthocyanidine**
Free radicals and grape seed proanthocyanidin extract: importance in human health and disease prevention – Debasis Bagchi et al – Toxicology – Volume 148, Issues 2–3, 7 August 2000, Pages 187–197 – doi:10.1016/S0300-483X(00)00210-9
Procyanidins and their healthy protective effects against type 2 diabetes. -Gonzalez-Abuin N et al. – Current medicinal chemistry. 2015;22(1):39-50. PubMed PMID: 25245512

32 **Quercetin**
Protective Effects of Quercetin and Vitamin C against Oxidative Stress-Induced Neurodegeneration – Ho Jin Heo and Chang Yong Lee – J. Agric. Food Chem., 2004, 52 (25), pp 7514–7517 – DOI: 10.1021/jf049243r
Multitargeted cancer prevention by quercetin – Akira Murakami – Cancer Letters – Volume 269, Issue 2, 8 October 2008, Pages 315–325 – Natural Products Special Issue – doi:10.1016/j.canlet.2008.03.046

33 **Ficin**
Drogen mit enzymatischer Wirkung – Heilpflanzenpraxis heute: Band 2 Rezepturen und Anwendung – Siegfried Bäumler – S. 79 – ISBN-10: 3437572733 – ISBN-13: 978-3437572739

34 **Rutin**
Evidence for protective and antioxidant properties of rutin, a natural flavone, against ethanol induced gastric lesions – C La Casa et al – Journal of Ethnopharmacology – Volume 71, Issues 1–2, July 2000, Pages 45–53 – doi:10.1016/S0378-8741(99)00174-9

35 **Lactobacillus bulgaricus**
Management of lactose maldigestion by consuming milk containing Lactobacilli – Lin ML, Yen C, Chen S – Dig. Dis. Sc. 43: 133-137, 1998

36 **Lactobacillus rhamnosus**
Lactobacillus GG in the prevention of gastrointestinal and respiratory tract infections in children who attend day care centers: a randomized, double-blind, placebo-controlled trial – Hojsak I et al – Clin Nutr. 2010 Jun;29(3):312-6. doi: 10.1016/j.clnu.2009.09.008. Epub 2009 Nov 5 – PMID: 19896252
Probiotics for treatment of acute diarrhoea in children: randomised clinical trial of five different preparations – Canani RB et al – BMJ. 2007 Aug 18;335(7615):340. Epub 2007 Aug 9 – PMID: 17690340 PMCID: PMC1949444

37 **Lactobacillus casei**
Systematic review of randomised controlled trials: probiotics for functional constipation – Chmielewska A et al – World J Gastroenterol. 2010 Jan 7;16(1):69-75 – PMID: 20039451 PMCID: PMC2799919
Preventive effect of a Lactobacillus casei preparation on the recurrence of superficial bladder cancer in a double-blind trial. The BLP Study Group – Aso Y et al – Eur Urol. 1995;27(2):104-9 – PMID: 7744150

38 **Lactobacillus plantarum**
Alteration of intestinal microflora is associated with reduction in abdominal bloating and pain in patients with irritable bowel syndrome – Nobaek S et al – Am J Gastroenterol. 2000 May;95(5):1231-8 – PMID: 10811333 DOI: 10.1111/j.1572-0241.2000.02015.x

39 **Lactobacillus salivarius**
Improvement of periodontal condition by probiotics with Lactobacillus salivarius WB21: a randomized, double-blind, placebo-controlled study – Hidetoshi Shimauchi et al – Journal of Clinical Periodontology – Volume 35, Issue 10 – October 2008 – Pages 897–905 – DOI: 10.1111/j.1600-051X.2008.01306.x

40 **Lactobacillus paracasei**
Probiotics in the prevention of antibiotic-associated diarrhea in children: A meta-analysis of randomized controlled trials – Hania Szajewska et al – The Journal of Pediatrics – Volume 149, Issue 3, September 2006, Pages 367–372. e1 – doi:10.1016/j.jpeds.2006.04.053

41 **Bifidobacterium bifidum**
The vaginal Bifidobacterium flora in women of reproductive age – Korshunov VM et al – Zh Mikrobiol Epidemiol Immunobiol. 1999 Jul-Aug;(4):74-8 – PMID: 10852059
Probiotics used in human studies – Montrose DC et al – J Clin Gastroenterol. 2005 Jul;39(6):469-84 – PMID: 15942432

42 **Bifidobacterium lactis**
Acidified milk formula supplemented with bifidobacterium lactis: impact on infant diarrhea in residential care settings – Chouraqui JP – J Pediatr Gastroenterol Nutr. 2004 Mar;38(3):288-92 – PMID: 15076628

43 **Bifidobacterium infantis**
Oral bacterial therapy promotes recovery from acute diarrhea in children – Lee MC et al – Acta Paediatr Taiwan. 2001 Sep-Oct;42(5):301-5 – PMID: 11729708

44 **Bifidobacterium longum**
Diet and chronic constipation. Benefits of oral supplementation with symbiotic zir fos (Bifidobacterium longum W11 + FOS Actilight) – Michele Amenta et al – ACTA BIOMED 2006; 77: 157-162

45 **Bifidobacterium breve**
Is Bifidobacterium breve effective in the treatment of childhood constipation? Results from a pilot study – Tabbers MM et al – Nutr J. 2011 Feb 23;10:19. doi: 10.1186/1475-2891-10-19 – PMID: 21345213 PMCID: PMC3048518

46 **Vitis vinifera – Weintraube**
The cytotoxic effects of a novel IH636 grape seed proanthocyanidin extract on cultured human cancer cells – X. Ye et al – Molecular and Cellular Biochemistry – June 1999, Volume 196, Issue 1, pp 99–108 – DOI: 10.1023/A:1006926414683
Anticancer and Cancer Chemopreventive Potential of Grape Seed Extract and Other Grape-Based Products1–3 – Manjinder Kaur et al – First published July 29, 2009, doi: 10.3945/jn.109.106864

47 **Malus – Apfel**
Chemopreventive properties of apple procyanidins on human colon cancer-derived metastatic SW620 cells and in a rat model of colon carcinogenesis – Francine Gossé et al – Carcinogenesis (July 2005) 26 (7): 1291-1295 – doi: 10.1093/carcin/bgi074 – First published online: March 24, 2005

48 **Arachis hypogaea – Erdnuss**
Free radical and reactive oxygen species scavenging activities of peanut skins extract – Jing Wang et al – Food Chemistry – Volume 104, Issue 1, 2007, Pages 242–250 – doi:10.1016/j.foodchem.2006.11.035

49 **Theobroma cacao – Kakao**
The neuroprotective effects of cocoa flavanol and its influence on cognitive performance – Astrid Nehlig – BJCP – Volume 75, Issue 3 – March 2013 – Pages 716–727 – DOI: 10.1111/j.1365-2125.2012.04378.x

50 **Fragaria – Erdbeere**
Isolation and Identification of Strawberry Phenolics with Antioxidant and Human Cancer Cell Antiproliferative Properties – Yanjun Zhang et al – J. Agric. Food Chem., 2008, 56 (3), pp 670–675 – DOI: 10.1021/jf071989c

51 **Prunus avium – Vogel-Kirsche**
A comparative study on the in vitro antioxidant potentials of three edible fruits: Cornelian cherry, Japanese persimmon and cherry laurel – Engin Celep – Food and Chemical Toxicology – Volume 50, Issue 9, September 2012, Pages 3329–3335 – doi:10.1016/j.fct.2012.06.010
Berry Fruits for Cancer Prevention: Current Status and Future Prospects – Navindra P. Seeram – J. Agric. Food Chem., 2008, 56 (3), pp 630–635 – DOI: 10.1021/jf072504n – Publication Date (Web): January 23, 2008

52 **Musa – Banane**
Role of gastric antioxidant and anti-Helicobactor pylori activities in anti ulcerogenic activity of plantain banana (Musa sapientum var. paradisiaca) – Goel, R K et al – IJEB Vol.39(07) [July 2001] – 0975-1009 (Online); 0019-5189 (Print)

53 **Cannabis sativa – Hanf**
Exercise Promotes BCAA Catabolism: Effects of BCAA Supplementation on Skeletal Muscle during Exercise – Yoshiharu Shimomura et al – J. Nutr. June 1, 2004 – vol. 134 no. 6 1583S-1587S

54 **Glycine max – Sojabohne**
Soy protein and isoflavones: their effects on blood lipids and bone density in postmenopausal women – S M Potter et al – Am J Clin Nutr December 1998 – vol. 68 no. 6 1375S-1379S

55 **Oryza sativa – Reis**
(siehe Hanf)

56 **Pisum sativum – Erbse**
Anti-oxidant, anti-inflammatory and immunomodulating properties of an enzymatic protein hydrolysate from yellow field pea seeds – Ndiaye F et al – Eur J Nutr. 2012 Feb;51(1):29-37. doi: 10.1007/s00394-011-0186-3. Epub 2011 Mar 27

57 **Lupinus L. ssp. – Süßlupine**
Evaluation of the antioxidant activity of lupin seed flour and derivatives (Lupinus albus ssp. Graecus) – E Tsaliki et al – Food Chemistry – Volume 65, Issue 1, April 1999, Pages 71–75 – doi:10.1016/S0308-8146(98)00172-1

58 **Prunus dulcis – Mandelbaum**
Two angiotensin-converting enzyme-inhibitory peptides from almond protein and the protective action on vascular endothelial function – Liu RL et al – Food Funct. 2016 Aug 9. [Epub ahead of print] – PMID: 27502043 DOI: 10.1039/c6fo00654j

59 **Salvia hispanica – Chia**
Chia Seed Shows Good Protein Quality, Hypoglycemic Effect and Improves the Lipid Profile and Liver and Intestinal Morphology of Wistar Rats – da Silva BP et al – Plant Foods Hum Nutr. 2016 May 19. [Epub ahead of print] – PMID: 27193017 DOI: 10.1007/s11130-016-0543-8

60 **Chenopodium quinoa – Quinoa**
Hypocholesterolemic Effect of Protein Isolated from Quinoa (Chenopodium quinoa Willd.) Seeds – Tetsuya TAKAO et al – Food Science and Technology Research – Vol. 11 (2005) No. 2 P 161-167 – http://doi.org/10.3136/fstr.11.161

61 **Cicer arietinum – Kichererbse**
Antioxidant and free radical-scavenging activities of chickpea protein hydrolysate (CPH) – Yanhong Li, Bo Jiang et al – Food Chemistry – Volume 106, Issue 2, 15 January 2008, Pages 444–450 – doi:10.1016/j.foodchem.2007.04.067

62 **Haritaki – Terminalia chebula – Chebulische Myrobalane**
ROLE OF HARITAKI (TERMINALIA CHEBULA) IN THE MANAGEMENT OF PANDU ROGA (ANAEMIA) – VIDHI KUMATH, MAHESH DADHICH – J Res Educ Indian Med – ISSN 0970-7700. 2010; 16(1-2): 27-3

63 **Phyllanthus emblica – Amalaki – Amlabaum**
Antibacterial activities of Emblica officinalis and Coriandrum sativum against Gram negative urinary pathogens – Saeed S et al – Pak J Pharm Sci. 2007 Jan;20(1):32-5 – PMID: 17337425

64 **Terminalia belerica – Bibhitaki – Belerische Myrobalane**
A review on antidepressant plants. Dhingra, Dinesh; Sharma, Amandeep – NPR Vol.5(2) [March-April 2006]

65 **Guggul**
GUGULIPID: a natural cholesterol-lowering agent – Urizar NL et al – Annu Rev Nutr. 2003;23:303-13. Epub 2003 Feb 26 – PMID: 12626688 DOI: 10.1146/annurev.nutr.23.011702.073102

66 **Weihrauch**
Indischer Weihrauch (Salai guggal) bei rheumatoider Arthritis und Osteoarthritis – Hermann P.T. Ammon – Z Phytother 2009; 30(5): 216-221 – DOI: 10.1055/s-0029-1242922
Böker & Winkling: Die Rolle von Boswellia-Säuren in der Therapie maligner Gliome. – Deutsches Ärzteblatt. 1997, Nr. 94, Artikel 1197

67 **Schwarzkümmel**
Anticancer Activities of Nigella sativa (Black Cumin) – A Khan et al – African Journal of Traditional, Complementary and Alternative Medicines – Vol 8, No 5S (2011) – http://dx.doi.org/10.4314/ajtcam.v8i5SS.10

68 **Safran**
Crocus sativus L. (saffron) in the treatment of premenstrual syndrome: a double-blind, randomised and placebo-controlled trial – Agha-Hosseini M. et al – BJOG. 2008 Mar;115(4):515-9. doi: 10.1111/j.1471-0528.2007.01652.x

69 **Kurkuma**
Antibacterial Activity of Turmeric Oil: A Byproduct from Curcumin Manufacture – P. S. Negi et al – J. Agric. Food Chem., 1999, 47 (10), pp 4297–4300 – DOI: 10.1021/jf990308d
Turmeric and curcumin as topical agents in cancer therapy. – Kuttan R. et al – Tumori [1987, 73(1):29-31] – PMID: 2435036

70 **Umckaloabo**
EPs® 7630 (Umckaloabo®), an extract from Pelargonium sidoides roots, exerts anti-influenza virus activity in vitro and in vivo – Linda L. Theisen et al – Antiviral Research – Volume 94, Issue 2, May 2012, Pages 147–156 – http://dx.doi.org/10.1016/j.antiviral.2012.03.006

71 **Yohimbin**
Natural aphrodisiacs – Shamloul R. – J Sex Med. 2010 Jan;7(1 Pt 1):39-49. doi: 10.1111/j.1743-6109.2009.01521.x. Epub 2009 Sep 30.
Effectiveness of yohimbine in the treatment of erectile disorder: Four meta-analytic integrations – Michael P. Carey et al – Archives of Sexual Behavior 25(4):341-360 · August 1996 – DOI: 10.1007/BF02437578

72 **Ayahuasca**
http://www.christian-raetsch.de/Artikel/Artikel/Im-Rausch-der-Pflanzen-der-Goetter.html – zuletzt besucht am: 06.11.16
http://www.christian-raetsch.de/Artikel/Artikel/Ayahuasca.html – zuletzt besucht am 06.11.16

73 **Peyote**
http://www.christian-raetsch.de/Artikel/Artikel/Ayahuasca.html – zuletzt besucht am 06.11.16

74 **Pygei africani cortex – Afrikanische Pflaumenbaumrinde**
Comparison of once and twice daily dosage forms of Pygeum africanum extract in patients with benign prostatic hyperplasia: a randomized, double-blind study, with long-term open label extension – C Chatelain et al – Urology – Volume 54, Issue 3, September 1999, Pages 473–478 – http://dx.doi.org/10.1016/S0090-4295(99)00147-8

75 **Cucurbita moschata (Kürbiskerne Moschus-Kürbis)**
Schilcher H: Möglichkeiten und Grenzen der Phytotherapie am Beispiel pflanzlicher Urologika. In: Urologe (B) 1987; 27: 316-319

76 **Urtica dioica – Große Brennnessel**
Urtica dioica for treatment of benign prostatic hyperplasia: a prospective, randomized, double-blind, placebo-controlled, crossover study – Safarinejad MR – J Herb Pharmacother. 2005;5(4):1-11 – PMID: 16635963

77 **Sabal serrulata – Sägepalme**
Jänicke CJ, Grünwald J, Brendler T: Handbuch Phytotherapie. Stuttgart 2003
Schulz V, Hänsel R: Rationale Phytotherapie. 3. Auflage, Berlin, Heidelberg, New-York 1996

78 **Artemisia annua**
Intern. J. Oncology 18: 767 – 773, 2001 Effert et al.

79 **Artemisia absinthium L. – Wermutkraut**
Bühring U: Praxis-Lehrbuch der modernen Heilpflanzenkunde. 2. Auflage, Stuttgart 2009

80 **Annona muricata – Stachelannone**
Graviola: A Novel Promising Natural-Derived Drug That Inhibits Tumorigenicity and Metastasis of Pancreatic Cancer Cells In Vitro and In Vivo Through Altering Cell Metabolism – María P. Torres et al – Cancer Lett. 2012 Oct 1; 323(1): 29–40. – Published online 2012 Apr 1. doi: 10.1016/j.canlet.2012.03.031

81 **Mentha arvensis – Acker-Minze**
Hänsel R, Sticher O: Pharmakognosie – Phytopharmazie. 8. Auflage, Heidelberg 2007

82 **Brassica oleracea convar. capitata var. alba – Weißkohl**
Cancer chemopreventive agents: glucosinolates and their decomposition products in white cabbage (Brassica oleracea var. capitata) – Smiechowska A et al – Postepy Higieny i Medycyny Doswiadczalnej (Online) [2008, 62:125-140] – (PMID:18388852)
RAPID HEALING OF PEPTIC ULCERS IN PATIENTS RECEIVING FRESH CABBAGE JUICE – Garnett Cheney – western journal of medicine – Calif Med. 1949 Jan; 70(1): 10–15. – PMCID: PMC1643665

83 **Brassica oleracea var. italica Plenck – Brokkolisprossen**
Breast Cancer Risk in Premenopausal Women Is Inversely Associated with Consumption of Broccoli, a Source of Isothiocyanates, but Is Not Modified by GST Genotype – Christine B. Ambrosone et al – J. Nutr. May 1, 2004 – vol. 134 no. 5 1134-1138

84 **Sinapis – Senf**
SPICES AND HERBS: THEIR ANTIMICROBIAL ACTIVITY AND ITS DETERMINATION – LAURA L. ZAIKA – Journal of Food Safety – Volume 9, Issue 2 – July 1988 – Pages 97–118 – DOI: 10.1111/j.1745-4565.1988.tb00511.x

85 **Armoracia rusticana – Meerrettichwurzelpulver und Kapuzinerkresse**
Tumor Cell Proliferation and Cyclooxygenase Inhibitory Constituents in Horseradish (Armoracia rusticana) and Wasabi (Wasabia japonica) – Marvin J. Weil et al. – J. Agric. Food Chem., 2005, 53 (5), pp 1440–1444 – DOI: 10.1021/jf048264i

86 **Brassica oleracea var. botrytis L. – Blumenkohl**
Multi-targeted prevention of cancer by sulforaphane – John D. Clarke et al – Cancer Letters – Volume 269, Issue 2, 8 October 2008, Pages 291–304 – Natural Products Special Issue – http://dx.doi.org/10.1016/j.canlet.2008.04.018

Weitere Titel aus dem Verlag Via Nova:

Ethno Health Apotheke – Kompakt

Die 50 besten Naturmedizinrezepturen der Welt

Dr. med. Ingfried Hobert

2. Auflage

Via Nova Kompakt, 224 Seiten, 32 farbige Fotos, ISBN 978-3-86616-439-0
E-Book ISBN 978-3-86616-416-1

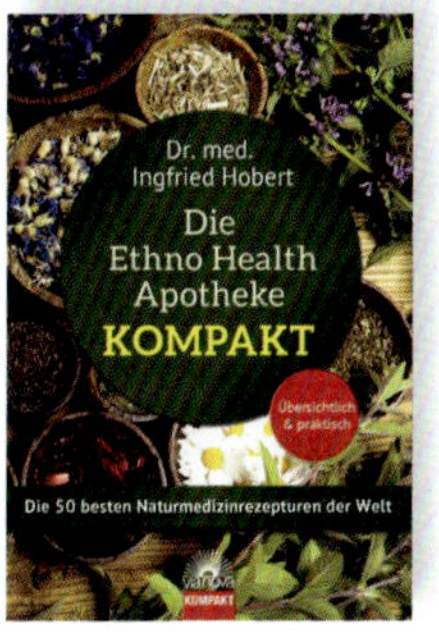

Erstmals wurden in diesem Nachschlagewerk die wirksamsten Rezepturen der Naturheilmedizin aus allen Kulturen und Ländern dieser Erde zusammengestellt. Übersichtlich geordnet nach den am häufigsten auftretenden Krankheiten und Symptomen unserer Zeit, bekommt der Leser hier kompaktes Heilwissen von unschätzbarem Wert an die Hand – ausschließlich für den praktischen Gebrauch und die sofortige Anwendung gedacht. Alle naturheilmedizinischen Empfehlungen in diesem Buch wurden in langjähriger Arbeit von dem bekannten Ethnomediziner Dr. Ingfried Hobert gewissenhaft erforscht und wissenschaftlich geprüft. Ein kompakter Ratgeber der globalen Naturheilkunde, der in keiner Hausapotheke fehlen sollte! Mit zahlreichen Hinweisen für nachhaltige Gesundheit und natürliche Heilung.

Mantra Medizin

Die heilsame Kraft der Mantras zur Stärkung der inneren Ausrichtung

Dr. med. Ingfried Hobert

Klappenbroschur, 224 Seiten, ISBN 978-3-86616-517-5

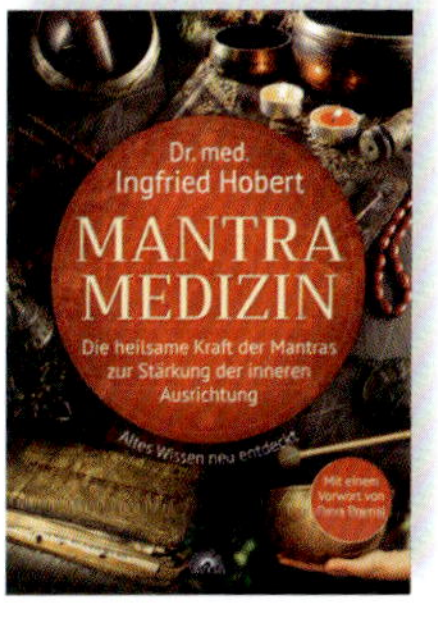

Seit Anbeginn der Menschheit begleiten uns Mantras als Wegbereiter, Türöffner, Geburtshelfer neuer Gedanken und Felder sowie als Transformationshelfer hin zu strahlender Gesundheit. Sie verbinden uns mit etwas Größerem, das uns Wachstum und Erkenntnis bringt. Sie können Botschafter der Liebe sein und uns wie ein liebevoller Freund unterstützen und nähren. Sie bringen unser Herz ins Schwingen, können unser Leben tragen, schaffen ein Gefühl von Verbundenheit und geben Halt. So sind sie ein äußerst wichtiger Teil jedes Heilungsprozesses. Mantramedizin bedeutet, auf psychoemotionaler Ebene die Rahmenbedingungen zu schaffen, unter denen Selbstheilung besser und sicherer gelingen kann. Innehalten und Gewahrsein entwickeln sind die Schlüssel einer Medizin der Zukunft.

Heilgeheimnisse aus Tibet

Verborgene Kraftpotenziale mobilisieren

Dr. med. Ingfried Hobert

2. Auflage

Paperback, 248 Seiten, ISBN 978-3-86616-289-1
E-Book ISBN 978-3-86616-417-8

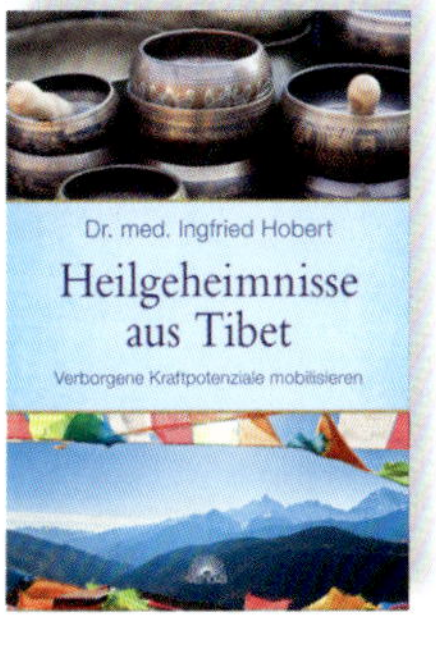

Wie wir das alte Heilwissen aus Tibet für unser heutiges Leben nutzbar machen und ungeahnte innere Potenziale mobilisieren können, das zeigt uns fachkundig, spannend, mit tiefem Wissen und großem Überblick auf eindrucksvolle Weise dieses Buch. Denn alles kann sich verändern, wenn es uns gelingt, den Blick zu verändern, mit dem wir auf uns und die Welt schauen, wenn wir Unbewusstes durchleuchten und die darin verborgenen Schätze erkunden und uns verfügbar machen. Lebendiges altes Wissen will immer wieder neu entdeckt werden und zeigt uns, wie wir kraft unseres Bewusstseins Heilung erlangen können und zu einem freien, selbstbestimmten Leben gelangen.

Yogatherapie und ganzheitliche Medizin

Vorbeugung und Heilung von Krankheiten – Yoga-Übungen für Anfänger und Fortgeschrittene

Remo Rittiner/Dr. med. Ingfried Hobert

3. Auflage mit neuer Ausstattung

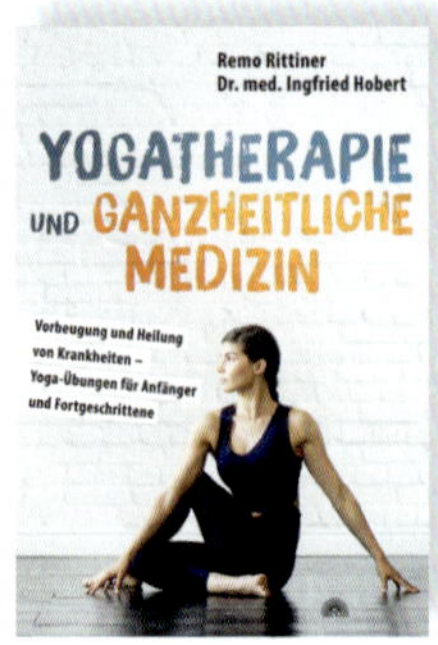

Klappenbroschur, 184 Seiten, 400 farbige Fotos, ISBN 978-3-86616-514-4

Dieses Buch ist für all jene Menschen geschrieben, die an chronischen Krankheiten leiden und nach neuen Wegen der Heilung und Linderung ihrer Beschwerden suchen. Vor dem Hintergrund ganzheitlicher Psychosomatik haben der erfahrene Yogatherapeut Remo Rittiner und der naturheilkundliche Mediziner Dr. Ingfried Hobert diese spezifischen Yogaprogramme entwickelt, die sich schon bei vielen Patienten erfolgreich bewährt haben. Ob Hüftarthrose, Heuschnupfen oder Bandscheibenvorfall, ob Übergewicht, Depression oder Burnout, wer sich auf dieses Übungsprogramm einlässt, hat beste Chancen, seinen Gesundheitszustand ganz wesentlich zu verbessern. Die einzelnen Übungen sind in klarer und verständlicher Form mit vielen Fotos dargestellt und für jeden leicht zu erlernen.

Yoga und ganzheitliche Medizin bei Krebserkrankungen

Remo Rittiner/Dr. med. Ingfried Hobert

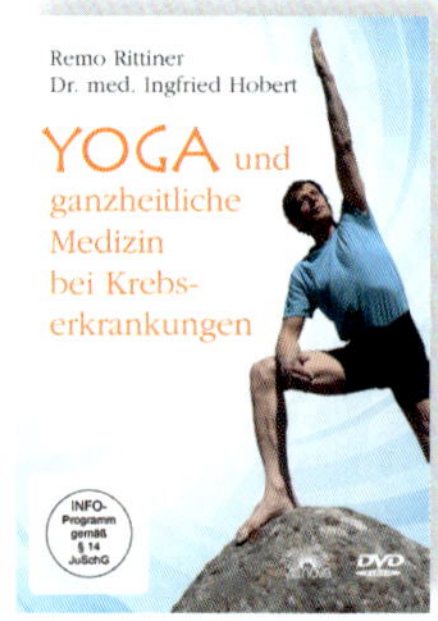

DVD, Laufzeit: 72 Minuten, ISBN 978-3-86616-309-6

Viele Menschen sind von Brust- und Prostatakrebs betroffen und sind auf der Suche, die Ursachen dieser schweren Krankheiten zu verstehen. Diese DVD erklärt wesentliche Zusammenhänge aus der Sicht der Psychosomatik und ganzheitlichen Medizin. Das Verständnis bietet Chancen für die weitere Entwicklung. Dadurch wird es möglich, einen positiven Umgang mit dieser Krankheit zu finden, der die eigenen Heilkräfte aktivieren kann. Mit spezifischen, bewährten Yogaprogrammen kann die Selbstheilung auf wunderbare Weise durch Körper- und Atemübungen, Reflexion und eine neue geistige Ausrichtung unterstützt werden. Diese DVD ist für alle Menschen geeignet, die bereit sind, selbst etwas zu ihrer Heilung beizutragen.

Psychosomatische Energiemassage

Auflösung von Blockaden, Heilung von körperlichen Beschwerden, Aufladen der Feinstoffebenen, Reinigung der Psyche

Friedrich Butzbach

3. Auflage

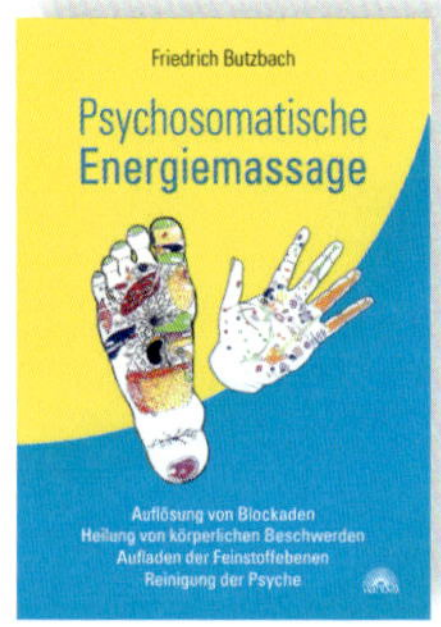

Paperback, 144 Seiten, 70 Fotos und Grafiken, ISBN 978-3-86616-370-6

Schon mit seinem ersten Band begeisterte der Autor Friedrich Butzbach sowohl Praktiker als auch Laien und auch das vorliegende Buch vermittelt ganz neue energetische Zusammenhänge zwischen Fußreflexzonen und seelisch-körperlichen Prozessen. Mit diesen innovativen Massagemethoden lassen sich u.a. selbst tiefe seelische Blockaden und nervliche Störungen abbauen und zugleich vielfältige heilsame Wirkungen für Körper und Psyche initiieren. Im Gegensatz zur herkömmlichen Fußreflexzonenmassage wird hier mit der körpereigenen Energie des Massierenden gearbeitet. Die Massage wird mit leichtestem Hautkontakt und zeitweilig ohne Berührung des Fußes ausgeführt. Der Massierte spürt, wie der Energiefluss seinen gesamten Körper durchzieht, und befindet sich dabei in einer Tiefenentspannungsphase, in der sich nervliche und seelische Blockaden lösen.

Spiraldynamik® – Achtsame Körperhaltung

Die besten Übungen für ein neues Körperbewusstsein
Renate Lauper / Dr. med. Christian Larsen

3. Auflage mit neuer Ausstattung

Klappenbroschur, 176 Seiten, 120 farbige Abbildungen,
ISBN 978-3-86616-533-5

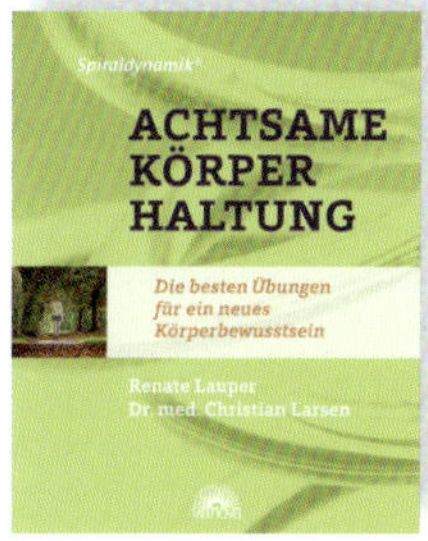

Entdecken Sie in diesem Buch die preisgekrönte und tausendfach bewährte Erfolgsmethode der Spiraldynamik, die auf einer gänzlich neuen Betrachtung des evolutionären menschlichen Bauplans basiert. Es zeigt einen konkreten und anatomisch sinnvollen Weg, wie Sie sich körperlich verändern und aufrichten können. Erfahren Sie, wie durch die Bewusstheit der körperlichen Bewegung und Haltung ein vollkommen neues Lebensgefühl geweckt werden kann – frei von Beschwerden, zentriert, präsent, selbstbewusst, in Würde, kraftvoller Lebendigkeit und Ausstrahlung. Bahnbrechende Einsichten über die menschliche Anatomie und ihre Bewegungen werden hier ganz praktisch und konkret in einem perfekt aufeinander abgestimmten Übungsprogramm vermittelt, das behutsam und nachhaltig in die Aufrichtung führt. Achtsamkeit bedeutet, Körperbewusstsein im Alltag zu kultivieren.

Verbindung wirkt Wunder

Wie eine glückliche Familie gelingen kann
Mit einem Vorwort von Chuck Spezzano
Begründer der Psychology of Vision
Susanne Ernst

Klappenbroschur, 176 Seiten, ISBN 978-3-86616-524-3

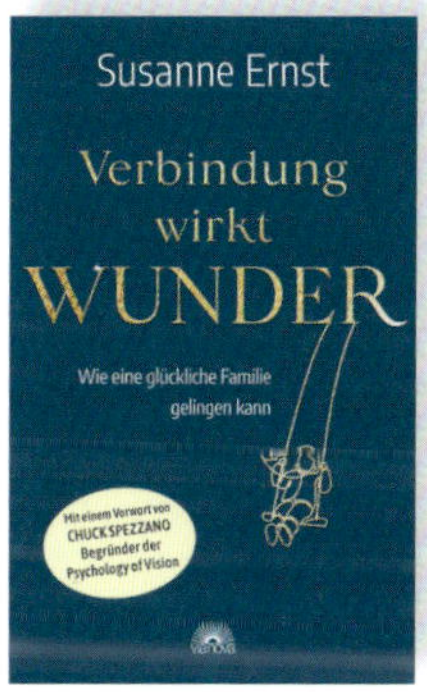

Wie meistern wir die Aufgabe, gute Eltern zu sein? Wodurch können wir Kinder bestärken, ihrem eigenen guten Weg zu folgen? Wie festigen wir unsere Paarbeziehung, obwohl sich alles nur noch um die Kinder dreht? Wie erfüllen wir unseren Kinderwunsch? In diesem Buch spricht die erfolgreiche Schweizer Seminarleiterin und Coachin Susanne Ernst auf eine völlig neue Art über Erziehung und Beziehung, Autorität und Vertrauen, Streit und Versöhnung, Träume und Glück. Basierend auf den psychologischen Methoden von Chuck und Lency Spezzano zeigt die Autorin, wie Erziehungs- und Beziehungsprobleme zur Chance werden können, mehr Liebe und Verbundenheit in unsere Partnerschaft und unsere Familie zu bringen.

Die Unsterblichkeit der Seele

Intuition, Willenskraft und Weisheit –
Die Essenz der Yogaphilosophie
Ralph Skuban

Klappenbroschur, 160 Seiten, ISBN 978-3-86616-516-8

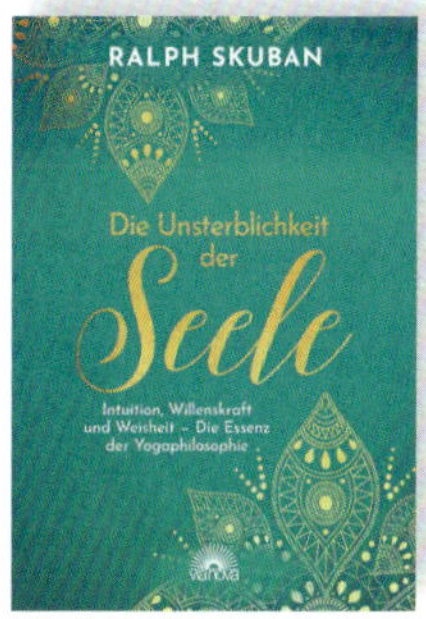

In der Identifikation mit dem körperlichen Aspekt unserer Existenz fehlt uns offenbar, was alle Traditionen immer wieder lehren: Wir sind trotz der Vergänglichkeit des Körpers unsterblich. „Woher kam, was uns das Leben schenkte, und wohin wird es gehen, wenn wir das Leben einmal aushauchen?" In diesem Buch geht es um die Kernfragen des Menschen. Vor dem Hintergrund des Yoga entfaltet es, worauf es im Leben ankommt: Was ist Leben? Wie wirklich ist die Wirklichkeit? Ich bin mehr als mein Körper. Wege zum inneren Frieden. Der ganze Schatz liegt in mir selbst. Über den Wunsch, Gott zu sehen. Glück und Glückseligkeit. Gott wohnt in der Stille des Atems. Dieses Buch zeigt einfühlsam und argumentativ, wie wir falsche Konzepte und Identifikationen aufgeben können, damit wir existenziell erkennen und begreifen, wer und was wir in Wirklichkeit sind und dass das Glück in uns selbst liegt.

Die Quark-Öl-Kur

Die Heilkraft der Öl-Eiweiß-Ernährung nach Dr. Johanna Budwig mit vielen Rezepten

Irmgard Maria Gräf

3. Auflage

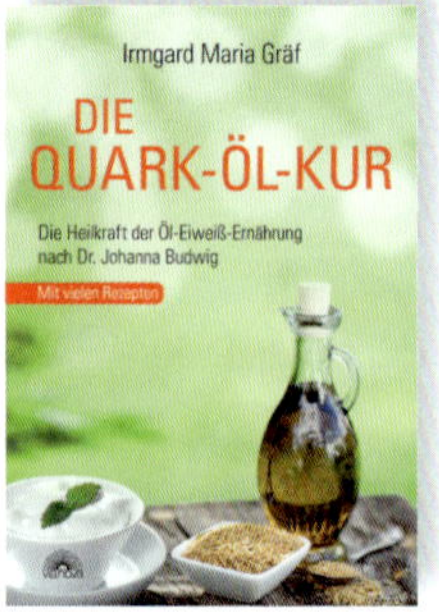

Paperback, 240 Seiten, über 200 farbige Fotos, ISBN 978-3-86616-290-7

Die Öl-Eiweiß-Kost ist von der weltweit bekannten Krebsforscherin Dr. Johanna Budwig entwickelt worden und hat vielen Menschen auf der ganzen Erde schon großen Segen gebracht. Dieses Buch vermittelt nicht nur fundiertes Wissen zu dieser außergewöhnlich heilsamen Form der Ernährung, sondern ist für alle Menschen inspirierend, die sich auf ganzheitliche Weise mit dem Thema Gesundheit beschäftigen. Ein sehr hilfreicher Ratgeber mit vielen wertvollen und konkreten Tipps, fantasiereichen, köstlichen Rezepten und praxisnahen Informationen für jeden, der auf der Suche nach mehr Lebensqualität ist und einen neuen Weg der Gesundheit einschlagen möchte.

Naturheilkunde für jeden

Ein Wegweiser für eine bessere Gesundheit

Dr. med. Jürgen Freiherr von Rosen

4. Auflage

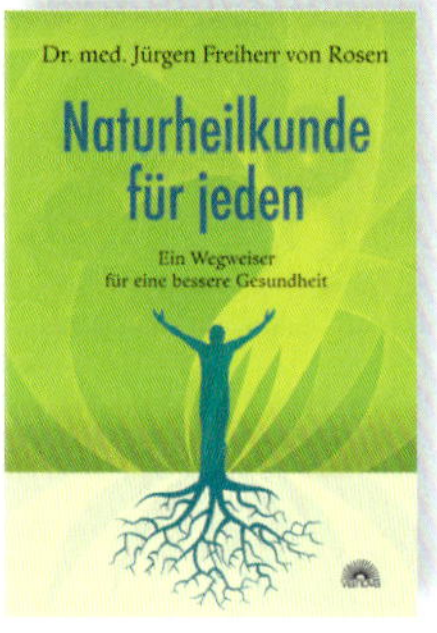

Hardcover, 128 Seiten, ISBN 978-3-86616-166-5

Ein praktischer und auch für den Laien gut verständlicher Leitfaden über die Vorteile und Anwendungsmöglichkeiten der Naturheilkunde mit vielen Tipps zur Gesundheitsvorsorge. Dem Thema Krebs ist ein eigenes Kapitel gewidmet. Im Register der häufigsten Krankheiten werden typische Symptome beschrieben und – soweit möglich – Empfehlungen für naturheilkundliche Therapien ausgesprochen. Das Buch zeigt auf, dass jeder ganz einfach Gesundheitsvorsorge betreiben kann – durch eine Lebensführung im Einklang mit der Natur. Ein aufschlussreicher Ratgeber für alle, die auf natürliche Weise gesund bleiben oder werden wollen!

Heilgebärden

Verbindung mit dem heilenden Feld durch Bewegung und Meditation – Vorwort von Chuck Spezzano

Barbara Schenkbier

2. Auflage

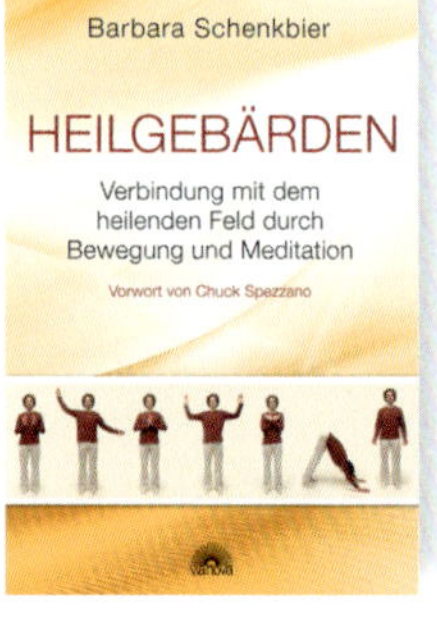

Klappenbroschur, 160 Seiten, 42 mehrfarbige Fotos, ISBN 978-3-86616-175-7

Die Heilgebärden sind im Rahmen der Ausbildung für spirituelle Heilung inspirativ von der Autorin Barbara Schenkbier empfangen und ausgestaltet worden. Sie sind für jeden leicht durchzuführen. Achtsame Gebärden und Haltungen öffnen den Übenden für den Strom der Heilenergie aus dem heilenden Feld. Dynamische Bewegungen und Energiemassage aktivieren die Lebensenergie, so dass der Körper und die Feinstoffebenen durchströmt und geheilt werden. In der wachen Vergegenwärtigung der strömenden Heilkraft und in den Meditationen werden auch Geist und Seele angesprochen und wichtige spirituelle Grundhaltungen wie Achtsamkeit, Hingabe und Demut entfaltet.